U0218510

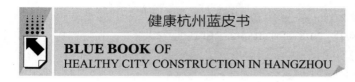

健康杭州蓝皮书

BLUE BOOK OF
HEALTHY CITY CONSTRUCTION IN HANGZHOU

健康杭州发展报告
（2018）

ANNUAL REPORT ON HEALTHY CITY CONSTRUCTION IN
HANGZHOU (2018)

主　编／蔡一华　杨　磊
副主编／王建勋　马海燕　赵定东　王小合　许亮文

社会科学文献出版社
SOCIAL SCIENCES ACADEMIC PRESS（CHINA）

图书在版编目（CIP）数据

健康杭州发展报告. 2018 / 蔡一华，杨磊主编. --
北京：社会科学文献出版社，2018.11（2018.12 重印）
　（健康杭州蓝皮书）
　ISBN 978 - 7 - 5201 - 3625 - 9

　Ⅰ. ①健…　Ⅱ. ①蔡…　②杨…　Ⅲ. ①医疗保健制度
- 研究报告 - 杭州 - 2018　　Ⅳ. ①R199.2

　中国版本图书馆 CIP 数据核字（2018）第 229855 号

健康杭州蓝皮书

健康杭州发展报告（2018）

主　　编／蔡一华　杨　磊
副 主 编／王建勋　马海燕　赵定东　王小合　许亮文

出 版 人／谢寿光
项目统筹／丁　凡
责任编辑／杨　雪

出　　版／社会科学文献出版社·区域发展出版中心（010）59367143
　　　　　地址：北京市北三环中路甲 29 号院华龙大厦　邮编：100029
　　　　　网址：www. ssap. com. cn
发　　行／市场营销中心（010）59367081　59367083
印　　装／三河市龙林印务有限公司

规　　格／开　本：787mm × 1092mm　1/16
　　　　　印　张：24.25　字　数：368 千字
版　　次／2018 年 11 月第 1 版　2018 年 12 月第 2 次印刷
书　　号／ISBN 978 - 7 - 5201 - 3625 - 9
定　　价／98.00 元

皮书序列号／PSN B - 2018 - 763 - 1/1

主要编撰者简介

蔡一华　研究生学历，现任杭州市健康杭州建设领导小组办公室副主任、杭州市爱国卫生运动委员会副主任、杭州市爱国卫生运动委员会办公室主任、杭州市卫生和计划生育委员会党委委员；全国爱国卫生和健康城市专家库成员、浙江省爱国卫生专家库成员；长期从事健康城市建设理论与实践工作；主持完成"杭州市建设健康城市战略研究"和"杭州市健康楼宇试点项目"，出版专著《杭州市建设健康城市实践与发展研究》《家庭健康管理宝典》2部。

杨　磊　博士，博士生导师，教授，杭州师范大学副校长。《健康研究》杂志主编，享受国务院政府特殊津贴专家，国家首批新世纪"百千万人才工程"国家级人选，教育部高校教学指导委员会公共卫生与预防医学分委员会委员，浙江省高校公共卫生与预防医学教学指导分委员会副主任委员，浙江省科技发展咨询委员会专家，浙江省预防医学学会副会长、浙江省预防医学会劳动卫生与职业病专业专委会副主任委员。教育部服务国家特殊需求"治未病与健康管理"博士培养项目负责人。浙江省重点科技创新团队"公共卫生监测与突发事件处置关键技术"负责人，省高校"钱江高级人才"（特聘教授）。先后主持完成了国家科技部、国家自然科学基金委、教育部、浙江省等国家和省部级重大课题十余项，获省部级教学科研成果奖5项。在国内外学术刊物上发表论文150多篇，其中SCI收录论文40余篇。主编和参编《预防医学》《初级卫生保健学》《治未病历代文献精编》等十余部著作。承担国家卫健委健共体全民健康管理制度研究及杭州市健康服务业发展对策研究等多项决策应用类课题，主持完成的"省级卫生资源配置标准研究"被政府采纳应用并获省级科技进步三等奖。

王建勋 研究生学历，现任杭州市健康城市建设指导中心主任，主要从事健康城市建设理论与实践研究。近年来主持策划并开展了"杭州公共政策健康影响审查试评价"、"把健康融入城市总体规划的政策研究"、"健康杭州建设部门工作指南"、"杭州市健康村镇建设指标体系"和"健康支持性环境建设标准"等健康城市建设系列政策研究；主持编制及发表《把健康融入所有政策——杭州实践案例》、《国际化背景下的杭州健康城市建设研究》、《杭州市健康乡村建设实践》、《杭州市健康城市建设实践与探索》、《"健康杭州2030"规划纲要》、《杭州市建设健康城市十三五规划》、《健康杭州十二五规划实施评估》和《杭州健康社区建设研究》等多项成果。

马海燕 教授。杭州师范大学医学院预防医学系主任。主要开展健康服务与健康干预策略的研究。主持"十一五"国家科技支撑计划项目的子课题、"十五"国家科技攻关重点计划项目的子项目，以及浙江省爱卫办、杭州市健康城市指导中心等单位委托项目多项。参与编著《中国健康服务业发展报告》《社区健康和谐之路》《社区护理导论》《生物技术与人类健康》《卫生管理学》《健康管理概论》等教材与著作。兼任浙江省预防医学会公共卫生监测专业委员会副主任委员、杭州市职业病防治协会副会长。

赵定东 湖北当阳人，社会学博士，中国社会科学院博士后，现为中国社会学会理事、浙江省社会学会理事，浙江省公共管理学会理事、杭州师范大学公共健康治理研究院副院长，杭州师范大学公共管理学院教授，社会学研究所所长，浙江省普通高等学校优秀青年骨干教师，杭州师范大学社会工作、当代中国社会发展、社会保障硕士点导师。加拿大萨斯凯彻温大学、韩国加耶大学特聘教授。浙江省城乡社区治理专家委员会委员，杭州市上城区社区建设专家组成员，杭州市余杭区社区建设专家组主任成员。主要从事社会发展的理论研究与社会政策研究。主持各类课题40余项，其中，国家社会科学基金重点课题等4项，省部级重点课题2项，发表论文100余篇，其中CSSCI33篇，出版专著9部（含合著）。

王小合　陕西咸阳人，公共管理学博士，博士生导师，现任杭州师范大学公共健康治理研究院副院长，医学院卫生事业管理系主任、教授，公共管理一级学科硕士点负责人，浙江省高校"十三五"优势专业"公共事业管理"负责人。浙江省"151"人才工程（第二层次）、杭州市"131"优秀中青年（重点资助）人选。研究方向为卫生管理与健康政策，主持承担国家自然科学基金面上项目、全国教育科学规划专项课题、教育部社科研究重大课题攻关项目子课题、教育部人文社科研究青年项目、省社科规划重点课题等二十余项。发表论文百余篇，出版《公立医院社会评价路径与治理策略研究》《医改红利的制度创新和社会治理》《农村卫生事业理论与实践》等学术著作、教材12部，获省社科优秀成果以及科学技术奖一、二、三等奖5项，省自然科学优秀论文二等奖1项，省厅及市级成果奖6项。兼任中国管理现代化公共管理学科专业委员会理事、中国医药卫生系统工程学会常务委员、中国卫生经济理论与政策专业委员会委员、中国社会医学学会委员、浙江省公共管理学会常务理事。

许亮文　教授，现任杭州师范大学医学院副院长，主要研究方向为慢性病预防和管理策略、人群健康教育与健康促进。主持了"中学生肥胖相关行为分阶段管理模式的研究""浙江省听力损失流行特征及其环境风险因素识别""杭州建设健康城市的禀赋和对策研究""数字卫生关键技术应用示范基本条件的研究""重大疾病社区预防和控制适宜技术应用的目标与计划、条件与控制研究"国家自然科学基金项目、教育部人文社科研究项目、"十一五"国家科技支撑计划项目的子课题、"十五"国家科技攻关重点计划项目的子项目、浙江省重点研发项目、市局级30多项课题。发表学术论文八十余篇，主编了《公共卫生监测概论》《医院健康教育与健康促进》教材，作为副主编参与了《社区健康和谐之路》《卫生管理学》《健康管理概论》的编写。曾被世界卫生组织健康城市合作中心聘为"健康城市合作网络（中国）"专家组成员；现兼任浙江省预防医学学会健康教育分会副主任委员，中华预防医学学会初级卫生保健分会常委，浙江省预防医学会理事。

摘　要

　　健康是生命的基石，人民健康是民族昌盛和国家富强的重要标志。党的十八大以来，习近平同志把"推进健康中国建设"摆到重要地位和工作日程，提出"没有全民健康，就没有全面小康"的重要论断，提出必须把人民健康放在优先发展的战略地位。自 2007 年第十次党代会提出开展建设健康城市至今，杭州市健康城市建设已经走过 10 余个年头。2017 年出台的《"健康杭州 2030"规划纲要》，进一步明确了未来 15 年健康杭州建设中长期规划目标，成为推进健康杭州建设的行动纲领。

　　本书以杭州市健康城市运动 10 余年的发展为切入点，归纳了杭州市健康城市建设的实践之路。全书由总报告和分报告两个部分组成，从健康环境、健康社会、健康人群、健康服务、健康文化和健康产业等推进健康杭州建设的六个方面，以及保障支撑体系评价，基于各部门权威数据重点阐述了杭州市健康城市建设的主要举措和成效，并围绕健康杭州建设面临的新形势新挑战针对性提出了发展策略与建议。

　　总报告从六个方面梳理和归纳了杭州市健康城市建设过程中的一些基本经验和做法，分析了新时代背景下健康杭州建设面临的新形势。从提升大健康治理的领导力和执行力、构建多部门协同及全民健康治理体系、推进"健康入万策"理念落地、完善健康杭州建设考核评价机制、打造高端健康智库等方面，阐明杭州市在健康城市建设中面对的新的使命和责任担当。

　　环境保护工作围绕创建国家级生态市的目标展开，努力打造"美丽中国"杭州样本，不断厚植生态文明之都特色优势，大力推进拥江发展生态保护和"五水共治"工程，持续改善杭州生态环境质量。过去三年，杭州

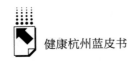

市在推进厕所革命上取得了积极的成效，同时持续推进"美丽乡村"建设，更好满足人民日益增长的优美生态环境需要。

健康社会建设需要居民幸福感、获得感、安全感和参与感的认同。杭州市健康社会建设取得的成就体现为政府"最多跑一次"改革通过"服务便民化"满足居民幸福感、精细化社会救助切实满足居民安全感、通过完善基层社会治理提升居民获得感以及通过多元并进的社会组织培育深化社会力量的参与感。

培育健康人群分析从居民健康基本状况与死因分析入手，针对不同人群、不同健康问题，提出进一步开发有针对性的健康传播材料和工具，营造全社会关注健康的氛围，提高城乡居民健康意识，加大健身环境的建设，不断培育居民健身意识，提高健身环境利用率，加强学校健康促进能力等对策。

优化健康服务发展聚焦在智慧医疗、公立医院综合改革、医养护一体化签约、G20峰会病媒防制保障优化健康服务等方面取得了国家公认的杭州经验、杭州智慧、杭州样板。针对部门责任协作不足、社会治理体系激活不够等问题，提出了八个方面高水平推进优化健康服务的发展路径与策略建议。

健康文化建设部分从"整合资源平台、弘扬和谐人文、倡导自我管理、提升健康素养"四方面入手，突出了"道德健康"对打造杭州健康文化品牌的重要性。针对现阶段营造健康文化中存在的问题，提出从内涵建设、统筹发展、运行机制三方面着力，进一步优化资源配置，营造健康文化氛围，建立健全规范完善的制度体系，从而促进健康文化长效发展。

健康产业领域建立了以"医"为主体、以"康"为支撑、以"养"为特色、以"健"为纽带、以"药"为重点的大健康产业发展模式。统计监测数据表明杭州市健康产业发展良好。针对目前面临的机遇和挑战，围绕打造健康产业品牌、集聚高端医疗服务机构、促进产学研教一体化发展、引导创新、营造健康产业创新发展氛围等方面提出了建议。

公共政策健康影响研究旨在通过健康影响分析，在公共政策制定实施评估全过程中向政策制定者提供信息并影响决策，发挥公共政策对公众健康的导向作用，从政策路径、制度、源头上做到把影响公众健康的不利因素降到最低。可操作性的工作指南是整合各部门资源力量的重要工具，也是健康杭州建设有序推进的保障。

关键词： 健康城市　健康杭州　公共政策

Abstract

Health is the cornerstone of life, and people's health is an important symbol of national prosperity and national prosperity. Since the 18th National Congress of the Communist Party of China, Comrade Xi Jinping has been attaching great importance to "promoting the construction of healthy China" and arranged it into work schedule, and put forward the important assertion that "there will be no comprehensive well-off society without universal health", thus people's health should be put in priority. Since the 10th Party Congress in 2007 proposed to build a healthy city, the project of construction of the healthy city in Hangzhou has been more than 10 years. The "Healthy Hangzhou 2030 Planning Outline" promulgated in 2017 further clarifies the medium and long-term planning goals for the construction of healthy Hangzhou in the next 15 years and becomes the action plan for promoting the construction of healthy Hangzhou.

This book takes the development of Hangzhou's Healthy City construction for more than 10 years as the starting point, and concludes the practice of Hangzhou. The book consists of two parts: general report and sub report. It promotes six aspects of healthy Hangzhou construction including healthy environment, healthy society, healthy people, health service, health culture and health industry, as well as evaluation of support system. Base on the authority data of the department, the book focused on the main measures and achievements of the construction of healthy cities in Hangzhou, and put forward the development strategies and suggestions around the new situation and new challenges.

The general report combs some basic experiences and practices in the construction of healthy cities in Hangzhou from six aspects, and analyzes the new situation in the new era. The new mission and responsibility of Hangzhou is analyzed, from clarifying the leadership and execution of large-scale health governance, building a multi-sectoral synergy and universal health governance system, advancing the concept of "health into the universal policy", improving the health assessment and evaluation mechanism of Hangzhou construction, and building a high-end health think tank, etc.

The environmental protection work aims at creating a national-level ecological city, including striving to create the Hangzhou model of "Beautiful China", constantly cultivating the characteristics of the ecological civilization, and vigorously promoting the ecological protection along the river and the "five water treatment" project, to continuously improve Hangzhou ecological environment quality. In the past three years, Hangzhou has achieved positive results in advancing the "toilet revolution", while continuing to promote the construction of "beautiful villages" to meet the needs of the people's growing and beautiful ecological environment.

The construction of a healthy society requires the recognition of residents' sense of happiness, gain, security and participation. The achievements in the construction of a healthy society in Hangzhou are reflected in the "one stop, one trip, one paper" of government service reform to meet the residents' well-being and the fine social assistance to meet the residents' sense of security, and to improve the health of the residents through the improvement of grassroots social governance, and deepening social participation of people through a multi-faceted social organization.

Cultivating healthy population analysis is based on the analysis of residents' basic health status and causes of death. We should further develop targeted health communication materials and tools to create a healthy atmosphere and improve health conditions for the whole society, and build the fitness environment, continuously cultivate residents' awareness of fitness, and improve the utilization rate of the fitness environment, as well as strengthen the health promotion capabilities of school, for different groups of people and different health issues.

The development of optimizing health services has focused on smart medical, comprehensive reform of public hospitals, signing of medical maintenance and integration, and control vector pest during G20 Summit to optimize health services, which have formed experience and wisdom of Hangzhou, achieved nationally recognized. In view of the problems of insufficient departmental responsibility coordination and insufficient activation of the social governance

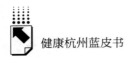
system, eight development paths and strategies for promoting high-quality health services are proposed.

The construction of health culture begins with four aspects: integrating resource platform, promoting harmonious humanities, advocating self-management, and improving health literacy, highlighting the importance of "moral health" in building a healthy culture brand in Hangzhou. In view of the problems existing in the current stage of creating a healthy culture, it is proposed to focus on three aspects: connotation construction, overall development and operation mechanism, further optimize resource allocation, create a healthy cultural atmosphere, and establish and standardized institutional system to promote long-term development of healthy culture.

In the field of health industry, a comprehensive health industry development model was established, with "medical" as the main body, "health" as the main support, "healing" as the characteristic, "exercise" as the link and "medicine" as the focus. Statistical monitoring data indicates that the health industry in Hangzhou is developing well. In response to the opportunities and challenges currently facing, we have put forward suggestions on building healthy industry brands, aggregating high-end medical service institutions, promoting the integrated development of industry, education, and research, guiding innovation, and creating a healthy development atmosphere for health industry.

The study of public policy health impact aims to provide information and influence to policy makers in the whole process of public policy formulation and implementation assessment through health impact analysis, and to play a guiding role of public policy in public health, to minimize the adverse factors affecting public health from path, system, and source. The operability work guide is an important tool for integrating the resources of various departments, and it is also a guarantee for the orderly advancement of healthy Hangzhou construction.

Keywords: Healthy City; Health Hangzhou; Public Policy

目　录

Ⅲ　附录

皮书数据库阅读使用指南

CONTENTS

I General Report

II Sub Report

CONTENTS ↘

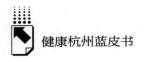

Ⅲ   Annex

总 报 告

General Report

B.1
新时代背景下健康杭州建设发展报告

杨磊　蔡一华　王建勋　李金涛　杜莹莹*

摘　要：　杭州健康城市建设秉承"将健康融入所有政策"的理念，以
　　　　党委政府为主导，多部门协同，全民参与，全面系统地推进
　　　　健康城市建设，在不断的探索与实践中取得了显著的成绩。
　　　　2017年，环境空气优良有271天，生活垃圾无害化处理率达
　　　　100%，人均公园绿地面积达13.4平方米，食品安全抽检合
　　　　格率为98.46%，每千人拥有执业（助理）医师5.55人、执
　　　　业护士6.15人、医疗床位数10.07张，人均体育场地面积达
　　　　1.86平方米，居民健康素养水平达26.88%，国民体质监测

* 杨磊，杭州师范大学副校长，博士，教授，博士生导师，主要从事预防医学、社会医学与卫
生事业管理、健康管理等方面的研究；蔡一华，杭州市建设健康城市工作领导小组办公室副
主任，长期从事健康城市建设理论与实践工作；王建勋，杭州市健康城市建设指导中心主任，
主要从事健康城市建设理论与实践研究；李金涛，杭州市健康城市建设指导中心经济师，主
要从事健康城市建设理论与实践等方面的研究；杜莹莹，杭州师范大学医学院研究生。

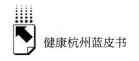

合格率为 93.4%，户籍人口人均期望寿命为 82.42 岁，婴儿死亡率为 1.73‰、5 岁以下儿童死亡率为 2.27‰、孕产妇死亡率为 6.5/10 万，健康产业增加值达 749 亿元。杭州市健康城市建设在均衡和充分发展上仍然有较大空间，全政府模式及其创新的驱动力还需加强发挥，大健康治理的领导力和执行力尚有待着力夯实提升，多部门协同及全民健康治理体系和能力尚需强化构建，"健康入万策"理念及行动亟待凸显、推进，健康杭州建设考核评价科学机制仍需创新完善，高水平健康智库的科技支撑及引领作用尚待建设打造。

关键词： 新时代 健康城市 健康杭州

健康是人类永恒的主题，是社会进步的基础和保障。党的十八届五中全会正式提出"推进健康中国建设"。2016 年 8 月 26 日，中央政治局审议通过《"健康中国 2030"规划纲要》，规划坚持"共建共享、全民健康"的战略主题，从健康生活、健康服务等多方面对健康中国建设做出重要部署。"健康中国"战略是我国时代发展的必然要求，是维护人民健康的责任体现，是实现小康社会的决定性举措。

杭州市历届市委、市政府高度重视健康城市建设工作。从 1995 年成功创建国家卫生城市，到 2007 年杭州市第十次党代会提出建设健康城市，杭州始终将人民健康作为优先发展战略。2017 年是杭州市卫生和健康事业发展史上具有里程碑意义的一年，全市上下认真学习贯彻习近平总书记关于健康优先战略的系列重要讲话精神，在市委、市政府的正确领导下，紧密围绕健康中国、健康浙江建设战略，秉承统筹谋划抓开局，求真务实抓落实的工作原则，创新工作思路，各部门团结协作，协同推进健康杭州建设工作，取得了引领健康浙江、示范健康中国的显著成绩。本文在分析杭州健康城市建设背景及现状形势的基础上，从健康环境、健康社会、健康人群、健康服务、健康文化和健康产业推进健康杭州建设的六个方面，重点研究、阐述了杭州市健康城市建设的主要举措和成效，并围绕新时代背景下健康杭州面临的新形势、新挑战有针对性地提出了发展策略与建议。

一 杭州市健康城市建设的背景和基础条件

（一）爱国卫生优良传统引领健康城市建设，有效缓解了城市病

1952 年，毛泽东主席发出"动员起来，讲究卫生，减少疾病，提高健康水平"的号召。1958 年，毛泽东主席视察杭州小营巷爱国卫生工作，掀起了杭州人民开展爱国卫生运动的高潮。1995 年，杭州市通过国家卫生城市考核验收，成为全国首个获得"国家卫生城市"荣誉称号的省会城市。爱国卫生工作成为杭州卫生和健康工作的重要名片。

21 世纪初，随着城镇化进程的加快，杭州市城市规模急剧扩张，人口增速较快，随之而来的一些与经济快速发展相关的健康和环境方面的难点、热点问题也不断出现。例如，环境负荷超限、公共设施滞后、交通拥堵严重、社会保障不足、慢性病高发、人口老龄化、医疗资源的有限性和社会需求的无限性之间的矛盾突出、公共卫生体制和机制尚不健全、服务的能力和水平有待提高等各种问题日渐严峻，开始制约城市经济社会的发展。因此，实施全面、有效的健康促进行动，已是当前城市建设和发展的迫切需要。2004 年，杭州市委、市政府开始探索建设健康城市的可行性。2006 年，建设健康城市被纳入杭州市"十一五"国民经济和社会发展专项规划；2007 年，杭州市第十次党代会提出"倡导健康生活、深化城乡爱国卫生、开展健康城市建设工作"，并在上城区、下城区等开展健康城市建设试点工作；同年，杭州市被全国爱卫办列为全国建设健康城市试点城市。2008 年，市委、市政府发布《关于建设健康城市的决定》，自此，杭州市建设健康城市工作全面铺开。2017 年，《"健康杭州 2030"规划纲要》出台。健康杭州建设发展历程见表 1。

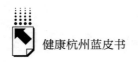

表1　健康杭州建设发展历程

年份	事项
2003	浙江省委书记习近平同志视察小营巷爱国卫生工作
	习近平同志提出"两康"理念,没有人民健康就没有全面小康
2004	开始探索"建设健康城市可行性"
2006	健康城市建设被纳入杭州市"十一五"国民经济和社会发展专项规划
2007	杭州市第十次党代会提出"倡导健康生活、深化城乡爱国卫生、开展健康城市建设工作"
	在上城区、下城区、拱墅区开展健康城市建设试点工作
	杭州市被全国爱卫办列为全国健康城市建设试点
2008	市委、市政府发布《关于建设健康城市的决定》,杭州市健康城市建设工作全面铺开
2011	《健康杭州"十二五"规划》被列入市发改委专项规划
2016	在全国率先将"健康融入所有政策"写进《杭州市国民经济社会发展第十三五规划纲要》
	杭州市再次被纳入全国新一轮健康城市建设试点城市
2017	杭州市卫生与健康大会召开,发布《"健康杭州2030"规划纲要》
	全国爱国卫生运动65周年大会在杭召开

资料来源：杭州市人民政府。

（二）构建和谐社会、发展现代服务业，有力推动了健康杭州建设

城市健康成长是"构建和谐社会"的基础。根据 WHO 对健康城市的解读，城市不仅仅是单纯追求经济效率和效益的实体，也是一个有机体，它和生物有机体一样有其自身的生存与发展规律，有其独特的生长模式，也有成长是否健康的问题。而城市健康既要体现很强的免疫力和活力，也应体现平衡和协调。因此，建设健康城市和创建"和谐杭州"是相辅相成、互为促进的。"十五"期间，市委、市政府提出"住在杭州、游在杭州、学在杭州、创业在杭州"的口号，具有明显的区域特色和创新性。要真正体现"住、游、学、创在杭州"的优越性，就必然要建设健康城市。通过健康城市一系列指标的实施和实现，使杭州真正成为人们居住、旅游、求知、创业的天堂。2016 年，杭州市连续十年被评为最具幸福感的城市，并获"2016 中国最具幸福感城市十周年·最高功勋奖"和"中国可持续发展城市"的

荣誉。2017 年，杭州再次获得最具幸福感城市称号。

早在 2005 年，市委、市政府提出要加快现代服务业发展。作为国际风景旅游城市，杭州需要为广大中外游客提供吃、住、游、娱、购的全过程、全方位服务；作为长江三角洲南翼的中心城市，杭州也必须加强区域中心城市的辐射功能，成为区域人流、物流、资金流、信息流的交流平台。因此，更需要杭州市民具有健康的理念、健康的行为方式，更需要杭州有健康的自然环境和人文环境，更需要杭州有与服务业密切相关的健康园林（风景区）、健康宾馆、健康商场、健康饭店、健康医院等。而建设健康城市不仅可以为经济社会的发展提供保障，而且能有效促进现代服务业的发展，对构建服务业大市起到"助推器"和"催化剂"的作用。杭州市 2007 年接待游客 4320.89 万人次，2017 年接待游客 16286.63 万人次；旅游总收入从 2007 年的 630.06 亿元增加至 2017 年的 3041.34 亿元，均呈现较大幅度增长（见图 1）。

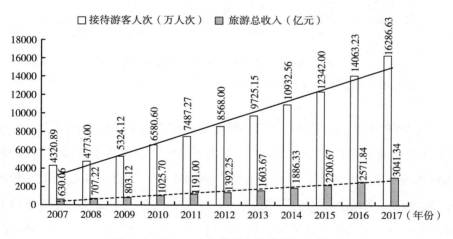

图 1　2007～2017 年杭州市旅游服务业情况

资料来源：2007～2017 年杭州市国民经济和社会发展统计公报。

（三）自然景观与生态环境为健康杭州建设奠定了重要基础

杭州几千年的文化积淀和大自然馈赠的优异环境，使杭州成为我国风景名胜荟萃之地。西湖风景名胜区经过多年的综合整治，重现了"一湖两塔三堤"的历史风貌。近年来，杭州市又相继开发了西溪湿地，并着力进行西溪湿地综合保护，打造"三江四湖二河一溪"的黄金生态旅游线，从而使杭州的旅游与生态环境进一步优化，为建设健康城市提供了可靠的外部条件和环境基础。截至2017年底，杭州市共有A级景区91个，其中5A级3个，4A级34个（见图2）。

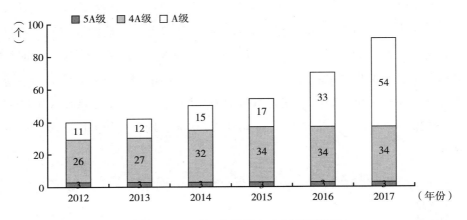

图2　2012～2017年杭州市A级景区数量

资料来源：2012～2017年杭州市国民经济和社会发展统计公报。

自1989年以来，杭州在全国"城市环境综合整治考核"中综合得分曾7年居全国前10位，两度荣获"全国城市环境综合整治十佳城市"。1997年启动了"蓝天、碧水、绿色、清静"四大工程，取得了明显成效。1999年起，市委、市政府提出了"环境立市"战略，进一步加大了环境整治力度。围绕营造健康的生态环境，杭州全面实施道路、河道、入城口、铁路沿线、城郊接合部、城中村、绿化建设等一系列环境综合治理工程，城市污染得到初步控制，"脏、乱、差"现象得到有效改善，长效管理措施进一步落实，天更蓝，水更清，路更洁，城更绿。杭州也因此荣获并保持了国家卫生城市、国家环保模范城市、中国优秀旅游城市、全国城市环境综合整治优秀城市、全国创建文明城市工作先进城市、联合国人居奖和国际花园城市等一系列称号。2017 年，杭州市成功创建"国家生态园林城市"，并在中国生态文明研究与促进会首次评选活动中获"2017 美丽山水城市"殊荣。杭州市生态环境质量综合指数（EI）继续位于全国、全省前列，重要生态环境功能区得到较好保护，杭州市生态建设和环境保护意识明显增强。累计建成国家级生态县（市、区）8 个，国家级生态乡镇 119 个，省级生态县（市、区）9 个。

（四）物质条件与经济水平为健康杭州建设提供了有力支撑

建设健康城市离不开一定的经济实力支撑。2017 年，杭州市实现地区生产总值（GDP）12556 万亿元，是 2007 年的 3 倍（见图 3）。三次产业结构调整为 2.5∶34.9∶62.6。截至 2017 年末，杭州市常住人口 946.8 万，其中户籍人口 753.88 万。较 2007 年分别增加 160.6 万人和 81.53 万人。城镇常住居民人均可支配收入为 56276 元，农村常住居民人均可支配收入为 30397 元，较 2007 年分别增长 1.59 倍和 2.18 倍。杭州市各项社会事业全面进步，人民生活水平稳步提高，城市综合竞争力进一步增强，为建设健康城市提供了充足的物质条件和稳定的经济基础。

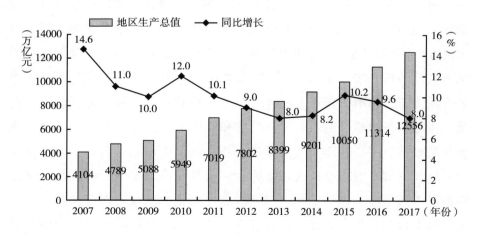

图 3 2007～2017 年杭州市生产总值及增速

资料来源：杭州经济社会发展统计数据库。

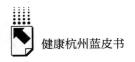

二 杭州市健康城市建设成效

（一）科学架构组织设计与编制发展规划

杭州健康城市整体上是依据《渥太华宪章》中关于健康促进的五大策略和社会生态学模型理论来建设的。2008年3月，杭州市委、市政府下发了《关于建立杭州市建设健康城市工作领导小组的通知》。由市委书记和市长担任顾问，市四套班子五位分管领导担任正副组长，各区、县（市）和市级主要成员部门的主要负责人为成员。领导小组下设办公室（简称"市健康办"），设在市爱国卫生运动委员会办公室，由市政府分管副市长兼任办公室主任。2008年4月，市健康办下发《关于建立杭州市建设健康城市专项组的通知》，成立六个专项组，即健康环境组、健康社会组、健康人群组、健康服务组、健康文化组和健康产业组，与改善健康环境、构建健康社会、培育健康人群、优化健康服务、营造健康文化和发展健康产业六大任务相对应。2017年，市委办公厅和市政府办公厅发布《关于加强"6＋1"平台建设建立大健康共建体系指导意见的通知》，在原有六个专项组的基础上，增设保障支撑组；市委办公厅和市政府办公厅同时发布了《健康杭州"6＋1"平台管理与运行制度》《健康杭州建设考核办法（试行）》等相关文件，明确"6＋1"专项组组长为各专项组工作的第一责任人，将"多部门协同联动机制"制度化、规范化，将健康杭州建设纳入对地方党委和政府的考核任务范畴，确保健康杭州建设的有序、有质、高效开展。"6＋1"平台运行良好，基本保证每月召开一次专项组组长或联络员会议以及专项组工作会议，并在《健康浙江考核指标》试评价和《健康杭州考核指标细则》制定工作中，充分发挥平台资源整合优势，在省内率先启动了《健康浙江考核指标》培训、试评价工作，完善健康杭州考核体系。

在完善的组织框架下，市健康办发布《杭州市建设健康城市三年

（2008～2010年）行动计划》；2011年，市发改委将《健康杭州"十二五"规划》列入26个专项规划之一，明确了"十二五"期间杭州市健康城市建设的十项重点工程。2013年，经杭州市编办同意，杭州市健康城市建设指导中心成立，定为全额拨款正处级事业单位，核定机构编制10名，负责杭州市健康城市建设技术指导工作。

2016年，杭州市将"健康融入所有政策"率先写入《杭州市国民经济和社会发展第十三个五年规划纲要》。2017年杭州市第十二次党代会再次提出"构建面向全民、覆盖全生命周期的健康管理体系，建成健康中国示范区"；2017年3月，杭州市卫生健康大会召开，市委、市政府成立了由市委书记和市长共同担任组长的最高规格健康杭州建设领导小组。依据健康促进五大策略和社会生态学模型理论，针对杭州市存在的健康问题，市委、市政府提出建设健康城市的中长期建设总体目标和六大建设任务，即2015年基本实现"七个人人享有"：人人享有基本医疗保障、人人享有基本养老保障、人人享有15分钟卫生服务圈、人人享有15分钟体育健身圈、人人享有安全食品、人人享有清新空气、人人享有洁净饮水；以及实现改善健康环境、构建健康社会、培育健康人群、优化健康服务、营造健康文化、发展健康产业六大任务。

2017年，市委、市政府发布《"健康杭州2030"规划纲要》，在七个人人享有和六大任务建设的基础上，进一步明确了未来15年健康杭州建设工作中长期规划目标，具体主要指标见本书附录二。将杭州市健康城市建设主要指标与浙江省、国家及经济水平较高的地区比较发现：2015年健康杭州建设主要指标基本上略高于国家平均水平与浙江省整体水平，而略低于上海（2016年地区总产值国内最高）；2030年，健康杭州建设目标与健康浙江和健康中国建设目标相比略高或持平，略低于上海市对应目标（见表2）。可见，杭州健康城市建设取得了较为可观的成绩，各项指标位居全国前列，但仍需全力以赴，以上海市为目标，借鉴先进做法，逐步完善以"健康"为中心的全民健康服务体系，为健康杭州建设提供有力的保障和支撑。

表 2 健康城市建设主要指标比较情况

序号	指标	2015 年				2030 年			
		杭州	浙江	中国	上海	杭州	浙江	中国	上海
1	人均期望寿命(岁)	81.85	78.22	76.34	82.75	≥83.7	79.5	79.0	保持发达国家水平
2	婴儿死亡率(‰)	2.32	…	8.1	4.58	3 以下	…	5.0	保持发达国家水平
3	5 岁以下儿童死亡率(‰)	3	3.82	10.7	6.15	4 以下	6	6.0	保持发达国家水平
4	孕产妇死亡率(/10 万)	6.94	5.28	20.1	6.66	6 以下	9	12.0	保持发达国家水平
5	重大慢性病过早死亡率(%)	—	低于全国平均水平	19.1(2013 年)	10.07	低于全省平均水平	低于全国平均水平	比2015 年降低30%	≤9
6	法定报告传染病发病率(甲乙类)(/10 万)	190.41	193	223.6	186.91	180	180	…	…
7	居民健康素养水平(%)	16.95	18	10	21.94	40	32	30	≥40
8	经常参加体育锻炼人口比例(%)	40.20	35.8	26.32(2014 年)	40.8	45	43 以上	5.3*(亿人)	46
9	国民体质监测合格率(%)	93	90.4	89.6(2014 年)	95.8	95 以上	94	92.2	96.5

续表

序号	指标	2015 年				2030 年			
		杭州	浙江	中国	上海	杭州	浙江	中国	上海
10	空气质量优良天数比率（%）	66.3	78.2	76.7	70.7	省下达指标	完成国家任务	基于 2020 年 80 以上目标，持续改善	≥80
11	市/省/国控断面Ⅰ-Ⅲ类水质比例（%）	85.1	72.9	64.5	14.7	≥90	≥90	基于 2020 年 70 以上目标，持续改善	…
12	城市生活污水处理率（%）	94.28	91.33	91.97	91	97	97	…	…
13	县以上城市集中式饮用水水源地水质达标率（%）	100	85	97.1	…	98 以上	98	…	…
14	城市生活垃圾无害化处理率（%）	100	99.26	94.1	100	100	99.8	…	…
15	县以上城市建成区绿地率（%）	—	36.59	40.1	38.5	41	41	…	42
16	个人卫生支出占卫生总费用的比重（%）	30	31.4（2014 年）	29.3	21	25	25	25 左右	20
17	主要食品质量安全抽检合格率（%）	96.54	—	96.8	97.0	97	97	…	≥97

注："—"表示无数字；"…"表示数字不详。

* 健康中国 2030 给定的目标为 5.3 亿人。

资料来源：《健康中国 2030"规划纲要》、《健康浙江 2030"规划纲要》、《"健康上海 2030"规划纲要》、《健康杭州 2030"规划纲要》、《国家卫生和计划生育统计年鉴（2016）》、《中国统计年鉴（2017）》、《中国统计年鉴（2016）》、《中国环境状况公报》和《2015 年上海市环境状况公报》。

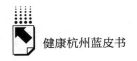
　　争取到 2020 年，在"七个人人享有"目标基本实现的基础上，健康杭州建设的各项指标任务继续位居全国前列，健康优先的制度设计和政策体系日趋完善，健康环境、健康社会和健康人群协调发展进一步实现，将杭州打造成为社会和谐、环境友好、安全宜居、人群健康的"健康浙江新标杆"和"健康中国示范区"；到 2030 年，全面巩固、提升、丰富"七个人人享有"目标，健康杭州建设的各项指标任务领先国内、接轨国际，完善健康优先的制度设计和政策体系，将杭州打造成全球健康城市建设的典范；到 2050 年，建成与现代化国际大都市相适应的健康城市。

　　2017 年，杭州市召开卫生与健康大会，进一步明确了"把人民健康放在优先发展的战略地位，牢固树立大健康理念，全面实施大健康战略，高水平推进健康杭州建设，加快打造健康中国示范区，让杭州市人民享有更健康的生活，为率先高水平全面建成小康社会，加快建设独特韵味别样精彩世界名城奠定坚实基础"的目标，为杭州实施健康中国和健康浙江战略指明了新方向，瞄定了新目标，明确了新要求，在省内率先全面开启了建设健康杭州的新征程。

（二）六大任务实施情况

1. 健康环境的提升改善

　　世界卫生组织将环境定义为"在一定时刻由物理、化学、生物及社会的各种因素构成的整体状态，这些因素可能对生命机体或人类活动直接或间接地产生现时的或远期的作用"[1]。健康的环境是维护和促进人体保持健康状态的外界条件，分为自然环境和人为环境，两者密切联系、相互作用、相互影响。健康环境组由市环保局牵头，成员包括市建委、市城管委、市农办、市规划局、市国土资源局、市林水局、市交通局、市园文局、市城投集团等部门，负责组织实施城乡空间规划建设和环境保护工作。习近平同志指出，绿水青山就是金山银山。2014 年，杭州市委、市政府对《杭州市城市

---

　　① 　王翔朴、王营通、李珏声主编《卫生学大辞典》，青岛出版社，2000，第 315～316 页。

总体规划（2001～2020年）》进行修改，确定了城市的发展方向和目标：以"美丽中国"为样本，充分发挥科技、历史、文化、山水等优势，着力将杭州打造成为国家首美之地，创建"历史文化名城""创新活力之城""东方品质之城"。

（1）做好健康城市规划支撑

杭州市启动新一轮城市总体规划修编，逐步完善主城、副城和组团的空间结构，并将居住区级中心作为基础，小区网点作为补充，从而形成多层次、多中心、多元化、网络型的结构，改进人居环境和交通环境。开展杭州火车西站、南站及汽车南站等城市交通枢纽的规划研究和建设选址研究，积极配合做好有关医疗设施项目规划建设、扩容改进项目规划服务和审批工作。2008年至今，交通设施不断完善并已建成"四纵五横"路网。四条高架实现全城贯通并连成一体。规划地铁线路达到10条，预计2022年前全部建成通车。做好城中村改造专项规划，积极推进城中村改造工作。2017年，城中村改造累计完成拆除住户59796户（完成率为173%）；完成整治住户5098户（完成率为154%），征迁整治任务超额完成。全面完成"三改一拆"年度任务。2017年，拆除违法建筑2516.9万平方米，占省定1400万年度目标任务的179.8%；完成"三改"3077.1万平方米，占省定1435万年度目标任务的214.4%。

（2）加强重点水域保护

杭州市综合运用"五水共治"（治污水、防洪水、排涝水、保供水、抓节水）的理念，通过实施饮用水源保护、城市河道整治、重点流域整治等工程，深入全面开展水环境综合整治。全市共有148个水功能区，2015年，列入监测计划并考核的有47个，其中达标率为87.2%；2016年开始依据《浙江省"十三五"期间水功能区监测工作计划》，考核水功能区由原来的47个增加到87个，达标率为82%；2017年考核水功能区达标率为91%，提升了9个百分点，成效较为显著。2017年，杭州市乡镇以上河道完成"一河一策"编制的共1824条，建成了一批从劣Ⅴ类恢复到Ⅲ类水体的生态示范河道，共治理垃圾河460公里、黑臭河802公里，沿线居民对黑臭河

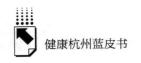

治理效果满意率达95.81%。截至2017年底，在52个市控以上断面中，满足功能要求的断面有48个，达标率为92.3%，Ⅰ–Ⅲ类水质断面46个，占88.5%；Ⅳ–Ⅴ类6个，占11.5%；无劣Ⅴ类断面。

杭州市制定出台《杭州市生活饮用水源保护条例》，编制实施《杭州市饮用水源保护规划》。2017年，健康环境组围绕"农村饮用水水质提升工程"，召开专题研讨会，并将"开展农村饮用水水质提升工程"列入杭州市十条考核指标。集中式饮用水水源地水质合格率自2010年已经连续7年保持在100%。

（3）综合改善大气质量

2012年起，大气环境整治—灰霾专项整治工程在杭州实施，具体做法有：淘汰落后产能企业、关停转迁大气重污染企业、淘汰高污染车辆及更新新能源、清洁能源车辆。六城区基本建成"无燃煤区"；市城管委制订了《关于控制道路扬尘增加道路洒水的工作方案》，对主城区主要道路按照一、二、三类道路的要求开展洒水和清洗工作；市农业局利用多种政策资源，扶持秸秆利用，通过肥料化、饲料化、能源化、基料化利用等途径，提高农作物秸秆综合利用率。2017年，杭州市实施"五气共治"（"燃煤烟气""工业废气""车船尾气""扬尘灰气""餐饮排气"）及"清洁排放区"建设工作，出台《杭州市大气污染防治实施计划》《建设杭州市域大气"清洁排放区"的实施意见》，着力治理大气环境，提高大气质量。

2017年，杭州市环境空气优良天数累计271天，同比增加11天；优良率达74.2%。市区PM2.5平均浓度为44.6微克/立方米，与召开G20峰会的2016年相比下降8.6%。从直观观察和感受看，近几年来杭州蓝天出现的越来越多，市民群众对此好评增加（见图4）。

（4）降低噪声污染

通过对城市总体布局规划，严选路面材料，控制机动车辆，种植绿化林带，设立声屏障等措施，从噪声源头、传播途径等方面有效控制噪声污染。2017年，杭州市区的区域环境噪声为55.2分贝，与2016年相比下降了1.2分贝；杭州市区道路交通噪声为67.8分贝，略低于2016年。

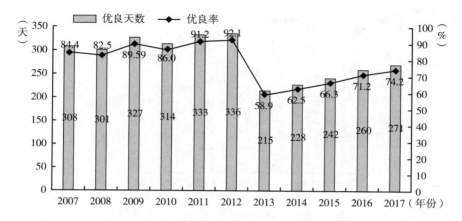

图 4　2007～2017 年杭州市空气质量优良天数及优良率

注：2013 年空气质量监测指标由 API（Air Pollution Index）改为 AQI（Air Quality Index）。

资料来源：2007～2017 年杭州市环境状况公报。

（5）深化城市垃圾治理

2014 年，市委、市政府将治废纳入"四治"工作之一，并明确了垃圾治理"三化四分"战略指导方针。2017 年，主城区累计清洁度为 95.3%，副城区清洁度为 93.5%；环卫市场化率达 90.37%，公厕市场化管理率达 62.4%。

现有生活垃圾处置设施 6 座，处置能力为 6850 吨/日。生活垃圾无害化处理率达 100%。推行生活垃圾分类收集处理，其中，餐厨垃圾初步实现分类处理和管理。2017 年，杭州市累计开展垃圾分类生活小区 2031 个，参与垃圾分类家庭 123.12 万户，机关企事业单位 1827 家，培育示范小区 122 个。

目前已有 1722 个行政村建有农村生活污水治理设施，已建成治理设施终端复核移交的行政村达 1722 个，移交占比 100%；共建有农村生活污水治理设施终端 8914 个，已完成复核移交的治理设施终端共 8914 个，移交占比 100%。工业废水排放量在 10 年间大幅度减少，由 2007 年的 75358.97 万吨降至 2016 年的 28382 万吨（见图 5）。污水集中收集和处理率由 2007 年的 80.67% 提高到了 2017 年的 95.49%（见图 6）。

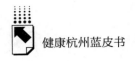

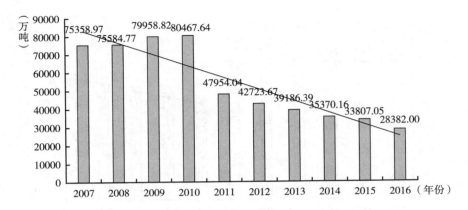

图5　2007～2016年杭州市工业废水排放量

资料来源：杭州经济社会发展统计数据库。

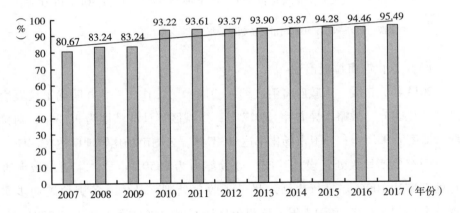

图6　2007～2017年杭州市污水集中处理率

资料来源：杭州经济社会发展统计数据库。

（6）美化生态人居环境

杭州对西湖、运河等景观和河道实施了四大综合保护工程，并对旧城、庭院等进行改造，以及开展"三江两岸"（新安江、富春江、钱塘江，及其两岸的生态景观保护和建设）、"四边绿化"（公路边、铁路边、河边、山边的洁化、绿化、美化）、"三改一拆"（旧住宅区、旧厂区、城中村改造和拆除违法建筑）等重点工程，城市绿化建设达到精美化、可及化，便于广大群众在公园绿地、健康步道等进行健身、娱乐、观景、漫游等。杭州市以美丽中国、美丽杭州为蓝本，共实施美丽乡村建设项目9000余个，全面保护自然生态环境，提升基础环境设施建设，治理生活垃圾，改善农村人居环境。

2007～2017年，杭州市建成区绿化覆盖面积、公园个数及公园绿地面积等指标稳中有提高：绿化覆盖面积从13284公顷，增加到21726公顷；公园数量增加了112个；公园绿地面积从4056公顷增至9354.6公顷（见图7、图8），人均公园绿地面积从2007年的12.08平方米增至2017年的13.4平方米。另外，2017年，新增市区绿地487.3万平方米，超额完成"全年新增城市绿地400万平方米"的实施任务。截至2017年底，共有绿道2024公里。其中，2017年完成绿道建设151.149公里，共涉及项目61个，6条绿道被评为"浙江最美绿道"，计划在2018年新建162公里。

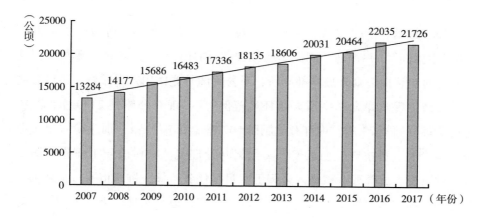

图7 2007～2017年杭州市建成区绿化覆盖面积

资料来源：《杭州市统计年鉴》、杭州经济社会发展统计数据库。

（7）持续推进厕所革命

厕所是城市文明的重要体现。杭州市印发了《杭州市人民政府办公厅关于印发杭州市"厕所革命"三年行动计划（2018～2020年）的通知》，出台《城市公共厕所设置标准》（DB3301/T 0235－2018），力求公厕设计合理，资源利用充分、功能完善，并修订《公共厕所保洁与服务规范》，实现

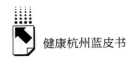

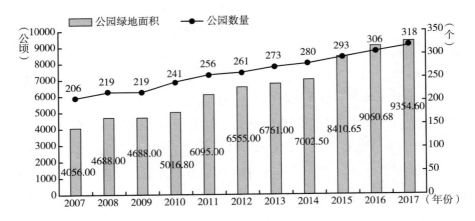

图8 2007～2016 年杭州市公园数量及绿地面积

资料来源：杭州经济社会发展统计数据库。

公厕环境舒适、干净整洁。杭州市对母婴、儿童、老年人等特殊人群开设"第三卫生间"，并首创"潮汐厕位"。同时倡导社会机关企事业单位每天连续八小时免费向公众开放内部厕所，对公厕的补充作用效果较好。市区公厕提升改造工程被评为"中国人居环境范例奖"，现有公厕共2180 座，其中分类管理公厕1673 座，内部开放厕所507 座。32 座公厕分别获得"最美公厕"综合奖、科技奖、创意奖、文化奖和管理奖。农村改厕工作作为厕所革命的重要组成部分，被纳入爱国卫生目标任务考核，杭州市通过组建项目领导小组和技术领导小组，制定实施项目方案，逐步实现三级管理网络，对农村厕所改进的技术和质量做出较高要求。2017 年底，杭州市119.83 万农户卫生厕所普及率达100%，新建公厕34 座，累计7202 座。

（8）推行并完善公共自行车租赁系统

公共交通的普及，方便了市民绿色出行，但"最后一公里"的问题仍是阻碍市民优先选择公交出行的一大重要因素。自2008 年，杭州市在全国率先推行公共自行车租赁，较好地解决了以上困难。2017 年底，已建成公共自行车服务网点3833 个，共投放公共自行车8.96 万辆，日均最高租用频次达44.86 万人次，免费使用率超过96%。

（9）强化病媒生物控制

杭州市病媒生物防制工作遵循"政府主导、部门协作、属地管理、群众参与、科学防制"的原则，坚持"标本兼治、治本为主、综合防制、科学除害"的方针，按照病媒生物季节消长规律，强化宣传发动，实施以环境治理为重点的科学综合防制措施，推进病媒生物防制工作，降低和控制病媒生物密度。至 2005 年杭州市已被陆续授予"全国灭鼠、灭臭虫先进城区""全国灭蟑先进城区""全国灭蚊先进城区"等称号；全国灭鼠、灭蟑螂、灭蚊、灭蝇先进城区巩固工作先后多次通过全国爱卫会的复查。2017 年浙江省爱卫会确认杭州市鼠类、蚊虫、蝇类密度控制水平达到国家标准 C 级、蟑螂密度控制水平达到国家标准 A 级，圆满完成了 G20 杭州峰会、第十三届全国学生运动会等大型活动病媒生物防制保障任务，不断探索和创新工作方法，落实日常督查指导与监测评估工作机制，逐步形成病媒生物防制保障杭州模式。

（10）大力发展循环经济

2013 年杭州市积极创建循环经济国家级示范试点，获国家第 3 批餐厨废弃物资源化利用和无害化处理试点城市、循环经济教育示范基地等 4 个国家级示范试点。实施发展循环经济"770"工程，在绿色再制造、资源综合利用、节能环保等方面共筛选了 170 个项目，总投资 119 亿元。

2. 健康社会的积极创建

健康社会，是指这个社会机体本身的主体性明显，结构合理，并有足够的稳定性和调适性等特征①。杭州市健康社会组由市发改委、市人力资源和社会保障局（原市人事局和劳动局）牵头，成员包括市公安局、市场监管局、市教育局、市建委、市财政局、市安监局、市房管局、市民政局、市交通局、市统计局、市消防局、市交警支队、市交通集团等部门，具体承担落实人人享有基本保障、食品安全、住房、治安等健康和谐社会氛围的权利的相关职责。

（1）完善社会保障体系

2013 年修订出台《杭州市基本医疗保障办法》《杭州市基本养老保障办

---

① 吴忠民：《健康社会论纲》，《天津社会科学》1989 年第 6 期，第 54～58 页。

法》以及实施细则，城乡居民参加各类养老保障、医疗保障的参保率达97.07%和98.94%，基本实现"人人享有社会保障"。2017年，杭州市基本养老、医疗保险的参保率巩固在95%、98%以上；加快推进市区社保一体化改革，进一步拓展萧山、余杭、富阳与主城区互认互通事项，确保一体化工作顺利完成；修订完善杭州市医疗保障办法及实施细则，健全大病保险制度，出台医保个人账户家庭共济和慢性病医保门诊管理等惠民政策，制定完善《2017年杭州市医养护一体化签约服务考核办法的通知》《杭州市关于加强中药饮片价格管理办法》等；继续有序推进机关事业单位养老保险制度改革，稳妥落实机关事业单位养老金待遇调整工作，并做好养老保险新老制度衔接。

（2）健全社会救助体系

市政府下发《杭州市关于最低生活保障标准调整机制改革的通知》，探索低保标准调整机制改革，低保标准实现城乡统筹、稳步提高；并对社会救助家庭认定体系进行完善，按照"四级五类"社会救助思路，市民政局等六部门下发《杭州市社会救助经济状况认定办法》，出台《社会救助家庭评估标准》，实现一次申请分类认定，并借助"最多跑一次"契机及信息平台，简化认定流程和材料，方便被救助人群。杭州市积极开展贫困家庭救助工作试点，通过在实践中探索、创新，解决工作中的问题和难点。"帮扶"工作通过深入基层、蹲点调研，了解群众的真实困难问题，从根源帮扶，使"帮扶"工作有效果、有意义。在高温夏季为困难群众增发降温补助，并为特殊困难群众、老年人、残疾人等重点人群送降暑物品。2017年，暑季受帮扶困难群众达41627户，并通过培育社会组织、政府购买服务等措施，推进社会救助工作高效开展。对符合条件的困难人员免缴医保费，同时，对医保政策范围内的自付医疗费用给予不低于50%的医疗救助，并在2017年，出台临时救助办法，纳入困难发生在本市的户籍人口、流动人口和外籍人员，对特殊情况的家庭实行二次医疗救助。

（3）优化社会服务

实施"最多跑一次"的便民服务，通过梳理办事流程，制定办事规范，简化办事环节，集中办事地点，并借助"互联网＋政务服务"，扩宽办事渠道，共建、共享基础数据，利用投诉举报平台、事中事后监管，不断完善社会服务。"最多跑一次"的便民服务兼顾基层，全面开展。以上措施为居民优化了办事流程，简化程序，减少提供的材料，切实为个人、商户、企业考虑，让广大办事对象省心、省时、省力，居民满意度与获得感更高。2017年，杭州市民政智慧数据展示平台初步建成，并制定《行政服务大厅现场工作管理标准》及《法人库数据规范》，"最多跑一次"的便民服务，加强了政府各部门间的交流与协作，促进了政府办事效率和办事质量的提升，使工作更加合理化、科学化、规范化。

（4）加强基层社会治理

注重顶层设计，把和谐社区建设纳入杭州市国民经济和社会发展规划，制定出台以《杭州市推进城乡社区治理和服务创新工作实施方案》为纲领性文件，以城乡社区治理和服务体系建设规划、社区协商共治机制、国际化社区建设等为配套的"1＋8"城乡社区治理政策体系。推动基层治理变革，形成"大社区"体制改革、街道扁平化改革转型、社区居委会本土化建设等创新实践，形成了具有杭州特色的社区治理和服务模式。推进"三社联动"工作，设立市本级1500万元公益创投金，以公益创投、购买服务、以奖代补等形式培育发展社会组织，推广"全科社工""项目社工"制度，鼓励社会工作从业人员报考社会工作者职业水平考试，截至2017年底，全市共有9003人持有社会工作者职业水平证书。加强基层民主建设，规范开展全市村社组织换届选举工作，2017年选举产生11044名村（居）民委员会班子成员和8181名村（居）务监督委员会班子成员，深化以"四会制度"为重点的协商共治机制，实现社区议事协商委员会、村务协商议事会、乡贤参事会、村民恳谈会等议事协商机构全覆盖。推动国际化社区、田园社区和撤村建居社区"三型社区"品牌建设，成功打造21个国际化社区建设示范点和221个田园社区示范村。推进"智慧社区"平台建设，促进社区治理服务智慧化。

（5）开拓社会组织功能

健康促进五大原则和社会生态学模型均强调，健康受多方因素的影响，应在政府及政策的引导下，多方参与，共同促进健康。社会组织即是对政府

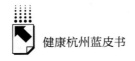
功能的良好补充，通过共同协商、合作共赢，充分发挥各方特长，促进健康社会的建设，达成社会生态和谐的目标。首先，社会组织的审批制度在"最多跑一次"政策的推动下，在全国率先实行网上操作，在各部门数据对接的基础上，实现申请、受理、审核和审批整个过程只需一次的目标。另外，对社会组织进行监管，印发《关于做好社会团体清理整顿和规范管理工作的通知》，对组织相关负责人、业务范围、收费等进行审查，为社会组织的规范发展提供保障；2017 年，新建社会组织党支部，设置党组织党建联络员，并建立联络员会议制度；同时，建立社会组织综合党委党员活动平台，将相关制度上墙。其次，制定《全市性行业协会商会负责人任职管理办法（试行）》《杭州市社会组织评估工作规程（试行）》，促进社会组织工作的有序、保质、有效开展。最后，对社会组织进行多方面实用知识和技能的培训，接受培训逾 800 人次；杭州市开展公益创投，为社会组织注入资本，共资助社会组织公益创投项目 122 个。截至 2017 年，各类社会组织总数为 28467 家，其中 43 家被列入政府转移职能和购买服务推荐性目录，12家被认证为品牌社会组织。

（6）推进健康细胞工程建设

培育健康单位是构建健康社会、建设健康城市的重要细胞工程。自2008 年起，杭州市重点推进社区、村、家庭、学校、机关等 12 类健康单位建设。2013 年，与 WHO 健康城市合作中心合作开展 WHO 健康单位建设，截至 2017 年底，共有 46 家单位建设成为 WHO 健康促进单位。此外，为了规范健康单位的培育，杭州市启动"健康单位需求评估量表开发"项目。2017 年底，共有 726 家单位被命名为市级健康单位，其中健康社区 194 个，健康学校 178 个，健康机关 95 个，健康医院 75 个。

（7）推动食品安全统筹监管

市政府将食品安全工作纳入市、县、乡三级政府综合考核目标，每年与各级地方政府以及市级有关部门签订目标责任书，落实食品安全地方政府及监管部门责任和责任追究制。2014 年，市政府制定出台《关于食品安全基层责任网络建设的实施办法》，明确了镇街基层机构设置和工作职责，杭州市189个镇街成立食安委及其办公室，配备了121名食安办专职干部。设立市场监管所124个。2951个行政村（社区）建立了5275个小网格，配备市场监管专管员2414名、信息员4240名。同年，市政府办公厅印发了《杭州市食品安全信用信息公开管理办法（试行）》，促进企业建立信用档案，公开信用信息。同时加强现场监督检查力度，尤其是对各类小餐饮实行拉网式的监督检查，监督覆盖率为100%。结合主城区中小学校园及周边食品安全电视问政活动，实现了中小学校食堂100%持证经营、信用信息公开、量化分级和动态管理。

2017年，杭州市食品安全抽检合格率为98.46%，农产品定量监测总合格率达99.58%。"三品"认证比率达55%。完成食品监督抽检累计45952批次，合格率为97.2%；学校大宗食品统一配送或定点采购率为99.89%；食堂量化分级A、B等级率为99%；中小学校加热保温水、直饮水系统建成率为98.91%；并开展网络订餐净网行动。

（8）打造"平安杭州"

为加强社会治安综合治理，围绕"平安杭州"建设，政法部门开展以"项目监管"为重点的"严管严控保平安"工程，以"平安网格"为重点的"基层基础固平安"工程，以"平安巡防"为重点的"群防群治筑平安"工程，以"案件督办"为重点的"公平公正育平安"工程，以"专业调解"为重点的"联调联处促平安"工程，以"平安公交"为重点的"各行各业创平安"工程。人民群众安全满意率达96.2%。亿元GDP安全生产死亡率从2007年的0.25人/亿元降低到2017年的0.04人/亿元。

杭州市注重防灾减灾，灾害救助工作。对《杭州市自然灾害救助应急预案》和《杭州市自然灾害应急操作手册》进行重新修订和完善。同时，加强救灾物资储备建设，2017年，杭州市有救灾物资储备仓库110个，共有储备帐篷850个，棉被4000余件，棉衣裤2500余件，毛毯2500余件，床铺、草席3000余件，并做到生活类物资信息在市应急管理平台及时更新。利用自然灾害、防灾减灾日、宣传周，开展防灾减灾演练活动，参与群众30余万人，增强了市民防灾减灾的意识及帮助掌握自救互救的技能。避灾

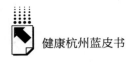

安置场所示范点评选、综合减灾示范社区创建等活动，提高了居民对安置场所的知晓率，2017年，全年创建36个全国（省级）综合减灾示范社区，累计316个。对2017年发生的3次自然灾害，杭州市高效有序应对。杭州市避灾安置场所建设超额提前完成，提前实现民办实事项目目标。

（9）普及高质量的基础教育

杭州市13个区、县（市）率先全部通过全国义务教育发展基本均衡县的国家验收。省级义务教育标准化学校占杭州市义务教育段学校总数的94.08%。覆盖学前教育到高等教育19年的学生资助体系全面建成，每年政府财政投入资助的金额近7亿元，实现了"不让一个孩子因家庭困难而失学"的承诺。杭州市高等教育也在全省率先进入普及化阶段，2017年杭州市高等教育毛入学率已达到63.26%。终身教育体系和学习型城市初步建成。2016年，杭州成为全球首批、全国首个加入联合国教科文组织全球学习型城市网络的城市。2017年，在第三届"国际学习型城市大会"上，杭州摘得"联合国教科文组织学习型城市奖章"。教育国际化持续推进，编制《杭州市推进教育国际化四年行动计划（2014~2017年）》，杭州市中小学与海外学校缔结友好关系累计900对，有7所中学获批中外合作办学项目。2014年、2015年，教育部发展研究中心发布《全国15个副省级城市教育现代化监测评价与比较研究报告》，杭州成为教育现代化指标指数名列前茅的唯一副省级城市。2007年杭州市初中毕业生升入各类高中比例占97.85%，2017年提高到99.69%。杭州市小学适龄儿童入学率、初中阶段毛入学率则连续多年保持100%。杭州市城乡学校互助共同体覆盖率为98.6%。2016年，教育部委托中国教育学会发布《全国教育治理现代化指数监测报告》，在全国31个省、自治区、直辖市，15个副省级城市和17个非副省级省会城市以及苏州、平顶山市等共计65个监测对象中，杭州教育治理现代化总指数名列首位。

（10）深化推进控烟工作

2010年3月1日，《杭州市公共场所控制吸烟条例》正式颁布实施。杭州成为全国最早实现控烟立法的副省级城市。2013年起，市健康办联合市文明办、市级创建文明机关活动领导小组办公室、市卫生计生委、市教育局等部门联合开展百家无烟单位创建活动，此活动已持续开展三轮，形成了良好的控烟社会氛围。开展了形式各样、主题丰富的无烟日宣传活动，如"无烟青少年"主题征画比赛、控烟单位、市民评选等。并在2016年无烟峰会期间征集700张笑脸，组成G20峰会标志，在杭州市公共场所及百余个社区的电子屏播放，此控烟行动形式新颖、受众面广、影响力大。对公务人员、教师、医生等重点人群和医疗卫生机构、宾馆、饭店等重点单位开展无烟环境监测与干预，并将监测结果公布于众。杭州市积极创建无烟单位，2017年，累计创建医疗卫生机构、行政单位等四大类场所560家无烟单位，并实行暗访考核，一票否决的严格制度。2018年，杭州市重新修订《杭州市公共场所控制吸烟条例》（简称《条例》）并获省人大常委会批准。新《条例》将适用范围扩大至杭州市行政区域内，并明确规定室内工作场所、室内公共场所、公共交通工具内和特殊场所的室外区域禁止吸烟，做到与国际接轨，与世界卫生组织《烟草控制框架公约》一致。

3. 健康人群的着力培育

根据世界卫生组织对健康的多维定义，可以将健康人群理解为：在生理上、心理上、社会上处于完好状态①的人群。健康人群组由市体育局、市卫计委牵头，成员包括市教育局、市机关工委、市妇联、市总工会、团市委等部门，主要负责全民健身运动类活动组织与实施和提升市民健康素养等工作。

（1）居民健康素养与健康水平不断提升

健康素养是居民维护和促进自身健康的基础能力。杭州市依据健康促进五大策略，健康政策、创造支持性健康环境、提供健康教育和健康服务、加强社区行动，积极提升居民的健康素养和健康水平。健康支持性环境是健康素养水平提升的基础性保障之一。2007~2016年，杭州市创建全民健康生活方式行动健康支持性环境1041个，达到区县全面覆盖，其中健康社区263个、健康单位242个、健康小屋147个、健康餐厅/酒店134个、健康学

① 《世界卫生组织·健康宣言》，1984。

校 89 个。在各场所张贴宣传画、设置健康提示、放置健康测量器具、修建健身步道等，将健康素养提升策略送至居民身边，并创建健康促进学校 386 所，其中建成省级健康促进（金奖）学校 65 家，省级健康促进医院 15 家，"中央补助地方健康促进医院" 12 家。杭州市居民健康素养水平从 2013 年的 13.77% 提高到 2016 年的 26.88%。

杭州市户籍人口人均期望寿命 2007 年为 79.74 岁，2009 年突破 80 岁，2017 年达到 82.42 岁，较 2007 年提高了 2.68 岁（见图 9）。人群主要健康水平指标也均已达到发达国家和地区水平。2017 年，婴儿死亡率为 1.73‰、5 岁以下儿童死亡率为 2.27‰、孕产妇死亡率为 6.5/10 万，较 2007 年分别降低了 2.83 个千分点、4.17 个千分点和 3.62/10 万（见图 10）。脑血管病死亡率比 2008 年同期下降 7.03%，呼吸系统疾病同比下降 7.10%。

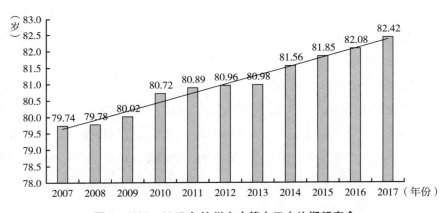

图 9　2007～2017 年杭州市户籍人口人均期望寿命

资料来源：杭州经济社会发展统计数据库、浙江在线。

杭州市积极开展国民体质监测和学生体质健康检测，2017 年底，累计为 38166 人提供了国民体质测试服务，国民体质监测合格率为 93.4%，经常参加体育锻炼人口达 40.5%。

（2）推进学校体育设施向社会开放

2013 年 11 月，市体育局、教育局、财政局下发《推进杭州市中小学校体育场地设施向社会开放的实施办法》，2014 年 1 月，市政府办公厅转发文

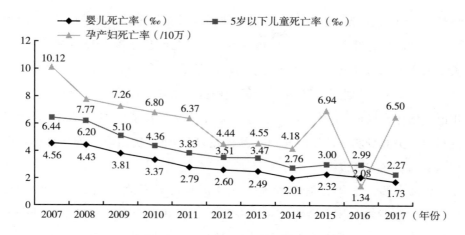

图 10　2007～2017 年杭州市主要健康指标

资料来源：杭州经济社会发展统计数据库，2007～2017 年杭州市国民经济和社会发展统计公报。

件全面推进此项工作。2017 年，继续深化和推进中小学校体育场地设施向社会开放，鼓励相关部门在节假日开放体育场地，运用"互联网＋"平台，开发 App 等，实现智能化管理，为市民提供便利服务，并注重保险及安全措施的完善。同时，继续实施公共体育场馆设施免费或低收费向社会开放。2017 年，新增 4 所向社会开放的学校（现达 574 所），入校健身的人次 100余万，所有具备开放条件的中小学校已经 100% 向社会开放体育设施。杭州市学校体育场地开放经验做法向全国推广。

（3）加强全民健身工程建设

杭州市持续实施健身设施工程提升，截至 2017 年底，杭州市体育场地22994 个，面积 1711.17 万平方米，人均场地面积 1.86 平方米。建成并投入使用的体育健身中心、体育健身广场、体育健身公园有 189 个，配建 7187个全民健身苑（点）、3339 个篮球场、2780 个乒乓球室（场）以及 30 个青少年俱乐部。社区体育健身设施达到全覆盖。2017 年，新建的 20 个以上城乡公共体育设施提升工程项目组织检查验收，建设规模达 8.8 万平方米的全民健身中心建设项目有序推进，全民健身苑（点）、篮球场数量较 2015 年

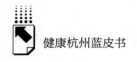

4827 个全民健身苑（点）、2753 个篮球场增长幅度较大；另外，体育健身中心、全民体育健身广场、全民体育健身主题公园总数较 2015 年的 52 个增长了 137 个。2017 年，杭州市人民政府印发的《关于杭州市全民健身实施计划的通知》，计划到 2020 年，新建全民健身中心、广场、公园 100 个；杭州市人均体育场地面积较 2015 年的 1.65 平方米增长了 0.21 平方米。《关于杭州市全民健身实施计划的通知》预计在 2020 年，杭州市人均体育场地面积达到 2.0 平方米以上。

各体育场馆全年开放天数大于 360 天，每天开放时间 10～14 小时。2017 年，经常参与体育锻炼的人数占总人口的 40% 以上。积极开展社会体育指导员培训，新增社会体育指导员 1200 人，共计 22000 余人获得体育指导资格证书或职业技能证书，每千人拥有社会体育指导员人数达 2 名以上，为全民健身提供有力支撑。

（4）广泛开展全民健身活动

定期组织举办杭州市体育大会、社区运动会、体育社团运动会、中老年登山比赛、健美健身比赛等诸多群众性体育赛事。每年组织举办万人健康跑、横渡钱塘江、环湖跑等 10 余项具有一定规模的传统品牌群众体育活动。市级公益性场馆利用暑假开展各种类型的夏令营活动，吸引 8000 余名的中小学生参加体育锻炼，为 3000 余名适龄儿童提供游泳苗子选材培训。杭州市每年组织开展群体活动 600 余场，已基本形成具有定期性、广泛性、基层性、品牌性、国际性等特色的全民健身活动模式，并成功举办市第十九届运动会、中小学生阳光体育运动。

（5）抓健康传播平台，强健康教育师资

2007 年，杭州市卫生局联合浙江省医学会与杭州电视台合作，开辟了《相约健康》专栏，节目持续至今仍在不断的扩版。《健康杭州》《杭州日报》《都市快报》等均开设健康专栏，同时每年围绕健康素养核心知识编发海报、折页、读本等，2017 年，编发折页/单页 221.3 万份，小册子/书籍35.1 万份，宣传画 15.3 万份，音像制品 5840 份，宣传品 10.7 万份，手机短信 370 条覆盖 60.0 万人次。2013 年，集中卫生领域权威专家组织成立了健康教育讲师团，由市健康办出资组织讲师团面向各级单位、团体和组织开展免费健康教育讲座。目前有副高级以上职称讲师 65 名，覆盖临床、康复、预防、社会医学等所有卫生领域专业。并在 2014 年启动健康教育基地建设，整合健康教育资源，坚持"预防为主"的工作方针，从慢性病防治、口腔卫生、中医药和生活方式等方面指导各单位健康传播工作，引导居民掌握健康知识与技能。2017 年 10 月，市卫计委又通过组织金牌健康讲师大赛的形式，层层选拔评选出 10 名"金牌健康讲师"和 26 名"健康好讲师"组建健康科普讲师团，面向各类机关、企事业单位和社区居民开展免费健康素养巡讲。

（6）深化健康素养基本知识与技能的传播行动

2010 年，杭州市编印《杭州市民健康知识读本》《杭州农村居民健康知识读本》；2013 年，出版《家庭健康管理宝典》、《膳食指南》和《公民健康素养》等科普宣传读物，发放量 2 万余册；定期举办市民健康知识电视大赛和健康教育技能比武大赛，至今已举办 5 届。开展健康生活方式进百万家庭行动，向杭州市 133 万余户家庭赠送健康生活用品"五件套"（控油壶、限盐勺、体重尺、围裙和市民健康读本）。组建健康巡讲团深入社区、学校、企业等开展健康素养巡讲活动，健康巡讲街道、乡镇覆盖率达100%。杭州市卫生宣传日活动、健康咨询、义诊等每年开展次数均达千余次。举办市民健康知识电视大赛、健康教育技能比武大赛，开展"十佳健康达人和健康单位"评选活动、全民洗手重点健康促进项目等，为健康素养的提升创造多维平台，辐射更多群众。2013 年，将社区医生、体育指导员纳入"万名家庭健康管理员培育"项目，促进健康知识与技能的推广。

4. 健康服务的不断优化

健康服务是维护和促进人民群众身心健康的活动，主要包括医疗服务、健康管理与促进、健康保险以及相关服务[1]。健康服务组由市卫生和计划生育委员会（原市卫生局）和市民政局牵头，成员包括市医保局、市残联、市红十字会等部门，主要负责推动杭州市居民健康医疗服务和养老服务等

---

① 《关于促进健康服务业发展的若干意见》（国发〔2013〕40 号），2013。

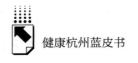
工作。

（1）医疗卫生资源及服务总况

杭州市卫生资源总量不断增长，其中各类医疗机构总量从2007年的2607家增长到2017年的4933家，床位数呈现同样的变化趋势，从2007年的3.69万张到7.59万张，翻了一番（见图11）。各类卫生人员数量也保持持续增长，2007年，执业（助理）医师、注册护士及其他专业技术人员数量分别为2.07万人、1.75万人和1.16万人，到2017年，三类卫生人员分别增至4.18万人、4.63万人和2.22万人（见图12）。医疗卫生服务诊疗量由2007年的4932.60万人次增长至2017年的12869.87万人次（见图13）。

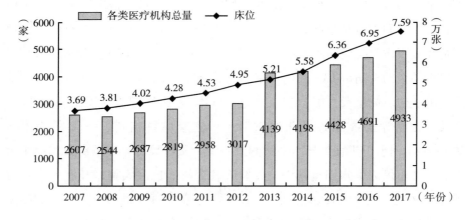

图11　2007～2017年杭州市各类医疗机构总量和床位数

资料来源：《2017年杭州统计年鉴》《2017年杭州市国民经济和社会发展统计公报》。

2007年，杭州市户籍人口每千人拥有执业（助理）医师数为3.09人、执业护士数为2.61人、医疗床位数5.52张。截止到2017年，每千人拥有执业（助理）医师数、执业护士数和医疗床位数分别提高到了5.55人、6.15人和10.07张。

另外，杭州市着力推动资源均衡配置，健全医疗服务体系。深入推进医疗资源"双下沉、两提升"工作，积极推进医联体建设，将医疗人才

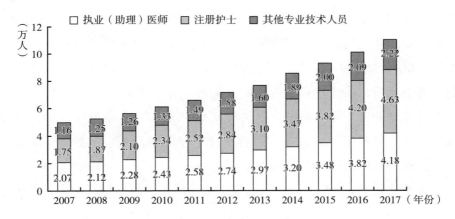

图12　2007～2017年杭州市各类卫生人员数量

资料来源：杭州经济社会发展统计数据库。

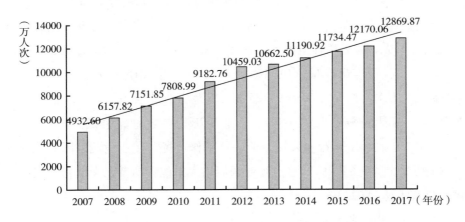

图13　2007～2017年杭州市医疗机构总诊疗量

资料来源：杭州经济社会发展统计数据库。

和资源下沉，提升基层医疗服务能力和群众就医满意度。现已覆盖所有乡镇（街道）的137家乡镇卫生院（社区卫生服务中心），其中规范化下沉130家，规范下沉覆盖率为94.89%。基层医疗机构实现一体化管理率达到96%以上。

（2）推进公共卫生服务，强化疾病预防控制

杭州市常住人口电子健康档案建档率为81%；2009年启动重点慢性

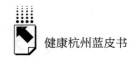

病干预控制行动，逐步使城区 35 岁以上市民知晓自己的血压、血糖值，掌握重点慢性病防治知识及干预技能。项目开展以来，高血压、糖尿病登记人数有 904974 人，纳入管理率为 98.74%，规范管理率为 78.75%。持续开展免费产前筛查和新生儿疾病筛查工作。2007～2017 年，杭州市产前筛查率和新生儿疾病筛查率保持在 90% 以上。实施残疾人精准康复服务，制定精准康复服务方案和目录清单（6 类 57 项），为 79725 名有康复需求和适应指征的残疾儿童及持证残疾人提供了精准康复服务，康复服务率达到 97.34%。同年也启动了中小学生口腔保健行动，受益中小学生 20 万名。

国家级艾滋病综合示范区创建工作继续推进，各地因地制宜实施"一区一策"策略，杭州市定点医院治疗管理的人数占总治疗人数的 89.72%。全面启动中盖结核病项目三期，防治模式日趋完善，分级诊疗双向转诊服务机制正在形成。完成精神卫生综合管理国家试点工作第三阶段任务，杭州市各类严重精神障碍患者报告患病率为 4.02‰（以 2015 年末常住人口数据901.8 万为基数），管理率为 95.25%，规范管理率为 92.88%，服药率为73.63%，规律服药率为 69.08%，核心指标均已超过国家试点平均水平。截至 2017 年底，重点行业领域企业进行了作业场所职业病危害因素定期检测（评价），达到 71.4%，重点行业领域用人单位劳动者在岗期间开展职业健康检查率达到 62.3%。

（3）持续拓展智慧医疗

围绕破解"看病繁""看病难"问题，以改革创新为手段，创新杭州特色"智慧医疗"卫生服务模式，推出"市民卡诊间结算"，改革传统的诊疗流程，如"全院通"智慧结算、"全城通"智慧应用、"全自助"智慧服务，并实现检查检验结果互认、市民卡诊间结算等。目前 12 家市属医疗卫生单位、27 家县级医院、13 家省级医院、3 家民营医院及 7 城区65 家社区卫生服务中心和 276 家社区卫生服务站全部推广、实施了市民卡"诊间结算"，基本实现互通互用。各级医疗机构已为 5500 万人次以上的门、急诊患者提供了至少在医院减少停留 1 个小时以上的智慧医疗服务。2017年，推行"医信付——先诊疗，后还款"项目，在市、县两级公立医院及市民卡智慧医疗应用覆盖的社区卫生服务机构（乡镇卫生院）推广应用，覆盖率100%，并逐步向市直管民营医疗机构延伸。推广实施市级医院"支付宝"快捷支付服务，打造无现金结算医院；应用试点智能语音技术，提供机器人导诊服务；作为国家试点推广《母子健康手册电子版》。

（4）医养护一体化开创新局面

医养护一体化健康服务管理系统整合卫生、民政、食药、医保、体育等健康服务信息，构建健康服务综合信息网。通过新闻媒体报道、现场设点宣传和入户宣传等多种途径，对签约服务的相关政策、优惠举措、操作流程和服务内容等进行详尽的解读，让老百姓在完全接受的基础上主动参与。医养护一体化进一步优化了社区卫生服务体系的运行保障机制，构建"社区首诊、双向转诊"的分级诊疗体系，提升了医疗保健服务内涵。截至2017年底，杭州市已有172万居民享受家庭医生签约服务。

（5）完善全方位养老服务体系

2011年，市民政局制定出台了《杭州市社会养老服务体系"十二五"规划》，明确了"9064"的发展目标，即到2015年，90%的老年人享受以社区为依托、社会化服务为协助的自主居家养老，6%的老年人享受政府购买服务的居家养老，4%的老年人入住养老机构集中养老，现已基本实现既定发展目标。2017年，民办养老机构床位占机构床位比例达66.08%，每百名老人拥有养老机构床位数从2007年的17张增长到2017年的42张。杭州市不断完善居家养老服务设施，社区级照料中心注重自身特色与服务覆盖，街道级照料中心注重突出综合化、专业化、强辐射带动作用，初步实现了主城区15分钟步行服务圈。扎实推进"智慧养老"转型升级，启动新一轮"智慧养老"服务项目，建立市级服务商资格库，开通统一养老服务热线"96345100"。创建全国首批医养结合试点城市，出台深化医养结合和发展护理型养老体系政策，创新"1＋1＋X"模式（1家公立医院＋1家社区卫生服务中心＋X家辖区内养老机构）医养结合联合体。

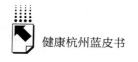
5. 健康文化的先导营造

杭州市健康文化建设从"整合资源平台、弘扬和谐人文、倡导自我管理、提升健康素养"四方面促进健康文化工作，突出道德健康在打造杭州健康文化品牌的重要性。健康文化组由市文广新局牵头，成员包括市文明办、市卫计委、市委宣传部、市科协、市西博办、市文广集团、杭报集团等部门，具体负责健康文化的传播和氛围营造。

（1）借助有效传播途径宣扬健康文化

杭州市健康文化建设注重文化理念的树立，借助主流媒体及健康平台，大力宣传道德文化、和谐人文、健康知识等，成功打造出"人行横道礼让""最美现象""公民爱心日""第二课堂行动计划""杭州数字化图书馆打造""我们的价值观主题实践活动""邻居节""健康大讲堂"等一系列健康文化杭州品牌。围绕"中国梦·美丽杭州"和"我们的价值观"等活动载体，贴近实际、贴近生活、贴近群众，讲述有深度、有温度的好故事，2017年发现"最美人物"180余人，在《健康杭州》进行整版专题报道，开辟"最美人物"专栏宣传，在各类主流媒体宣传报道150余篇次；做大、做强正面宣传，每季度对微博、微信平台建设应用情况进行通报，1~12月份发布微信稿797篇，26篇文章在今日头条上点击量破万，其中《手术台上的"掏粪工"》获得了125万多次的点击量，"健康杭州"被评为全国民生类十佳账号。全面深化健康文化进课堂活动，"健康文化"课程开发超额完成，共开发16个专题课程，"健康文化"排课力度空前，实现主体班次全覆盖。

（2）健康场所是健康文化建设的基础支撑

2017年，全国爱国卫生运动65周年大会召开，全国爱国卫生运动纪念馆和杭州市市民健康生活馆分别在小营巷和大运河畔落成并对外开放，成为激励广大市民和游客学习了解爱国卫生历史、健康城市渊源和健康生活行为方式的载体。2017年末有各类专业艺术表演团体11个，文化馆14个，博物馆、纪念馆88个，全国重点文物保护单位39处，非物质文化遗产保护项目335个，档案馆16个，公共图书馆15个，公共图书馆建筑面积21.34万平方米，图书馆总藏书量藏书 22.81 百万册（件），总流通人次 18.72 百万人次（见图 14）。杭州市农村文化礼堂建设作为健康城市建设的又一创举，深受农民喜爱。从 2011 年起筹备，现已累计扶持建成 700 余家，文化礼堂用来展览作品、文藏等，开展文艺汇演、比赛等健康文化活动，切实将文化惠民、文化育民政策落实到农村基层，丰富广大农民的精神文化生活。预计在 2020 年，杭州市农村文化礼堂建设覆盖 80% 以上的农村人口，逐步全面建成。

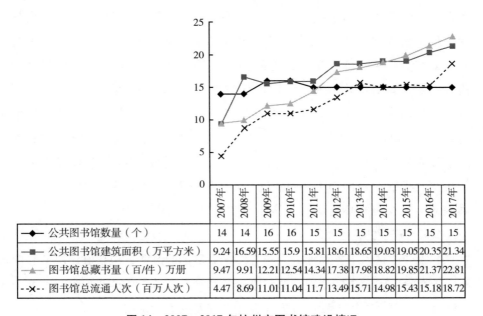

	2007年	2008年	2009年	2010年	2011年	2012年	2013年	2014年	2015年	2016年	2017年
◆ 公共图书馆数量（个）	14	14	16	16	15	15	15	15	15	15	15
■ 公共图书馆建筑面积（万平方米）	9.24	16.59	15.55	15.9	15.81	18.61	18.65	19.03	19.05	20.35	21.34
▲ 图书馆总藏书量（百/件）万册	9.47	9.91	12.21	12.54	14.34	17.38	17.98	18.82	19.85	21.37	22.81
×·· 图书馆总流通人次（百万人次）	4.47	8.69	11.01	11.04	11.7	13.49	15.71	14.98	15.43	15.18	18.72

图 14　2007～2017 年杭州市图书馆建设情况

资料来源：杭州经济社会发展统计数据库。

（3）志愿者是健康文化传播的有力载体

截至 2017 年，杭州市注册志愿者达 190 余万人，社区志愿者服务站规范化建设率达 90% 以上，全年共开展 28000 余个志愿服务活动，志愿者累计服务时数达 428 万余小时。在健康领域，志愿者深入街道、社区、乡镇宣扬健康知识、倡导无烟环境、促进健康生活，庞大的志愿者系统使健康文化传播的覆盖范围广、时间长、内容全，且志愿者原本的群众身份，为健康文

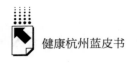
化传播的有效性、广泛性提供了一定保障。杭州市搭建志愿者服务管理平台、志愿服务网等，开发志愿者手机 App，为志愿者服务的广泛开展提供支撑和帮助。

（4）市民公共文明指数是健康城市的标签

2014 年，杭州市开展市民公共文明指数调查工作，是全国副省级城市中首次发布"市民公共文明指数"的城市。2014 年，市民公共文明综合指数为 83.63，其中，在公共交往领域，如自觉排队、礼貌交往、机动车在斑马线前礼让行人的综合指数较高。另外，杭州首次在公共文明程度评价中引入网络文明指标，综合文明指数达 85.96。2015 年，市民公共文明指数为 84.06，较为突出的公共文明表现是，入口处主动配合安检、热情友善对待外籍人士、垃圾分类等，与 2014 年相比，一些不文明现象，如随地吐痰等也有所改善。2016 年，杭州市民公共文明综合指数达 84.63，市民公共文明指数处于较高水平且呈递增趋势，主评指数和客评指数差异越来越小。值得一提的是，杭州市常住外籍人士对杭州市民公共文明指数评价由 2014 年的 72.26 上升到 2016 年的 84.79，外籍人士对本地市民在公共场所的表现表示赞赏，甚至感动。

6. 健康产业的快速发展

健康产业是以维护和促进人身心健康为目标的产业，包括健康服务和健康生产，涵盖了人全生命周期的健康服务和产品需求[1]。健康产业的发展为人群健康的提升提供支撑，也为社会经济发展献力。杭州市健康产业组由市经信委和市旅委牵头，成员包括市科技局、市市场监管局（含原食药局、工商局）、市贸易局（现商务委）、市质监局、市旅游集团、市工业资产经营公司、市商业资产经营公司等部门，负责扶持和发展美食、保健、运动休闲、疗休养等具有鲜明健康元素和特征的特色潜力行业。

（1）健康产业增加值逐年递增

2015 年，杭州市健康产业增加值 502.06 亿元，比上年增长 12.9%，占

---

① 杭州市人民政府办公厅：《杭州市健康产业发展"十三五"规划》，2016。

地区生产总值比重为 5.0%。2016 年，实现健康产业增加值 663 亿元，较上年增长 16.5%。2017 年，全年实现健康产业增加值 749 亿元，较 2016 年增长 10.4%，占杭州市 GDP 的 5.97%。《杭州市健康产业发展"十三五"规划》指出，到 2020 年，健康产业增加值预计达 1000 亿元左右，年均增长 15% 左右，占地区生产总值的 7% 左右，成为国民经济重要支柱产业。

（2）健康服务业发展产业集群化

2014 年，《杭州市人民政府关于促进健康服务业发展的实施意见》出台，各区县也分别启动了规划与建设工作，建立了一批集健康信息产业、生物医药产业、养生养老产业等为一体的产业基地、健康谷、产业园区、特色小镇、养老养生综合体等，产业集聚化发展态势明显。2015 年底，杭州市已有 1 个省级生物医药高新园区，1 个省级智慧医疗产业基地，5 个省市级健康小镇，3 个市级健康服务业集聚区。2017 年，健康产业组实施了"认定一批健康产业集聚区，市服务业引导资金重点支持健康产业项目"工作，申报国家智慧健康养老应用试点示范项目、省健康产业"四个一批"（特色小镇创建单位清单、健康产业示范基地清单、省运动休闲旅游示范项目、省体育服务业示范企业，共创建运动类示范点 13 家、康体类 12 家，旅游线路 8 条，运动休闲基地 4 个）。

（3）医药与疗休养产业规模稳步扩大

《杭州市生物医药产业创新发展三年行动计划（2013～2015）》的出台，加快了医药产业结构调整，加强了行业经济运行分析和预测，医药行业主要经济指标实现了较快增长。2014 年，杭州市共计 86 家规模以上医药工业企业，总计 399.58 亿元资产；共完成 308.08 亿元销售产值；完成主营业务收入 305.21 亿元；完成出口交货值 35.13 亿元；获 52.21 亿元利润。利用疗养院可观的自然环境资源，结合中西医技术，向人们提供养生保健和旅游度假相结合的场所和服务。杭州注册疗休养机构 11 家，共有床位约 2000 个，年接待疗休养人次达 10 万以上，数量和规模居全国领先地位。开展全国医养结合试点示范项目。推进杭州市各区护理型养老机构项目、智慧健康养老项目等试点示范项目建设。

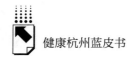

（4）开拓特色与持续创新

杭州市拥有一批省市级高端医疗机构和资源，保健、运动休闲等特色产业飞速增长。同时，注重健康产业创新，在"互联网＋"的驱动下，将健康产业与信息化相结合，实现共建、互联、互通、共享的趋于信息系统，成为全国首个通过标准化成熟度四级甲等测评的省会城市，为百姓带来便利，荣获"2013 年度中国'推进医改，服务百姓健康'十大新举措"。另外，健康相关企业不断加快技术创新，并探索信息技术与商业融合的发展模式，提升其综合竞争力。

（三）国内外同行的高度认可及取得的丰硕理论成果

2008 年，WHO 驻华代表韩卓升（Hans Anders Troedsson）博士在考察杭州期间，对杭州市建设健康城市工作模式给予了高度认可，评价杭州健康城市建设模式值得向世界推广。同年，中国国际健康城市市长论坛在杭州西湖国宾馆召开，与会城市发布了《健康城市杭州宣言》。2009 年 11 月，分管副市长受邀赴菲律宾马尼拉参加 WHO 西太区健康城市工作会议。2016 年 9 月，第九届中国健康教育与健康促进大会在北京召开，杭州市受邀出席，在大会上作《杭州市建设健康城市实践与探索》专题报告，且《杭州市建设健康城市运行机制评价》论文被大会授予了一等奖，并作交流发言。11 月，第九届全球健康促进大会在上海举行，大会召开了健康城市市长论坛，杭州市市长张鸿铭与近 100 位中外健康城市市长就健康与城市建设话题进行深入讨论，发挥政策促进健康的重要作用。另外，浙江省杭州市健康城市建设被作为大会优秀案例与各国友人分享。2017 年 3 月，WHO 驻华代表施贺德（Bernhard Schwartländer）博士考察杭州，评价杭州在健康城市建设方面的一些工作已经达到世界级水平。中国社会科学院于 2015～2017 年分别发布的"城市蓝皮书"《中国城市发展报告 NO. 7》、《中国城市发展报告 No. 8》和《中国城市发展报告 No. 9》，对全国近 300 座地级及以上建制市的健康发展情况进行了综合评价，杭州连续三年入围前十强。

从健康城市建设之初，杭州市健康办与政府部门及相关高校共同前瞻性地展开了一系列理论研究，出版了相关专著、工作指南，撰写、发表了百余篇研究报告及学术论文，为推进健康杭州建设实践提供了有力的理论指导和技术支撑。代表性的部分理论研究成果见表3。

表3　杭州市健康城市建设部分理论研究成果

年份	研究成果
2009	健康办领衔编制《全国健康城市试点建设标准和评估体系》
	城市规划设计研究院编制《杭州市健康城市之空间规划研究》
2012	依托健康环境组成员单位市环保局开展《杭州灰霾天气形成机制研究》
2013	政府办公厅完成并发表《杭州市建设健康城市战略研究》
	编撰出版《杭州健康城市建设实践与发展研究》
	健康办牵头出版《家庭健康管理宝典》
2014	委托杭州师范大学完成《2008和2013年杭州市归因于吸烟的相关疾病负担比较研究》
	健康办与市规划局、浙江工业大学合作完成制定《杭州市健康社区规划研究》
	健康办与杭州师范大学合作完成星级健康社区指标体系制定
2015	健康办与浙江工业大学城乡发展与人居环境设计研究中心合作完成《杭州市养老设施评估报告》
2016	出版发行《健康城市之细胞工程——健康单位建设指南》

三　新时代背景下健康杭州建设面临的新形势和发展策略

习近平总书记指出没有全民健康就没有全面小康，要把人民健康放在优先发展战略地位。党的十九大后，健康中国战略全面上升为国家战略。在前期健康杭州建设基础上，随着新时代杭州市委、市政府明确提出通过着力推进提升健康杭州建设，以助推打造独特韵味别样精彩的创新活力之城、东方生活品质之城、美丽中国样本的杭州模式，再加之当前高质量、高水平深化推进健康浙江建设已被纳入各级地方党委和政府的综合目标考核范畴的新形势、新要求，健康杭州建设事业无疑应面对新挑战，展现新的使命和责任担当。

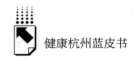

（一）杭州健康城市建设面临的新形势

1. 发展不平衡与不充分的主要矛盾使健康城市建设充满挑战

习近平同志在党的十九大报告中指出"中国特色社会主义现已进入新时代，我国社会主要矛盾已经转化为人民日益增长的美好生活需要和不平衡不充分的发展之间的矛盾[①]"。温饱已不是当前我国面临的主要问题，人民群众迈向小康社会的坚定步伐，意味着对高质量生活的进一步追求，对物质、精神生活有了更高的要求，而平衡与充分是当前发展的主要方向和任务。杭州健康城市建设是为广大市民带来更美好生活的福音，但同样面临发展不平衡、不充分的困境。如在健康文化建设中，各地健康传播经费总额差距较大，且城乡健康文化建设样貌两极分化。城乡环境差异较明显，城乡健康环境一体化和均等化水平尚有较大上升空间；城乡生活垃圾处理、污水治理、饮用水水质提升建设等工作均呈现发展不平衡的状态。培育健康人群方面，健康素养水平在城乡居民间差异较大，且在不同区县的居民中也同样出现较大差异。健康相关产业的优质医疗资源总量不足和区域不平衡也是健康城市建设的一大突出问题。在平衡与充分发展的要求下，杭州市健康城市建设势必要着重关注和解决此类问题，追求共享健康城市建设成果的更高目标。

2. "健康入万策"的新理念必会促动健康城市建设更加全面和深入

《"健康中国2030"规划纲要》指出，坚持健康优先原则，将健康融入所有政策[②]。健康城市是20世纪80年代世界卫生组织为应对快速城市化进程中出现的"高消耗、高污染、高浪费、低生态效益和社会效益"的传统工业生产方式带来的"城市病"，而提出的一种全新的城市发展战略。根据WHO建设健康社会的十条标准，健康城市不仅涉及政治、经济、社会、生态环境、生物、化学和物理因素，还涉及社区环境和个人行为等多个方面和

① 习近平：《中国共产党第十九次全国代表大会报告》，2017。
② 国务院：《健康中国2020规划纲要》，2016。

层次。但受此前健康是医疗卫生专属领域的传统认识束缚，在健康城市建设实际实施过程中，仍然局限于完善城市公共卫生体系的范畴，在那些对健康影响具有深层次、隐匿性、长期性的环节重视程度和工作开展的力度均不够，如城市的整体规划、建设、重大行政决策以及产业结构升级调整等领域。保护和促进健康应作为各类决策的重要参照指标，形成全社会参与促进健康城市和谐发展的共同价值取向。

3. 高水平推进健康浙江建设为健康杭州事业发展提出了更高要求

为高水平推进健康浙江建设，2016 年 12 月，浙江省委办公厅、浙江省人民政府办公厅印发《健康浙江考核办法（试行）》的通知，考核办法坚持目标导向、问题导向和结果导向的原则，由各地健康城市建设领导小组具体实施，将各市、县（区）有关部门纳入考核范围，考核内容涵盖六大任务和其他必备及重点内容，并对考核结果充分运用。考核能衡量一项工作的完成情况，并从中发现问题和难点，予以指导，督促改进，推进工作的开展和完善。杭州市健康城市建设列入浙江省党委政府的考核，是对健康杭州建设的又一项挑战，更标准化、更全面的针对建设内容、实施过程和结果的指标考核体系给健康城市建设提出了更高的要求。同时，也为健康杭州建设指明了方向、明确了目标，有利于推动健康杭州建设更好、更快地发展。

4. 全政府及其模式创新作为健康城市建设的驱动力作用发挥还不够充分

"健康融入所有政策"的理念也要求各部门、各行业加强交流和协作，齐心合力共促健康城市建设。而且，健康问题的社会性和政治性，决定了它是一项系统性的民生工程，政府主导和跨部门行动是促进健康城市持续发展的必要趋势。国内早期开展健康城市试点多是以单个项目为主，杭州市是继苏州和上海之后，国内第三个采用全政府模式开展健康城市建设的城市，而多部门合作的形式和顶层设计并未在实际操作中充分发挥作用，体现在各部门主要依附于牵头部门，而自身职责履行不到位，未树立整体观和责任感，仍延续谁牵头、谁负责的工作习惯，由此健康城市的推进速度和质量将受到影响。全政府模式是健康城市建设的基本路径，应根植于各部门内部，发挥其真正事半功倍的效用。

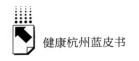

5. 更高质量、更高水平的健康城市建设尚需高水平健康科技智库的有力支撑

"健康城市"作为一种新的城市建设理念和目标，其境界已超越"卫生城市""生态城市"，其要求也更高、更全面。面对新形势的挑战，无论是国际上，还是国内，健康城市建设过程都非常重视依托高校、科研机构的理论指导、调查研究和专业评估，为健康城市建设从城市规划、建设和管理各个方面提供科学决策依据。如北京成立北京健康城市建设促进会，围绕健康城市建设开展决策应用研究，为市领导决策服务，面对全球城市发展中的共性问题，开展国际间的学术交流等；上海与复旦大学建立了长期的合作关系，指导和承担上海健康城市建设和相关项目课题；杭州市在此方面也进行了积极的探索，与杭州师范大学、杭州国际城市学研究中心合作研究健康城市相关内容及课题研究。未来尚需构建高水平研究平台，为杭州健康城市建设提供更高水平、更深层次的系统研究与决策指导。

（二）杭州健康城市发展策略

1. 夯实提升大健康治理的领导力和执行力

杭州市各级地方政府均应切实把全面推进健康杭州建设摆上重要位置，加强对健康杭州建设各项工作的领导，进一步建立并完善一把手组织领导体系，强化主体责任，明确责任分工，健全会商机制，完善考评制度，实现党委统一领导、党政齐抓共管。进一步明确党委常委会每年听取一次健康杭州建设情况汇报制度，确保健康杭州建设的各项任务措施落实到位。

将健康杭州建设作为各级领导干部学习贯彻和行动落实党的十九大和习近平总书记系列重要讲话精神的重要载体，通过组织开展杭州市领导干部健康杭州建设专题培训班、党校学习班、专题研修班等方式，继续强化各级领导对党的十九大"健康中国战略"以及全国、全省、杭州市卫生与健康大会精神的学习和贯彻，继续强化对《"健康中国2030"规划纲要》《"健康浙江2030"行动纲要》《"健康杭州2030"规划纲要》等中长期规划纲要的学习和贯彻，继续强化对"把人民健康放在优先发展的战略地位、将健康融入所有政策、全方位全周期保障人民健康、树立大健康观"等系列健康新观点的学习、贯彻和落实，切实提高健康杭州建设的领导力和执行力。

2. 强化构建多部门协同及全民健康治理体系和能力

杭州市政府及大健康相关部门要继续按照《关于加强健康杭州"6+1"平台建设建立大健康共建体系的指导意见》的目标任务，强化沟通、增进了解，协同作战，建立快速有效的共同联络机制，构建务实高效的重大事项协商机制，逐步形成较为完善的大健康共建体系，齐心协力推进健康杭州多部门联动协同机制形成。

进一步畅通公众参与渠道，鼓励、组织和支持社区、单位、家庭和个人参与健康杭州建设活动，形成全民动员、全民参与、全民监督、全民共享的良好氛围。利用各类新闻等传统媒体和微博、微信等新媒体进行舆论引导、健康科普等，促进社会公众以各种方式支持、参与健康杭州建设行动。充分发挥社会组织和志愿者作用，引导和支持公益资本参与健康城市建设，形成各方力量有序参与健康杭州建设的良好格局。

3. 凸显推进"健康入万策"理念的落地行动

一是切实将健康融入各项工作中，在规划制订和调整时充分考虑健康发展因素。在项目审批过程中，按照现行规定，对涉及健康杭州相关重大项目或特殊项目开展社会稳定风险评估。二是完善公共政策支持体系，加强立法，严格执法，为健康杭州建设提供法治保障，推进相关领域"最多跑一次"改革和政府信息公开工作。三是坚持问题导向，注重提高各地、各部门准确把握影响人与城市健康发展的"病因"能力，注重提升解决制约人民群众和城市健康发展的问题的能力，以达到因地制宜、科学施策、综合治理的健康城市建设模式，精准实施"将健康融入所有政策"策略，全面推进健康杭州建设各项工作深入开展。

4. 创新完善健康杭州建设考核评价机制

根据新时代背景下健康杭州建设的各项目标和任务，在已有《健康杭州考核办法（试行）》《健康杭州考核指标细则》基础上不断创新完善，将健康杭州建设考核工作纳入党委政府和部门的绩效工作考核，创新完善目标管理责任制度，建立评估考核奖惩制度，健全日常督查评估制度，把推进健

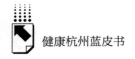
康杭州建设的责任落实到具体地区、具体部门、具体岗位、具体时间节点，做到年初有计划、年中有检查、年末有考核，确保工作推进到哪里、督查就跟进到哪里，使工作部署合理，任务分配具体，责任划分到人，奖励严惩分明。

5. 打造高端健康智库发挥支撑引领作用

通过强化国际、国内间合作，充分利用国际组织、高校、科研机构、政策研究机构、城市规范机构等资源，建立杭州健康城市建设专家咨询委员会，探索建立与高校相对固定的、系统性的合作机制，加强健康城市理论研究，为健康杭州建设工作提供强有力的技术支撑。

借鉴国际健康城市经验和水平，不断创新健康杭州建设的策略、方法、模式，循序渐进推动健康杭州持续发展；坚持示范引领，注重特色引领，重点培育一批有重点、有特色、有实效的健康区县、健康村镇等健康细胞工程；发挥示范引领作用，通过培育和推广典型经验，强化示范引领，扩大健康杭州建设覆盖面，提升健康杭州建设水平，确保健康杭州建设继续在全省发挥龙头领跑示范带动作用，确保继续走在全国重要城市前列，打造"健康中国示范区"，为建设世界名城打下更加坚实的健康基础。

分　报　告

Sub – Report

B.2
杭州市环境保护工作发展情况
及其挑战

张杭君　杨军　叶永根　张天　何灵敏　苏凡　柳青　葛莉萍*

摘　要：　环境质量与人体健康密切相关。党的十八大以来，杭州围绕
创建国家级生态市的目标，始终以科学发展观为指导，突出
重点，统筹谋划，建立健全组织保障、政策保障、资金保障
体系，全方位建设生态城市，全覆盖治理城乡环境，全过程
强化污染防治，促进经济社会与环境保护协调发展，全面建

* 张杭君，博士，杭州师范大学生命与环境科学学院教授，浙江省生态学会湿地专业委员会秘书长，
美国 Rice University 土木与环境工程系访问学者，主要从事环境毒理学研究；杨军，杭州师范大学
医学院教授，中国环境诱变剂学会副秘书长、常务理事、致突变专委会主任委员；叶永根，杭州市
环保局生态处高级工程师，主要从事环境保护工作；张天，杭州市环保局科监处高级工程师，主要
从事环境保护工作；何灵敏，杭州市水利局水资源水保处处长，主要从事水资源保护工作；苏
凡，杭州市建委工程处高级工程师，副处长，主要从事建筑工程行业的服务保障工作；柳青，
杭州市市容环境卫生监管中心副主任；葛莉萍，杭州市市容环境卫生监管中心综和协调科科员。

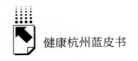

设低碳城市、生活品质之城和生态文明城市，全市环境质量得到全面提升，市区空气优良天数达 271 天，PM2.5 浓度年均值 45 微克/立方米；全市 88.5% 的地表水市控以上断面水质达到或优于Ⅲ类标准，西湖、千岛湖、钱塘江、苕溪、西溪湿地等重要生态环境功能区得到较好保护；工业固体废物无害化处置利用率 98.46%；道路交通噪声的防治措施见效良好。杭州市还积极贯彻习总书记关于厕所革命的批示精神，认真按照国家、省旅游局厕所革命的总体部署，推进厕所革命取得了积极的成效。此外，杭州市政府将"美丽乡村"建设活动作为深入推进新农村建设和城乡一体化进程的内容，以建设美丽宜居村庄为导向，以农村垃圾、污水治理和村容村貌提升为主攻方向，各项建设工作取得了积极成效。杭州市已初步实现了城乡供水一体化全覆盖、农村生活污水处理全覆盖、农村生活垃圾分类和减量化资源化处理全覆盖。

关键词： 环境保护　生态文明　美丽乡村　环境质量　美丽中国

杭州的环境保护工作始终走在全国的前列。杭州积极学习贯彻习近平新时代中国特色社会主义思想和党的十九大精神，自觉践行生态文明思想和"绿水青山就是金山银山"的发展理念，坚决担负起生态文明建设的重大政治责任，全面落实中央环保督查要求，坚定不移走生态优先、绿色发展道路，加快形成绿色发展方式和生活方式，努力打造"美丽中国"杭州样本，不断厚植生态文明之都特色优势，大力推进拥江发展生态保护和"三五共治"工程，持续改善杭州生态环境质量，更好满足人民日益增长的优美生态环境需要，群众满意度和获得感明显增强。十八大以来的五年，是杭州市创建国家级生态市的攻坚时期，也是杭州率先迈入后工业时代、全面建设小康社会的关键时期。在过去五年中，杭州市始终以科学发展观为指导，突出重点，统筹谋划，建立健全组织保障、政策保障、资金保障体系，全方位建设生态城市，全覆盖治理城乡环境，全过程强化污染防治，促进经济社会与环境保护协调发展，水、气、生、声等环境质量得到全面提升。

一 杭州积极打造"美丽中国—杭州样本"

（一）"同呼吸，共命运"：杭州天空一片蔚蓝

人类日常生活活动及工农业生产排出的 NH_4、SO_2、CO、氮化物及氟化物等有害气体可改变原有空气的组成，引起污染，造成全球气候变化，破坏生态平衡①。大气环境与人类生存及人体健康密切相关。大气污染问题的存在不仅会对人们的身体健康构成危害，还会对工农业造成严重危害，例如，工业材料、设备及建筑设施都会受到大气中 SO_2、NO_2 和酸性污染物的腐蚀；而各类酸性气体及污染物形成的酸雨，不仅会对农作物生长造成直接影响，还会引发土壤和水体酸化，其中溶出的有毒成分又会毒害动植物及水生生物。此外，当大气环境受到污染之后，能见度降低，太阳到达地面的辐射量减少；在氮氧化物和氟氯烃类以及碳氢化合物等污染物的共同作用下，臭氧大量分解，出现臭氧层空洞问题；地球气候在温室效应影响下逐渐变暖等②。

1. 杭州大气环境治理的重要举措

杭州大气环境治理举措主要集中体现在《2017 年杭州市大气污染防治实施计划》和《杭州市建设全市域大气"清洁排放区"的实施意见》这两个文件中。《2017 年杭州市大气污染防治实施计划》（简称《计划》）于 2017 年 5 月印发实施。《计划》以改善大气环境质量为目标，提出"燃煤烟气"、"工业废气"、"车船尾气"、"扬尘灰气"、"餐饮排气"及"应急保障"六大方面的主要任务，全力推进"五气共治"工作③。"清洁排放区"

---

① 王冰：《中国城市大气污染治理概论》2014 年第 12 期。
② 陈学慧：《大气污染问题的环境监测及对策研究》2015 年第 19 期。
③ 钟兆盈：《打造"美丽中国"杭州样本》，《中国环境报》2018 年 3 月 12 日，第 5 版。

建设得到市委、市政府高度重视，并被写入市党代会报告和政府年度工作报告。围绕《计划》重点内容，不定期对全市大气污染防治工作进展情况开展通报，包括空气环境质量、"五气共治"工作进展情况，分析存在问题，督促各地加快工作进度。结合《计划》相关内容，及时完成年度大气污染防治工作考核评分细则编制。

《杭州市建设全市域大气"清洁排放区"的实施意见》印发后，杭州对大气"清洁排放区"任务进行全面梳理并召开各层面讨论会，将任务分解落实到各相关单位。针对露天焚烧火点等情况，下发《关于加强秸秆、垃圾禁烧监管的函》，对涉及焚烧火点的区、县（市）政府（管委会）下发抄告函共22份。针对工地扬尘问题，下发《关于进一步加强建设工地、拆房工地扬尘管控的通知》《关于加强工地扬尘污染核查整改工作的抄告函》等，加强督查、立整立改、举一反三。在全国学生运动会、第四届世界互联网大会等重大活动期间，进一步加大对重点区域、重点行业的督查力度。同时，结合大气环境质量限期达标规划编制、扬尘在线监测平台建设等具体工作，进一步强化部门间工作协调。2017年杭州市环境保护局召开各类讨论、对接、协调会议约50次。

2. 杭州大气环境质量的提升成效

杭州大气污染物主要以PM10、PM2.5、SO_2、NO_2为主。PM10又称可吸入颗粒物，一般是指粒径在10μm以下的颗粒物[1]。其在环境空气中持续的时间很长，对人体健康的危害和大气能见度的影响都很大，一般来自沥青和水泥路面上行驶的车辆、材料破碎及碾磨处理过程中被风扬起的各类尘土[2]。PM2.5又称细颗粒物，通常指空气动力学当量直径小于等于2.5μm的颗粒物。它不但能长时间悬浮于空气中，而且它在空气中的浓度含量与空气污染情况呈正相关。与其他大气颗粒物相比，PM2.5粒径小，比表面积大，吸附活性强，易附带有毒、有害物质，且在大气

---

① 宫丽艳、盖晓波：《大气中可吸入颗粒物防治措施分析》，《环境与发展》2018年第3期。
② 张亮：《大气污染中可吸入颗粒对人类健康的影响》，《中国公共卫生管理》2016年第1期。

中停留时间长，因而对人体健康和大气环境质量的影响更大①。因为 PM10 及 PM2.5 对人体的危害性更为明显，所以加大这两类污染颗粒的治理和管控，是杭州市针对杭州大气治理的首要任务。杭州市 2015～2017 年全年气候优良天数持续增加，2016 年已经超过 70%，2017 年接近 75%；降尘平均浓度持续减少，2016 年开始低于 5 吨/平方公里×月。PM2.5 年平均浓度持续下降（见图 1、图 2、表 1、表 2）。

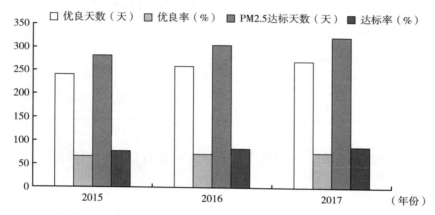

图 1　2015～2017 年全年气候优良天数及 PM2.5 达标天数

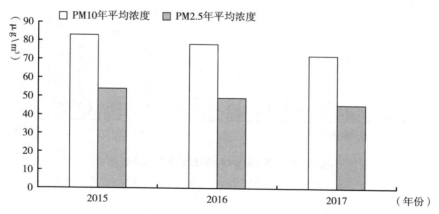

图 2　2015～2017 年全年 PM10 和 PM2.5 年平均浓度变化

---

①　敬小英：《我国城市可吸入颗粒物污染控制重点分析》。

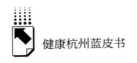
表1　2015～2017年全年气候优良天数及降尘数汇总

年份	优良天数(天)	优良率(%)	降尘平均浓度(吨/平方公里×月)
2015	242	66.3	5.12
2016	260	71.0	4.95
2017	271	74.2	4.69

表2　2015～2017年全年大气颗粒物含量数据汇总

年份	PM10年平均浓度($\mu g/m^3$)	PM2.5年平均浓度($\mu g/m^3$)	PM2.5达标天数(天)	达标率(%)
2015	85	57	283	77.5
2016	79	49	306	83.6
2017	72	45	323	88.5

杭州市2015～2017年PM2.5月平均值变化情况见图3～图5。

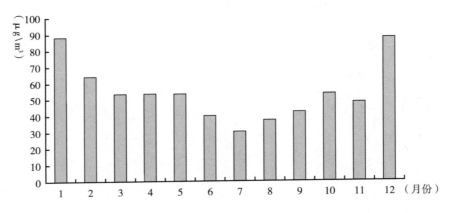

图3　杭州市2015年PM2.5月平均值变化

此外，SO_2、NO_2这两种大气污染物年均浓度也持续下降（见表3、图6）。

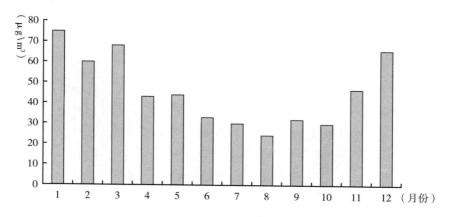

图4　杭州市 2016 年 PM2.5 月平均值变化

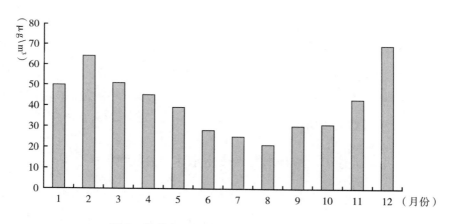

图5　杭州市 2017 年 PM2.5 月平均值变化

表3　2015～2017 年全年 SO_2、NO_2 年均浓度数据汇总

年份	SO_2 年均浓度（$\mu g/m^3$）	NO_2 年均浓度（$\mu g/m^3$）
2015	16	49
2016	12	45
2017	11	45

综合以上数据，杭州市的空气质量较好，说明各类整治措施初见成效。经过各项整治工作的实施，大气环境质量持续好转。杭州市基本建成"无

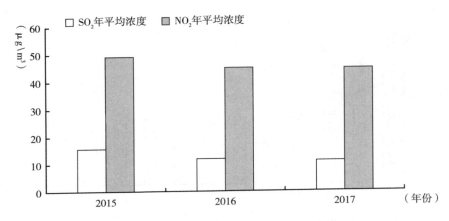

图6 2015～2017年杭州市SO_2、NO_2年均浓度

燃煤区",顺利完成半山北大桥地区的环境综合整治,并关停杭钢集团、半山电厂及萧山电厂燃煤机组,在全国率先成为无钢铁生产基地、无燃煤火电机组、基本无黄标车的"三无"城市。根据《杭州市2017年主要污染物总量减排计划》,全市计划实施减排项目124个(未包含VOCs治理项目52个),所有项目均已按期顺利完成。

(二)"剿劣Ⅴ,治五水":杭州水体一片清澈

水是生命之源,对于人来说,水是仅次于氧气的重要物质[①]。在成人体内,60%的重量是水。儿童体内水的比重更大,可达近80%。对于人类生存最为直接的水环境通常是指围绕人群空间及可直接或间接影响人类生活和发展的水体。主要由地表水环境和地下水环境两部分组成。水环境是构成人类生存环境的基本要素之一,是人类社会赖以生存和发展的重要场所,也是受人类干扰和破坏最严重的领域[②]。水环境污染是指因有害化学物质造成水体的使用价值降低或丧失的现象。

---

① 钱秉钧:《城市水环境的综合整治》(浙江省环境保护局)(浙江省环境保护科学研究所)。
② 廖岳华:《我国地表水环境质量评价存在的问题与建议》(湖南省环境监测中心站),《安全与环境工程》2010年5月第17卷第3期。

1. 杭州水环境治理的重要举措

杭州深入贯彻党的十九大精神，践行"绿水青山就是金山银山"的理念，以"水十条""剿灭劣Ⅴ类水"等为重点，以水环境质量改善为核心，充分发挥环保倒逼产业结构调整的作用，加大水污染防治和水生态保护力度，扎实推进饮用水源地保护、涉水行业工业污染防治、加油站地下油管更新改造、近岸海域污染防治等工作。杭州市围绕"全面剿灭劣Ⅴ类水"目标，坚决贯彻《水污染防治行动计划》，深入实施《杭州市治污水暨水污染防治行动 2017 年实施方案》，出实招、上项目、创特色、攻难点，治水各项工作有序推进，全面落实"河长制"，着力打造"零直排"区，全面加强城镇污水处理能力和配套管网建设，提高污水处理率、污水处理厂运行负荷率和达标排放率，全力提升城镇污水处理水平，完成"清三河"任务。

2. 杭州水环境治理的重要成效

杭州"五水共治"工作累计发动 2659 名河长、685 名警长、582 名民间河长、5000 名巡河志愿者、5800 名河道保洁员共同参与治水。创新实施的"河长制"在全国推广。已经累计完成 71 条 460 公里垃圾河，277 条 802 公里黑臭河整治，全面消灭"黑河、臭河、垃圾河"[1]。同时创新运用多种末端截流方式，整治河道排口 9200 多个，市区新增截污量 25 万吨/日。目前，杭州市"清水入城"工程已建成 10 座，每日可将 800 万吨清水引入城市内河，采用相关的技术手段降低钱塘江引水体综合感官指标。截至 2017 年底，钱塘江 11 个市控以上断面水质达标率 100%，成为全省首条全流域三类水质的重要河流。同时，运河出境断面全部消除劣五类，苕溪功能区 100% 达标，西部四县基本实现全域可游泳。2017 年开始，按照国家"十三五"地表水断面设置方案，杭州市共有"十三五"市控以上地表水考核断面 52 个，其中国控断面 20 个（其中 13 个断面纳入国考），省控断面 17 个，11 个县级以上城市集中式饮用水水源地水质达标率实现

---

[1] 余佳龙：《杭州市黑臭河治理长效管理问题与对策》，《现代农业科技》2017 年第 20 期。

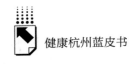

100%。

2017 年杭州市计划新增城镇污水配套管网 267.3 公里，实际完成 356.9 公里，累计完成年度计划的 133.5%。杭州市本级污水处理率为 95.49%，比 2016 年同比提高 5.43%，基本实现全收集、全处理；完成截污纳管项目 342 个，雨污分流项目 339 个，完成率分别为 115.9% 和 121.1%。全市已运行的日处理能力 5000 吨以上污水处理厂 29 个，处理能力 276 万吨/日，基本实现全市范围污水处理厂的全覆盖。同时，完善了污水干管系统和污水提升泵站建设，建成管径 DN300 及以上污水管网 5392 公里，全市城市生活污水集中处理率达到 94% 以上[1]。

杭州市在水环境治理方面取得的成就还体现在产业转型上，淘汰落后产能企业 213 家，整治低小散企业 874 家。其中富阳造纸吨纸耗水由 20 吨下降到 8 吨，其产品也由低端的白板纸向高端的食用药用纸转型；余杭关停了 8700 亩的黑鱼以及 1572 万平方米的甲鱼养殖塘，变身"千亩荷塘""千亩花海"，其产值大大高于养殖，产业转型效益明显。

（三）"减量化、无害化、资源化"：杭州合理归置错位的固废资源

固体废弃物是指人类在生产、消费、生活和其他活动中产生的固态、半固态废弃物质，通俗地说，就是"垃圾"[2]。主要包括固体颗粒、垃圾、炉渣、污泥、人畜粪便等。社会化的生产、分配、交换、消费环节都会产生固体废弃物；同时，产品的规划、设计、原材料采购、制造、包装、运输、分配等环节也会产生固体废弃物。全社会的任何个人、任何企事业单位，包括政府组织和社会组织都会产生并排放固体废弃物[3]。

固体废弃物产生源分散、产量大、组成复杂、形态与性质多变；具有毒性、燃烧性、爆炸性、放射性、腐蚀性、反应性、传染性与致病性等特点，

---

① 吴静文：《杭州市"十三五"水环境保护思路与对策研究》（杭州市环境保护科学研究院）。
② 孙一峰：《固体废弃物资源化》，《化工技术与开发》2012 年 1 月第 41 卷第 1 期。
③ 陈华元：《固体废弃物处理及循环利用的产业化开发建议》2015 年第 5 期。

有些固体废弃物还具有不确定性与隐蔽性，这些因素的产生和存在都会对资源、生态环境、人民身心健康造成危害，甚至阻碍社会经济的持续发展①。

1. 杭州固体废弃物处理处置的重要举措

杭州市编制《杭州市"十三五"固体废物污染防治规划》，并将其纳入《杭州市固体废弃物综合处理规划》，将工业固体废物利用处置设施作为城市基础设施，统筹考虑工业固体废物利用处置能力规划。杭州市建设完成第二工业固废处置中心（1.7万吨/年）、富阳双隆环保科技有限公司水泥窑协同处置（20万吨/年）等危险废物处置项目，建成天子岭生活垃圾焚烧飞灰填埋专区（10万立方米），初步解决杭州飞灰处置难题。其中，九峰垃圾焚烧厂、萧山区东片垃圾焚烧发电项目和天子岭厨余垃圾处理项目一期工程稳步推进，垃圾清洁直运全面推广，城镇生活垃圾无害化处理率均达100%。杭州九峰垃圾焚烧发电厂已经建成并投入使用。

杭州市除了在处置固体废弃物方面做出了很多有影响力的行动外，还在垃圾分类方面做了不少努力。除了让智能垃圾桶进入社区外，还加大了关于此类的环保知识的宣传，走进社区，走进学校，让"垃圾分类"的理念更加深入人心，毕竟垃圾被称为"放错地点的资源"，很多垃圾都可以作为资源被再次利用②。垃圾分类不仅能减轻垃圾处理的压力，也能增加资源的利用率，一举两得③。杭州市政府还积极推进危险固体废物信息化管理，启动危废、污泥刷卡转运工作。办理环境信访81876件，妥善处置了一批重点敏感信访，完成环境应急管理"三网一库"建设。

2. 杭州固体废弃物管理的重要成效

杭州市全年工业固体废物产生量435.97万吨，综合利用量334.98万吨，处置量94.27万吨，无害化处置利用率98.46%。一般工业固体废物产生量389.39万吨，综合利用量299.94万吨，处置量84.25万吨，无害化处置利用率98.66%。工业危险废物产生量46.58万吨，综合利用量35.04万

① 侯小洁：《我国固体废弃物处理现状及对策分析》，《中国高新技术企业》2014年第1期。
② 阎宪：《完善我国城市生活垃圾分类回收标准的建议》，《环境保护》2010年第8期。
③ 陈兰芳：《垃圾分类回收行为研究现状及其关键问题》，《生态经济》2012年第2期。

吨，处置量 10.02 万吨，无害化处置利用率 96.74%。生活垃圾焚烧飞灰产生量 11.50 万吨，综合利用量 2.37 万吨，处置量 4.15 万吨，暂存量 4.98 万吨。医疗废物产生量 2.83 万吨，无害化集中处置率 100%。市区生活垃圾清运量为 400 万吨，通过填埋、焚烧等处置方式，生活垃圾实现无害化处置率 100%。

（四）"除噪音，归宁静"：杭州让市民得以安静地休憩

环境噪声通常是指在工业生产、建筑施工、交通运输和社会生活中所产生的干扰周围生活环境的声音。环境噪声污染，是指所产生的环境噪声超过国家规定的标准，并干扰他人正常生活、工作和学习的现象。噪声污染有其自身的特点。我国根据环境噪声排放标准规定的数值来区分"环境噪声"与"环境噪声污染"。

1. 杭州城市噪声的防治措施

交通噪声声源流动、声级高、影响范围广、干扰时间长，严重扰乱了城乡居民的正常生活和休息[①]。杭州市道路交通噪声的防治措施见效良好。在城市道路受声点之间设置声屏障，是一种非常有效的降噪方法。声屏障是一个降低公路噪声的重要设施，对距离公路 200m 范围内的受声点有非常好的降噪效果。国际噪声控制工程学会对若干国家数十条声屏障进行调查发现，大多声屏障高度为 2~6m，降噪效果一般为 5~10dB。目前杭州市高架快速路敏感点两侧基本安装了高度约 3.5m（加防撞栏的高度）的直列式隔声屏障，该形式的隔声屏障在水平 30m、竖向 3~7 层楼位置，对噪声的阻隔有一定作用。杭州对上塘高架声屏障的效果进行了监测，距高架道路护栏水平距离 25m、与高架道路车辆等高的受声点，声屏障等效连续 A 声级插入损失为 3.62dB。

---

① 宫瑞婷：《城市道路交通噪声污染分析与对策研究》，《北京建筑工程学院学报》2004 年 3 月第 20 卷第 1 期。

在城市道路受声点之间种植绿化林带是另外一项举措①。非常稠密的树林，且树林高度高过视线 4.5m 以上时，树林深入 30m 可降噪 5dB，如树林深入 60m 可降噪 10dB，树林的最大降噪值是 10dB。对于位于城郊的地面路，如杭州德胜东路、艮山东路等，均在道路两侧以高坡土丘乔木配合灌木进行绿化（高坡 3～5m，绿化带宽度 20m），增强降噪效果。杭州市还健全法制法规，加强监督管理及宣传力度，学习并且严格遵守国家出台的《中华人民共和国环境噪声污染防治法》。同时杭州市政府还设立专门的群访机构，听取群众的意见和反馈，及时公布城市噪声环境质量的监测结果。

此外，积极采用新技术对于道路交通噪声加强管控。针对机动车乱鸣笛违法行为，杭城市区部分道路已试点安装了"声呐电子警察"违法鸣笛抓拍设备。该设备通过采集声音信号和车辆图像信号的方式，经过系统后台自动检测识别，对违法鸣笛车辆精准查控，有效辅助交警进行现场执法。声呐能监测到设备向前 50 米的距离，在这个区域内，一旦发现有违法鸣笛现象，系统自动收集违法鸣笛的声音信号，通过摄像头同步拍摄车牌，再分别传输到声源自动识别系统，进行声源定位和图像自动抓拍识别，精确提取喇叭声。杭州市安装"声呐电子警察"系统这项举措，目前在国内也算是走在前列。

2. 杭州城市噪声管理的成效

杭州市声环境质量状况良好，交通和社会生活噪声都得到了较好的控制。2017 年杭州市区的区域环境噪声年均 55.2 分贝，质量等级为一般，与 2016 年相比下降了 1.2 分贝；其余 5 个区（县）、市的区域环境噪声情况为：富阳区、临安区质量等级为一般，建德市、淳安县质量等级为较好，桐庐县质量等级为好（见图 7）。杭州市区及其余 5 个区（县）、市各类标准适用区昼间噪声均达标。杭州市区道路交通噪声为 67.8 分贝，质量等级为好。其余 5 个区（县）、市的道路交通噪声为 61.9～68.8 分贝，临安区、富阳区、建德市、桐庐县质量等级为好，淳安县为较好（见图 8）。

---

① 孙伟：《不同类型绿化带对交通噪声的衰减效果比较》，《植物资源与环境学报》2014 年第 23 卷第 2 期。

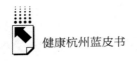
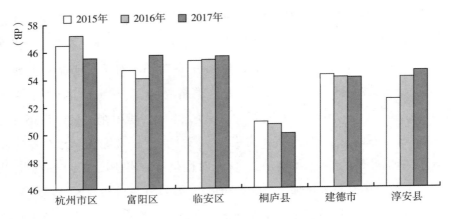

图7 杭州市区域环境噪声变化情况

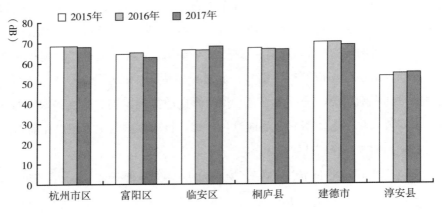

图8 杭州市交通噪声变化

二 杭州市厕所革命现状与挑战

（一）厕所革命的背景

2015年4月1日，习近平总书记在国家旅游局的有关报告上做重要批示指出，抓"厕所革命"，从小处着眼、从实处入手，是提升旅游品质的务实之举。4 月 6 日，国家旅游局制定出台《全国旅游厕所建设管理三年行动计划》，明确提出从 2015 年至 2017 年，通过政策引导、资金补助、标准规范等方式持续推动，3 年内全国新建、改扩建旅游厕所 5.7 万座，其中新建 3.3 万座，改扩建 2.4 万座，实现"数量充足、干净无味、使用免费、管理有效"的目标。自此，"厕所革命"这一中国社会公共服务领域的重大变革在全国范围内展开。

各级地方政府对此高度重视。2017 年 11 月 30 日，浙江省委书记车俊继 29 日在浙江省旅游局上报的材料上做出批示后，又在《湖州市"三化"模式推进'厕所革命'走在全国前列》上做出批示：认真落实习近平总书记指示，总结我省先进典型经验，大力推进城乡"厕所革命"，努力走在全国前列。此前，11 月 28 日，浙江省委副书记、省长袁家军在《我省旅游"厕所革命"的主要做法和下一步思路》上做出批示：认真学习贯彻总书记重要指示，高水平、高质量推进旅游公共服务水平。

杭州市作为浙江的省会城市和著名旅游景点，推进厕所革命三年多来，全市上下推进厕所工作领导更加有力、认识更加统一，原杭州市委赵一德书记、徐立毅市长先后对厕所革命做出批示，要求全市要认真落实习近平总书记重要批示精神，科学规划，因地制宜，扎实推进，走在前列；2017 年 7 月，王宏副市长专题调研厕所革命工作，对杭州市厕所革命提出更高的要求。各级部门紧密配合，深入结合"生态文明""美丽乡村建设""万村景区化"等重点项目，以及 A 级旅游景区等创建工作，推进厕所革命，取得了显著成效。

（二）杭州城市公厕建设现状

杭州是著名的国际风景旅游城市和历史文化名城，是浙江省政治、经济、文化、科教中心。而公共厕所作为一个城市的"文明窗口"，是公共服务体系的重要组成，是满足市民和游客如厕需求的场所，是杭州城市形象的重要标志。近年来，杭州市围绕打造品牌公厕的工作目标，坚持"科学合理规划、完善设施建设、提升管理品质、改善如厕环境"的管理理念，通

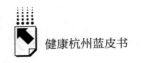

过系统化、科学性的研究与实践，持之以恒地推进公厕提升改造和分类管理工作，做到不同区域、不同群体都能享受均等服务，全面提升了公厕服务管理品质。

1. 杭州城市公厕建设背景

杭州公厕也曾与国内其他城市一样面临同样的建设与管理困境，公厕布局不均衡、数量不足、环境卫生"脏乱差"和结构不合理等问题，备受社会各界和市民游客关注，投诉意见多、满意率较低，主要表现在以下几方面。

第一，数量不足，分布不均，"找不到"公厕问题突出。杭州原先全市仅有公厕600多座，主要道路和繁华地段分布又不均，遇到重要节庆和重大活动人流量密集时，一厕难寻的问题尤为突出；随着城市化区域扩大及地铁、房地产开发等项目建设，受"小设施"让位"大建设"的影响，公厕拆掉易而恢复重建较难；新建公厕受环保、土地权属以及传统"风水观""邻避效应"等影响，往往是"人见人嫌"，布点选址更是难上加难。

第二，制度不全，环境脏乱，如厕排队等候"进不去"。杭州是全国取消公厕收费最早的城市之一，由于配套管理制度不健全、资金保障不足等原因，设施老化破损后，维护更新不及时，影响公厕的使用功能；卫生不达标，有的厕内粪便长时间没人清洗，即使清理也敷衍了事，晴热天气臭气熏天，蚊蝇滋生，经常让人捂鼻敬而远之；实际面积利用率低、厕位少、男女比例不协调，旅游旺季时景区、车站等地区，女性"内急"排队等候现象屡见不鲜。

第三，结构不好，私密性差，如厕不方便，"蹲不下"。杭州绝大多数公厕始建于20世纪80年代末90年代初，近八成为简易设置，配套建设考虑不周全，如厕无遮挡，私密性较差；公厕排污性不好，便池尿垢残留，直槽式厕位粪便暴露，市民游客往往是望厕生厌；老年人、残障人士等特殊人群无专用空间，未配置扶手、无障碍等人性化设施；环保节能效果滞后，资源浪费较多。

2. 杭州城市公厕建设措施

围绕"创一流功能、创一流环境、创一流服务、创一流绩效"的目标，杭州坚持软件硬件一起抓，科学规划、统一标准、导则引领，全力实施公厕提升改造，同时充分挖掘现有公厕空间资源，积极动员社会开放内部厕所等方式，破解了公厕选址难、建设难、管理难的困境，彻底扭转公厕"找不到、进不去、蹲不下"的尴尬局面，实现了城市人居环境的整体提升。

第一，规划引领，合理整体布局。通过绘制公厕现状问题分析图、制定布点规划设置标准及需求测算、开展公厕分类改造及建筑设计标准、环境影响评价等措施，转变理念，研究探索，编制完成《杭州市近期公共厕所布点专项规划》，做好规划确认。一是利用城市空间资源。借鉴学习国外公厕建设先进理念及方法，只要城市总体规划许可，周边百姓同意，房屋、地下空间条件满足，通过加层规划和挖掘利用地下空间资源，实现"向上、向下"规划公厕。二是整合公厕内部资源。采取男女盥洗室合一使用、减少通道空间、严控辅助用房面积、紧凑厕位面积等方式，把节省面积用于男女厕位增加上，使原厕位从 5 ~ 7 个增加到目前的平均 11 ~ 12 个，增加厕所使用率，减少了面积浪费。三是拓展重点区域资源。结合城市商业综合体、道路河道两侧和绿地整治，城郊接合部周边纳入撤村建居整治村和已建成的新农居人口集中区域，以及城市化推进和大项目带动、房地产等城市建设开发项目，对公建配套公厕进行规划，做到规划、设计、建设"三同步"。

第二，制定标准，注重设计品质。修订完善《公共厕所保洁与服务规范》，出台《城市公共厕所设置标准》（DB3301/T 0235 – 2018），将公厕设计定位为"功能完善、干净整洁、环境舒适、标识统一"，形成具有杭州特色的公厕建设管理服务标准体系，实现公厕建设改造标准化、规范化和国际化，公厕服务管理制度化、科学化、常态化。一是分类分级设计。参照住建部公厕分类标准，杭州市公厕分为三大类五个星级标准，一类为四星、五星级，二类为二星、三星级，三类一星级；采取"压两头，扩中间"的方式，新建、翻建或扩建公厕以三星级为主，对面积不足 75 平方米的存量公厕，要通过翻建、扩面或内部布局调整等方式进行提升改造，达到国际化标准。二是注重细节设计。杭州公厕非常重视在功能、实用上拓展提升，鼓励采用新材料、新技术和新工艺，倡导绿色、环保和节能理念。内部设施按照居家卫生间的要求，免费提供卫生纸、洗手液等便民设施，并充分考虑不同人群的需求，设置照顾母婴、儿童、老年人等特殊人群的"第三卫生间"，目前，已有80余座公厕配备，2018年的100座提改公厕中还将新增第三卫生间74座；首创"潮汐厕位"，在人流密集区域的公厕中，设置可进行男女厕位空间调节的潮汐厕位，根据不同时段内男女如厕人数进行适时切换；消除公厕异味，试点滴香除臭、低位负压除臭、新风系统等公厕除臭设施，提升辅助除臭能力；优化平面布局，男女厕位比例达到2∶3，景区、人流集聚场所男女厕位比例达到1∶2；试点地面干燥系统，安装吊扇或壁扇，保证地面干燥；深化便民服务，对全市公厕进行亮度提升，要求灯光照度不低于150lx，照度均匀度不低于0.6，显色指数不低于80；在条件允许的公厕内开辟城管驿站，为一线作业人员和过往市民、游客提供歇脚休憩的空间；引进先进技术，运用污水生态处理技术，污水经过处理后能够冲洗马桶、小便池，实现水资源循环利用，采用轻钢龙骨、轻质PU复合墙板等新材料进行现场装配，缩短三分之一工期，且80%以上的材料可回收再利用。三是强调和谐统一。杭州公厕设计强调体现人与社会、人与自然、人与环境的和谐，室内装修设计凸显居家卫生间实用功能，讲究简洁、朴实、大方，营造温馨和舒适的感觉；室外设计强调因地制宜，不拘泥形式统一，实现一厕一风景、一路一特色的城市美学设计效果。

第三，多管齐下，持续推进建改。杭州公厕在建造过程中，充分运用民主促民生机制，以立项公示牌、立项审查表、方案审查表、入户调查意见表等载体形式，严格落实"四问四权"，让社会公众和市民群众全过程参与，真正把公厕建设办成民心工程。一是实施公厕提升改造。制定了杭州市公厕提升改造实施意见，通过向地上二层和地下一层加建、实用面积改建、功能提升、增加设施等方式，按照"一厕一方案"的要求，全面实施公厕提升改造工作。对"窗口"单位和单位自建的，按照"谁家孩子谁抱"的原则，由产权单位自行解决资金；在国有土地或集体土地上建造的，由市、区财政出资保障。二是加快公建配套公厕建设。按照"政府主导、部门联动、社会参与"的原则，借势借力，因势利导，抓好"三个结合"，即结合市区新建楼盘、房地产等大项目，结合道路改造、河道整治、绿地提升等大整治，结合城市化推进中的城郊周边撤村建居整治村和已建成的新农村等大建设，以行业管理为抓手，以公建配套建设为载体，大力推进公厕分类管理，避免低水平建设，粗放型管理。公建项目配建的附属式厕所要求沿道路设置，并设置直接通至室外的单独出入口。三是倡导社会开放内部厕所。对人流量较大的繁华区域，杭州鼓励沿街机关企事业单位免费开放内部厕所，有效实现了公厕数量补充，至 2018 年，杭州市已有 507 家单位响应号召，签订合作协议，公开承诺内部厕所每天向社会连续开放 8 小时以上。市区两级城管部门不定期对开放情况进行检查考核。截至 2018 年，全市可供市民和游客如厕的厕所共有 2180 座（其中，分类管理公厕 1673 座、开放内部厕所 507 座）。

第四，精细管理，提升服务质量。杭州在公厕分类管理中运用了"清洁度"的概念，综合反映公厕清洁卫生、设施设备、服务质量、社会评价意见等各方面管理成效。这些方面是衡量管理单位绩效的主要指标。一是坚持"严"字当头。按照"标准从严、管理从严、检查从严、处罚从严"的要求，建立了"分类管理、分类考核、以类定费、按质核拨"的公厕保洁考核机制；每座公厕在醒目处设有管理牌，公示开放时间、管理类型、"12319"服务热线等信息，全天候接受市民游客监督。二是实行市场化运作。杭州通过政府购买服务的方式，由市场化企业实行定人、定岗、定责管理，市、区财政按 4：6 配比落实保障资金；每位管理人员都要经过业务培训合格后，统一着装，规范作业，文明礼貌，热情待人。采取行业监管与数字城管信息采集相结合的方式，对公厕服务管理质量进行无休日、全覆盖检查，做到"管理定额化、定额考核化、考核日常化"，考核结果与管理经费核拨挂钩。三是完善引导系统。委托中国美院专门对公厕指向牌进行美学设计和制作，并结合路灯杆、交通标志杆统一安装，指明公厕方向和距离，每座公厕还安装夜间指示灯箱。同时，联合市旅委、市农办举行"杭州找厕所"小程序推介会，介绍并推出了"杭州找厕所"小程序，市民游客通过扫描厕所门口的二维码指示牌或者直接通过微信小程序搜索"杭州找厕所"进行添加，可快速找到周边公厕，目前，系统内已纳入全市 2000 多座厕所

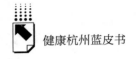

（其中分类管理公厕 1600 多座）。

3. 杭州城市公厕建设成效

2015～2017 年杭州市旅游厕所的目标任务是新建改建 338 座旅游厕所，新建第三卫生间 15 座。截至 2017 年 12 月底，杭州市共新建改建旅游厕所 367 座，其中新建 191 座，改建 176 座；第三卫生间 40 座，5A 级景区至少有一座第三卫生间，已全面完成 2015～2017 年目标任务（见图 9）。2016 年，杭州市被国家旅游局授予 2015 年厕所革命创新城市。在中国城市环境卫生协会主办的全国"最美公厕"评选中，杭州市共有 32 座公厕获此殊荣，获奖数量居全国各城市首位。

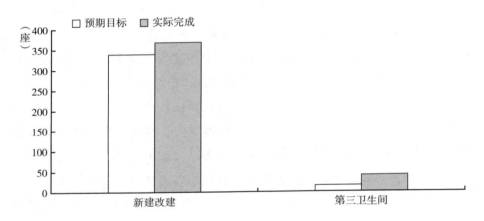

图 9　2015～2017 杭州公厕规划及完成情况

除在数量上满足发展规划需求外，杭州市还在公厕文化建设、管理及服务等各方面也取得了较好的成效。

第一，标准以人为本，打造杭州环卫"金名片"。杭州公厕设计标准注重经济、实用、美观，其率先提出公共服务均等化、率先建立星级设计标准、率先合理布局男女厕位比例、率先制订服务管理机制，推动了城市建设管理创新。据国家城建有关专家评价，杭州公厕设计标准在人性化、男女厕位比例、面积利用率等方面最为讲究。

此外，还通过放置宣传画、张贴文明提示语等形式，引导市民游客养成良好卫生习惯，珍惜和爱护厕所设施设备，提升游客的公德心和文明意识。同时，还在公厕内宣传杭州文化，如江干区城市阳台公厕，描绘了具有杭州独特韵味的江南水乡风景画，将之打造成钱江新城新景观，使公厕与城市管理相匹配、与周围环境相协调、与景观特色相融洽、与社会效应相呼应，拥有一定的人文气息和情怀建设，提升市民游客的如厕感受。

第二，管理从严从精，打造"国内最清洁城市"。围绕"最"字要求，实行全覆盖、全方位、全过程、全天候的分类保洁管理，制定高于国卫标准的"国内最清洁城市"指标及测评办法，形成高标准引导、精细型作业、科学化评价的清洁卫生管理体系，做到节假日与平时、检查与不检查、中心区域与城郊接合部的公厕一样干净、整洁、无臭。2014年，杭州市区公厕提升改造工程项目被住房和城乡建设部评为"中国人居环境范例奖"；2016年，杭州32座公厕分别获得中环协"最美公厕"综合奖、科技奖、创意奖、文化奖和管理奖。

目前，城市公厕达标现状如下。

首先，粪便处理达标：根据《城市公共厕所卫生标准》（GB/T17217 - 1998）和《粪便无害化卫生标准》（GB 7959 - 2012），利用先进工艺技术，对主城区内原有的4座倒粪码头进行整体改造，对一些零星公厕化粪池采用流动粪便处理车处理的方式，把液体粪水转变为固体粪渣，用于农业堆肥，既减轻对污水管网的压力，又实现变废为宝的目标。

其次，通风除臭达标：公厕以自然通风为主要除臭手段，并尝试引进先进除臭设备，加强辅助除臭功能。一是试点了新型滴香除臭设施，通过导管，将安全、无害的液体直接输送至马桶和小便池，从根源抑制细菌繁殖、持续消除臭味。二是试点低位负压除臭系统，如西湖区在莲花街公厕进行了安装，主要是通过洁具自带的排气功能消除公厕臭味。三是安装新风系统，如余杭区已在309车站公厕、梅堰南公厕、街心公园公厕和梅堰北公厕进行了试点，安装后厕内空气流通环境情况较好。

再次，卫生环境达标：出台《城市环境卫生作业规范》、修订完善《公共厕所保洁与服务规范》，在符合《城市公共厕所卫生标准》基础上，对公

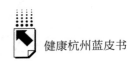

厕管理服务、保洁质量、作业规范、监督评价等内容做出进一步明确，形成具有杭州特色的公厕管理服务标准体系。

最后，服务贴心周到，争做"最美杭州人"。杭州坚持不懈地追求最优的服务目标，一方面做到服务最惠民，全天24小时免费开放，让市民游客享受到居家一样的如厕环境；另一方面做到服务最贴心，每座公厕都配备专业的管理人员，与开放时间同步，全天候保洁，为老年人、残疾人、孕妇等特殊人群提供个性化服务，做到了问候一声、搀扶一把。北京、上海、广州、深圳、大连、苏州等多个兄弟城市纷纷来杭州市考察公厕分类管理情况。

4. 杭州城市公厕建设挑战

2015年4月，习总书记曾做出重要指示，"抓厕所革命，从小处着眼，从实处入手，是提升旅游品质的务实之举"。2017年11月21日，习总书记就"厕所革命"再次做出重要指示，"厕所问题不是小事情，是城乡文明建设的重要方面，要坚持不懈推进厕所革命，努力补齐这块影响群众生活品质的短板"。为深入贯彻落实习近平总书记重要指示精神，推动"厕所革命"向纵深发展，杭州还面临以下挑战问题。

（1）整体规划仍然无法满足社会发展

目前杭州城市公厕布局没有整体规划，部分公厕存在先建设后补规划。2008~2013年城管部门新建或公建配套建设的公厕均采用先建后补规划的方式，由城管部门委托杭州市城市规划设计研究院进行的规划确认，2013年后城管部门新建或配建的公厕尚未进行规划确认。

（2）资金保障一定程度制约公厕建设

2015年前，城市分类管理公厕国有土地上的公厕建设资金由市财政保障，撤村建居地区集体土地上的公厕建设资金由市、区财政按工程决算价1∶1配套解决。自2016年G20峰会以来，公厕提改的建设资金均由各区财政承担，因各区财政保障力度参差不齐，一定程度上影响了杭州全市公厕提改项目的整体质量与进度。同时，公厕提升改造中，加大了环境检测系统、除臭系统等智能化设施使用力度，公厕管理中提高了厕纸保障力度等要求，资金的使用需求超过了原有定额的标准，也造成了现有公厕管理力度的难以提高。

（3）多头管理问题导致城市公厕建设管理参差不齐

杭州市域范围内的公厕，不仅包括城管部门的分类管理公厕，还有旅委、卫计委等部门管理的旅游景点、农村、加油站、交通枢纽等区域的公厕，由于涉及不同产权单位与不同责任主体，设计、建设和管理标准不统一，容易产生建设管理服务水平、设施设备配备参差不齐等问题，一定程度上影响了杭州市"厕所革命"走向纵深。

5. 杭州农村改厕

农村改水改厕工作是改善农村人居环境，控制肠道传染病，发展生态农业，推进社会主义新农村建设的农村卫生基础性卫生工作，是一项实实在在的民生工程。习近平总书记高度关注新农村建设中的厕所问题。自党的十八大以来，他在国内考察调研过程中，走进农户家里，经常会问起村民使用的是水厕还是旱厕，在视察村容村貌时也会详细了解相关情况。他多次强调，随着农业现代化步伐加快，新农村建设也要不断推进，要来个"厕所革命"，让农村群众用上卫生的厕所。杭州市委、市政府紧密围绕这一目标，将农村改水改厕作为关心农民生活，改善农村环境，把提高农民生活品质实事当作工程来抓，各地结合创建卫生镇乡（村）、"百千工程"、"美丽杭州"、"生态建设"、"五水共治"等工作要求，重在抓质量，出台新政策，创新新模式，真正让群众吃上"安全放心水"，使用"清洁厕所"。

（1）措施与成效

一是将杭州市农村改厕工作（含国家重大公共卫生服务项目农村改厕项目）纳入爱国卫生目标任务来考核，根据目标任务进行具体分解，以杭州市政府爱国卫生工作任务文件形式下达到各区、县（市）政府，实行目标管理。

二是组织健全，责任落实。根据项目建设要求，各地克服时间紧、任务重等因素，均及时成立由爱卫会主任或分管副主任为组长和有关部门为成员的项目领导小组及有关技术人员组成的技术领导小组，制订项目实施方案、项目资金管理办法，逐级签订责任书，落实项目职责，形成三级管理网络，有计划、有步骤推进项目建设。

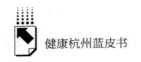

三是整合资源，形成合力。各项目县（市、区）积极整合新农村建设、生态文明建设、清水治污等载体资源，形成合力，强势推进农村改厕工作，使改厕项目效益得到更好的发挥，使中央改厕项目村成为当地新农村建设的精品亮点。

四是配套经费，确保推进。杭州市财政确保每座配套，各项目区、县（市）认真落实项目配套经费。各级经费的投入到位，为确保中央改厕项目如期完成奠定了基础。

五是不断改进技术。在规范改厕技术，确保改厕质量中，积极探索，规范技术，市场运作，引导生产企业积极参与，指导企业先后研发了多种材料预制的三格式化粪池产品，形成了一定规模的产业化生产，产品有水泥预制三格式、玻璃钢预制三格式、复合材料预制三格式、化学合成材料预制三缸式，玻璃钢五格式粪污一体处理池、玻璃钢预制人工湿地池等，推动了适合不同地理环境条件的改厕适宜技术创新，在杭州农村改厕模式向多样化、规范化、科学化发展中起到积极作用。

六是加强质量控制。各地预制式化粪池生产企业在开发适合当地使用的预制式化粪池产品的同时，注重向规范化、标准化、科学化发展，并按上级爱卫会要求，从 2010 年起，杭州市组织专家对 10 家企业的 14 个产品进行了技术鉴定，明确要求各地使用合格产品，确保改厕技术规范。

七是开展基层业务培训。市、区县（市）两级爱卫办每年举办农村改水改厕技术培训班和现场会，培训对象从乡镇爱卫办到村项目管理人员和泥瓦工，着力规范改厕技术、质量，提高基层工作能力和管理水平。

八是实施项目整村推进。为加快农村改厕步伐，加大推进力度，从 2008 年起，杭州市积极申报中央农村改厕，至 2013 年，杭州市共完成中央农村改厕项目 10.4 万余座。在"为民办实事"和中央农村改厕项目的推动下，农村改厕实行了"统一标准、统一施工、统一验收"的整村推进模式，努力把民生实事工程做好，把中央项目打造成为新农村建设中的一个亮点，多次得到浙江省爱卫会的肯定。

九是开展效果监测。从 2011 年起，每年对上年度的改厕项目质量进行无害化处理效果抽样检测评价，根据检测结果，进行技术分析，对存在的问题提出整改要求，切实保证改厕质量。

通过以上各项措施的落实执行，截至 2017 年底，在杭州 119.83 万农户中，卫生厕所普及率达到 100%；三格式厕所新增 8629 座，其中预制式 6741 座，累计 118.48 万座，普及率达 98.87%；新建公厕 34 座，累计 7202 座。投入经费总金额 1764.77 万元，其中国家财政投入 1368.57 万元，集体投入 377 万元，个人投入 19.2 万元。

（2）挑战与应对

杭州市农村改厕当前还面临一些问题。

第一，推进难度增加。改厕进入瓶颈期，由于地理地势、经济发展水平、改厕成本的增加等因素，一些山区自然村、经济困难的地区推进难度增加。部分县（市）财政配套补助经费落实也存在困难。

第二，基层监管难。农村改厕监管工作重点在基层乡镇和村，因监管人员缺乏，工作协调有限，加上有的农户不配合，改厕技术监督和后续管理存在较大难度。

第三，有些地区在推进改厕的过程中，受卫生习惯和生活习惯的影响，清露拆棚（露天粪缸和棚厕的清理）工作的压力较大，有些地区有少量返潮现象，还需要进一步加大力度，落实长效机制。

针对这些问题，还需要采取相应的措施，推动工作的顺利进行：首先，充分利用五水共治、三改一拆等资源，共同推进农村改厕工作；其次，督促地方政府，加大财政投入力度，推动无害化卫生改厕；最后，加强宣传，提高群众自觉配合参与意识。

三 美丽乡村杭州样本的实践

（一）对美丽乡村建设的认识

在快速推进城镇化的过程中，农村逐渐边缘化和空心化的现实以及美丽乡村建设在全国范围的迅速推进对加强美丽乡村建设研究提出了迫切要求。党的十八大为实现建设社会主义新农村的重大历史任务第一次提出了"美丽中国"的全新概念,强调必须树立尊重自然、顺应自然、保护自然的生态文明理念,明确提出了包括生态文明建设在内的"五位一体"社会主义建设总布局,充分体现了中国共产党以人为本、执政为民的理念,顺应了人民群众追求美好生活的新期待,符合当前的世情、国情,要实现美丽中国的目标,美丽乡村建设是不可或缺的重要部分。

所谓美丽乡村,从社会层面与自然来看,"美丽乡村"中的"美丽"既体现在社会层面,也体现在自然层面,包括布局合理、社会和谐、产业发展、设施完善、农民富裕、特色鲜明、生态良好、环境优美等几个方面①。从消除城乡差距来看,"美丽乡村"在内涵上既包括优美的人居环境、整洁的村庄面貌、丰富的生态资源,也涵盖幸福的乡村居民、完善的公共设施、发达的乡村产业,乡村居民的幸福指数不低于城市居民②。杭州市美丽乡村相关研究整体上还处于碎片化、零散化的初级阶段,研究深度还亟待加强,研究视角有待拓展,其理论研究及实践分析深度亟待加强。本部分对相关文献进行了梳理,提出了需进一步研究的关键问题。

(二)建设理念前瞻性:杭州积极打造美丽乡村和田园综合体

农业部将美丽乡村建设活动的重点确定为:制定目标体系,组织创建试点,推介创建典型,强化科技支撑,加大环境保护力度,推动发展农村可再生能源,大力发展健康向上的农村文化。2017 年,杭州市美丽乡村建设的总体思路是:深入贯彻落实党的十八大及十八届系列全会精神,全面践行五大发展理念,将美丽乡村作为建设美丽中国杭州样本、提升城市国际化水平、打造勇立潮头排头兵的重点内容。以打造美丽乡村升级版为目标,围绕"做美生态、做优环境、做强产业、做好生活",深入实施名县、名镇、名

---

① 黄克亮、罗丽云:《以生态文明理念推进美丽乡村建设》,《探求》2013 年第 3 期。
② 黄杉、武前波、潘聪林:《国外乡村发展经验与浙江省"美丽乡村"建设探析》,《华中建筑》2013 年第 5 期。

村、名胜和精品示范线创建工程，着力推进"产村人"融合、"居业游"共进、"建管护"并举，全面改善农村生态环境、人居环境和发展环境，持续提高杭州农村居民的幸福感。

中央"一号文件"于 2017 年首次提出了"田园综合体"，这一新概念是指"支持有条件的乡村建设以农民合作社为主要载体、让农民充分参与和受益，集循环农业、创意农业、农事体验于一体的田园综合体，通过农业综合开发、农村综合改革转移支付等渠道开展试点示范"①。杭州市采用美丽乡村新模式"田园综合体"，以加快推进农业供给侧结构性改革，实现乡村现代化和新型城镇化联动发展，其有望成为继特色小镇之后的下一个投资风口和发展重点，具有广阔的发展前景。

1. 杭州市田园综合体建设成效

2003 年，浙江省委做出了以实施"千村示范、万村整治"工程的决策，拉开了浙江省"美丽乡村"建设的序幕。"美丽乡村"建设是将各资源要素，如自然生态、产业优势、地域特色等，通过适当重组与利用等方式进行发扬并传承的一种策略，对乡村生态、社会、经济建设具有重大意义。

杭州市作为浙江省会城市，始终贯彻落实"绿水青山就是金山银山"的理念，贯彻落实省委、省政府加快新农村建设、推进城乡一体化发展的重大决策，积极推动各方面工作开展，美丽乡村建设取得阶段性的成效。2005年以来，杭州市不断加大城市道路交通基础设施整治建设力度，陆续完成了"一纵三横"②、"五纵六路"③、"两口两线"④ 及扩大范围道路、"十纵十横"等道路综合整治工程，共整治道路长度近 200km，极大改善了主城区道

---

① 张雪丽、胡敏：《乡村旅游转型升级背景下的民宿产业定位、现状及其发展途径分析——以杭州市民宿业为例》，《价值工程》，2016。
② 杭州市"一纵三横"指的是保俶路、曙光路—体育场路、凤起路、庆春路。
③ 杭州市"五纵六路"指的是古墩路、东新路、环城东路、新塘路、绍兴路以及湖墅南路。
④ 杭州市"两口两线"中的"两口"指的是沪杭高速德胜立交入城口和杭浦高速公路大井入城口的建设工程；"两线"指的是德胜快速路和石祥快速路（含石大线）沿线综合整治工程。

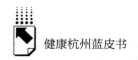

路通行状况①。自 2016 年以来，杭州市共实施美丽乡村建设项目 9000 余个，投入资金近 80 亿元；2012 年，杭州市人均农村居民纯收入 17017 元，增速快于城镇居民 1.5 个百分点。杭州市创新建设载体，着力做美农村自然生态，实施美丽乡村示范创建，对照《浙江省美丽乡村示范县评价办法（试行）》《杭州市美丽乡村示范乡镇和精品示范线评价标准》等，做好示范县、示范乡镇、特色精品村、美丽乡村风景线的申报和创建工作。现代民宿、运动休闲、乡村旅游、养生养老、电子商务、精品小镇和精品园区等新型业态经济效益凸显，累计年产值增幅达 20% 以上，满足了广大农民群众的民生需求，在美丽乡村建设过程中，通过对农村历史文化、乡土文化、建筑文化等的挖掘、传承和开发，让美丽乡村真正成为承载记忆和文化的精神家园。从杭州市 2017 年度美丽乡村建设实践来看，其特点可以归纳为如下几点。

第一，注重完善机制，增强美丽乡村建设活力。一是完善组织机制。由市委、市政府主要领导任组长、副组长，各区、县（市）相应成立了领导协调小组；明确以市级为指导主体，区县（市）为责任、乡镇（街道）为实施、村（社区）为创建主体的组织体系。二是完善投入机制。杭州市市级财政每年安排美丽乡村建设扶持资金近 10 亿元，各区县市按照一比一配套政策，采取多种方式予以配套，如桐庐县的"普惠制"、临安市的以奖代补等。三是完善协作机制。建立完善市领导联系、区县协作、联乡结村、大企业大集团建设新农村等多种共建机制，开展多形式、多层次、多领域的互助协作，实现资源和优势互补，推进建设美丽乡村工作的落实。四是完善政策体系。近年来，杭州市委、市政府先后出台一系列政策，明确建设工作的目标、任务和举措，建立健全规范资金投入和管理的各项制度；各区、县（市）及部分乡镇也出台了具体操作性文件。开展"美丽乡村"创建活动，要建立"政府指导、目标引导、乡村主体、科技帮扶、项目带动、多方参

---

① 余世清：《杭州市道路交通噪声污染状况与防治》，《环境工程》2011。

与"的工作机制①，形成政府推动、农民主体、企业和社团等社会力量共同参与的格局与机制②。

第二，强化规划引领，彰显美丽乡村建设特色。坚持规划先行，结合区域特点和产业特色，编制了《美丽乡村建设三年行动计划》，各地结合实际，制定了中心村、精品村、风情小镇、精品线路和区块规划；严格专家、镇街、群众等多方评审论证，使规划贴近农村实际，真实反映群众意志，并按照规划排定的年度重点组织实施；规划注重生态化、城镇化、全域景区化等理念，总体顺应了时代潮流与自然经济社会发展规律，为杭州市美丽乡村建设起到了较好的引领作用。

第三，突出工作重点，提升美丽乡村建设水平。一是中心村注重做好基础设施配套，精品村、风情小镇等做好特色文章，历史文化村围绕历史文化街区和历史建筑保护每年确定一批市级重点保护项目；二是抓好以精品线路、"三江两岸"和"四边三化"为重点的沿线打造，推进美丽乡村建设的重点区域，突出环境整治与生态保护；三是通过打造美丽村庄、精品区块建设，立足于做大、做强、做优、做精，着力打造美丽乡村建设综合体。

第四，实施美村富民工程，提高美丽乡村建设实效。实施民生工程。着力推进拆违拆旧、"围墙革命"、绿化造林、便民服务、农民信息、活动场所等工程，改善农村民生保障，提高公共服务水平。培育以网络信息化为平台的农村电子商务，在千变万化的大市场与千家万户的农民间架起桥梁，促进了农产品增效和农民增收。实施农村环境综合整治工程。深化土地整治、农房改造、村庄整治、"三改一拆"等工作，开展基础设施提升、水利建设、庭院整治、村庄美化、污染治理等，农村环境综合整治逐步从"脏、乱、差"治理向"全域景区化"提升。

2. 杭州市田园综合体建设存在的问题及解决对策

目前，杭州市田园社区建设实践仍然存在诸多值得进一步完善的地方，

---

① 农业部办公厅：《关于开展"美丽乡村"创建活动的意见》，2013。
② 唐柯：《推进升级版的新农村建设》，载唐柯主编《美丽乡村》，中国环境出版社，2013。

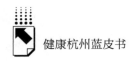

制约了"田园"规划建设的推进与经济社会效益的发挥。

第一，建设意识淡薄，农村污染问题依然严重。治理结构不顺，乡村建设管理体系尚待完善，地方政府还未把农村饮用水问题放到重要议程①。不同层级政府和不同职能部门在实施与参与建设时的积极性与行动力不同，且参与部门多，组织协调难度较大，部门之间相互协作机制有待完善，要使建设工作顺利推进，需明确职责分工、建立完善的工作机制，进而构筑完善的乡村治理结构。

第二，项目建设规划与标准缺失。部分地区在美丽乡村建设试点中，过于注重建设硬件设施，而忽略总体规划，导致缺乏适合乡村地区建设的指导性文件，如常用于指导杭州市乡村地区规划建设的《杭州市城乡规划条例》与《浙江省村镇规划建设管理条例》缺乏对乡村地区特殊的针对性指导，且在建设实施的整体推进方面也存在一定问题。

第三，缺乏相应机制作为保障。在美丽乡村建设中，科学合理的规划是前提，优化提升农村生态环境是重点，创新举措是关键②。需加强美丽乡村村庄建设执行力度，通过内涵建设来体现乡村特色，将其放在统筹城乡、推进城乡现代化的历史大进程之中。

为深入践行"绿水青山就是金山银山"的发展理念，为有效推动杭州市乡村地区经济社会发展，加快打造杭州市田园社区综合体，杭州市政府部门采取的主要举措有以下几点。

（1）修复村庄生态环境，打造美丽乡村精品示范线

针对杭州农村实际，制订《杭州市农村村庄生态修复工程三年行动计划（2016～2018年）》。从2016年起，以农村道路、村内桥梁、沟渠、线杆、公共厕所、拆后景观修复等为重点，全面提升农村整体环境，创建农村精品小镇，保护农村历史文化村落，巩固深化美丽乡村精品线路和精品区块创建成果。

① 杨志祥：《关于杭州市农村饮用水工作的思考》，《浙江水利科技》2006年第6期。
② 王永林：《提升农村生态环境加快美丽乡村建设》，《江苏农村经济》2013年第8期。

（2）普及农村生活垃圾分类处理

制订《杭州市农村生活垃圾分类及资源化减量化处理三年行动计划（2016～2018年）》，以乡镇为单位，因地制宜合理配置和建设机械设备处理、清洁焚烧和太阳能堆肥处理等设施，建立农村垃圾分类和数字监控长效运维管理机制。

（3）提升农村生活污水治理水平，深化美丽乡村示范创建

按照"应纳尽纳、应集尽集、应治尽治、达标排放"的要求，确保按期完成省定三年治理任务，基本实现杭州市行政村和规划保留自然村全覆盖。在此基础上，对分散居住、未接入农户的生活污水进行因地制宜处理，对以往低效或闲置废弃的农村生活污水处理设施进行提标改造。同时，各区县（市）根据省里关于农村生活污水处理设施长效运维的要求，切实做好已建项目运维管理的移交工作。依托美丽乡村先进县创建成果，突出连线成片建设和样本示范带动，深入开展省级美丽乡村示范县、美丽乡村示范乡镇（街道）和省级特色精品村创建活动。开展规划师进村结对活动，按照"一个或若干个乡村、镇街对应一名责任规划师"的要求，建立村庄规划师服务美丽乡村工作新机制。

（4）推进农村能源生态建设，加强"杭派民居"示范村建设

坚持"因地制宜、多能互补、综合利用、讲究效益"的原则，以农林牧废弃物资源化综合利用为重点，开展农村清洁可再生能源开发和农村能源先进技术研究，助推农村生态文明建设。依托当地自然风貌和山水资源，结合农村新型业态培育，分期选择生态环境较好、区位条件优越、文化底蕴深厚、交通快捷便利的中心镇、中心村和传统与特色村落，继续打造具有鲜明杭州地方特色、满足现代生活需求的新型村落样板与农村民居典范。

（5）加强组织管理与项目管理

各区县（市）党委政府为美丽乡村升级版建设的责任主体、乡镇（街道）、党委（党工委）、政府（办事处）为创建主体，村"两委"为实施主体，村民群众为参与主体。各地要结合当地实际，研究制定本地美丽乡村建设升级版行动计划和分年度实施计划。推进美丽乡村升级版建设行动计划，

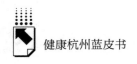

要实行项目化管理制度，各地要合理确定项目建设内容、建设责任、投资规模和验收标准，并报市级留存备案。要着力加强项目建设的技术指导、中期督查与验收核查力度，尤其要强化项目建设重要节点的进度控制与质量管理，确保项目建设目标如期完成。

（6）加强资金管理

进一步优化市级美丽乡村建设扶持资金使用方式，对美丽乡村升级版行动计划确定的重点内容进行扶持，具体资金分配实施方案由市农办和市财政局研究制订。各区、县（市）要进一步加大资金投入力度，确保美丽乡村建设升级版行动财政扶持力度不减并逐年增加。要积极引导社会资金投入美丽乡村升级版建设，建立多元化投融资体系。严格资金使用程序，强化资金审计和绩效评价，提高资金使用效率。

（7）加强宣传推介

充分利用省市主要报刊、电视台、广播和互联网、微信、微博等传统和新兴媒体，广泛宣传推介美丽乡村建设升级版成果。通过举办乡村节庆活动，不断扩大美丽乡村的知名度。加强农旅结合，有效拓展美丽乡村旅游市场。

（三）改造过程规范化：实现农村饮用水安全供应

1. 2017年度杭州市农村生活饮用水建设现状

2003 年，杭州市政府把农村生活饮用水工程"三农"问题作为市委和市政府工作的重中之重，出台了《关于杭州市农民饮用水建设的实施意见》，与余杭、临安、淳安、富阳、建德、桐庐 6 个区、县（市）政府签订责任书，且成立农村饮水领导小组、水务科等，出台相关政策、措施，为农民饮用水工程建设提供了有力的组织保障。自 2003 年起，杭州农村饮用水建设项目共 199 个，已完成改善和解困人口 60 余万人，提前完成改善和解困 48.47 万人的阶段目标，淳安县农村饮水工作突出，荣获 2005 年浙江省大禹杯单项奖①。但在市场经济条件下，供水产业市场化程度较低，投入

---

① 杭州市林水局：《加强目标考核，实行以奖代补，推动全市农民饮用水工程建设》，2014。

有限，还需吸引市场资金投入，如桐庐县横村镇引进北京桑德集团，采用股份制组建水务公司，负责建设管理经营。余杭区政府成立供水集团公司，打破旧的管理体制，承担全区80%乡镇（街道）的供水和供水服务职能。

杭州市在农村生活饮用水建设方面做出了有益的探索，但根据现有的调研发现，仍然存在诸多问题，主要存在的问题有以下几点。

第一，建设标准低，水质合格率低，水质监测能力弱。大部分乡镇供水工程建设标准低，制水工艺落后，输配水管网老化，漏损严重，无法保障水质达标。

第二，设施简易，水源卫生防护不到位，技术状况差。生活垃圾、化肥农药及含病原微生物的污染物随大气降水或直接渗透进入地表水中。水源分散，水质状况差异大，农业固体废弃物未得到合理回收和利用，农业面源污染日趋严重。

第三，建设规模小，管理维护资金不足。无有效的安全防护设施和消毒处理设备，国家相关卫生法律法规未对分散式供水的监管做出明确的规定，管理水平较低，主体责任不明确，易造成监管上的漏洞，部分村存在饮水工程建设无专人负责管理的现象，不能满足杭州市农村饮用水监督监测的要求。

第四，对饮用水水源水质监测开展的科研工作较少，未针对饮用水源开展过系统全面的调查、评价及系统研究，且绝大多数农村不具有水质监测设备与检验人员，检验力量不足。

2. 杭州市农村生活饮用水改革的主要举措

杭州市对农村饮用水提升工作实施了以下有效措施。

第一，完善农村饮用水监管体系，做好长远规划设计。按照《生活饮用水卫生监督管理办法》要求，综合考虑水源、水量与水质，加强卫生监管，提高水厂管理水平与卫生条件，科学规划新建水厂，扩大城镇水厂覆盖范围，改造老水厂延伸市政供水管网，向农村辐射延伸，推进集中供水与管理。对于能达到《生活饮用水卫生规范》的水源地，需建成安全可靠的供

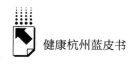

水管网再进行直接供水，且需避免供水途中受到污染而导致水质不达标①。

第二，加大技术指导和科研力度，加强水源保护和水质监测工作。加大农村水环境保护科研的支持力度，加大卫生监督监测力量，加强农村生活用水水源保护和水质监测，加强对农村生活污水、养殖业污水和工业废水及固体污染物的排放管理。对农村饮用水源地进行调查评估，建立水源水质信息发布机制，实现农村饮用水水质系统化、常规化，对集中饮用水水源地建立水质监测站，并设常规监测点，确保水源地的水质安全。

第三，保护水源地，对重要水源进行统一规划。严格控制跨行政区域的污染源排放，尽可能降低污染物排放量，形成全流域水环境治理"一盘棋"的格局，从而达到共同保护跨地市河流的水质②。控制工业污染源，从源头入手，严格实行污染物排放总量控制，对污染源排放量大的企业实行关停的措施，调整产业结构，以保障农村饮用水水源安全为重点，大力实施节能减排、清洁生产。加强水厂运营管理，加大农村生活饮用水供水设施的建设和提升改造，加强水源保护，加强供水设施等的管理。抓好水资源污染的治理。加大农村污染企业的整治。

第四，加大环境保护宣传教育，提高农村居民水源保护意识。农民的生产、生活与水资源的好坏息息相关，需加大针对农民的水资源保护宣传，使农民从根本上意识到保护水资源的重要性。通过广播、电视、报纸、杂志、网络等多种途径加大宣传力度，开展农村饮用水安全科普知识宣传教育，使人们充分认识到保护饮用水安全与自身利益的重要性，自觉参与维护农村饮用水安全行动。

（四）治理方案科学化：实现农村生活污水长效运维管理

1. 2017年度杭州市农村生活污水建设现状

杭州市发挥好"五位一体"的职责，通过"送技术、送人才、送服务"

---

① 毛野：《新疆农村改水综合效益研究》，《河海大学学报》2002。
② 汪新来、倪闻华、吴敏、徐玉裕：《对杭州市加强饮用水源地综合治理的建议》，《杭州周刊》2014 年第 5 期。

不断向基层深入，鼓励各地因地制宜的创新管理方式，实现运维服务的精细化。如以淳安县富文乡为试点，建立乡镇、村以及农户的三级联动"三色卡"管理机制，实行农村生活污水治理设施"一户一策"的精细化管理，根据农户特点进行精准化运维，形成"职责明确、各方尽责、全民参与"的良好氛围，实现"建好管用、群众满意"的目的①。各地结合实际，创新监管方式，如西湖区出台农村地区环境长效管理实施意见，临安推行治理项目"私人定制"化设计，桐庐建立纪委约谈制，余杭区扩面整治与提升改造并举，富阳组织"组团联村"和财政绩效考核，淳安实施项目实名制管理，萧山创立"十个一"工作法，建德实行农村生活污水治理"一票否优"等。

杭州市涉及农村生活污水治理设施的共有西湖区、余杭区、富阳区、萧山区、临安区、建德市、桐庐县、淳安县。杭州市于2014年、2015年，财政安排专项资金2.02亿，初步实现了全覆盖杭州市农村生活污水处理工程，2018年，杭州市将针对农村生活污水治理设施存在的问题，有计划、分步骤地实施纳入污水管道进入污水处理厂集中处理和终端设施提标改造工程，开展标准化运行维护管理试点，做到"设施硬件达标""出水水质达标"和"日常运维达标"，以点带面提升全市农村生活污水治理设施标准化运维管理水平。结合杭州市运维管理实际，杭州市城乡建设委员会陆续修订编制完成的文件有：《杭州市农村生活污水治理设施运维补助资金管理办法》、《杭州市农村生活污水治理设施运维管理工作考核办法》（修订版）、《杭州市农村生活污水治理设施运维管理部门沟通协调机制》、《杭州市农村生活污水治理设施运维管理工作考核办法》、《杭州市农村生活污水治理设施运维管理督查制度》、《杭州市农村生活污水治理设施运维异常情况报告暂行规定》、《杭州市农村污水治理设施信息数据报送通报制度》、《农村生活污水全覆盖工作实施方案》、《杭州市清水治污专项行动工作方案》、《杭州市农村生活污水治理年度工作核查办法》。

杭州市农村生活污水治理存在的困难可以概括为以下几点。

---

① 《淳安治污运维，用上"三色卡"》，《浙江日报》，2017。

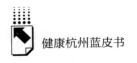
（1）日常维护管理监管职责不明确，缺乏完善的基础设施建设

目前，杭州市农村大多数污水处理基础设施不足，缺少规划，且未落实监管职责，使得设施运行闲置及资源浪费，提高了污水处理的难度。

（2）缺乏正确的污水处理模式，导致水资源浪费严重

农村供水基础设施陈旧、老化，管道设施漏水现象普遍，在农村供水中，直接或间接用于引用的部分只有 5%～10%。在农民的日常生活中，大多数污水废水并未通过处理而直接排入自然水体，造成水体污染严重。

（3）各地之间发展不平衡，建设难度大，治理任务重而施工难

杭州市新农村污水纳管率占 40% 左右，除桐庐县占 87% 外，其他区、县（市）达 70%，专业的设计、施工、监理等技术力量相对紧缺，在建设时受地形地貌影响较大，农村房屋分布不集中，农村施工环境复杂，施工难度较高。

（4）治理资金短缺，国家财政和政府资金的支持不足，且缺乏环境保护意识

目前，杭州市农村生活污水治理的资金基本为政府投入，且资金投入不足，建设质量不高。大多数农村居民缺乏对农村生活污水治理的认识和了解，这也是导致农村生活污水治理难的主要原因之一。绝大多数农民还维持传统的农村生活方式，生活污水治理的主观需求不高，对农村污水处理的宣传教育相对薄弱。

2. 杭州市农村生活污水整治的主要举措

经过杭州市职能部门的讨论策划，克服重重困难，杭州市建委以确保已移交农村生活污水治理设施正常长效运维为核心，紧紧依托市、区县两级政府运维领导小组的"两个平台"，逐步完善管理体系、运维体系、保障体系和监督体系等"四大体系"，落实好"区、县（市）人民政府以责任主体、乡镇人民政府（街道办事处）为管理主体、村级组织为落实主体、农户为受益主体以及第三方专业服务机构为实施主体"的"五位一体"职责。在下一步工作中，结合现在农村生活污水存在的问题及指导原则，做出以下措施。

第一，摸准现状，实施"提升改造"。对杭州市农村污水治理设施现状和运维机制进行专题调研，摸清、摸准杭州市农村污水治理设施存在的问题，并分类提出解决方案。督促区县市政府结合当地发展规划、污水处理设施专项规划，在三年内，按照"纳管一批、提升一批、改造一批"的原则，有计划、分步骤的实施纳入污水管道进入污水处理厂集中处理和终端设施提标改造工程，为杭州市农村生活污水治理设施的长效运维奠定物质基础。

第二，以点带面，推进标准化运维。按照《浙江省全面深化河长制工作方案（2017～2020年）》，到2020年全省50%的终端设施建成标准化运维站点的目标要求，计划至2018年初，在8个区县选取若干代表性治理设施先期进行标准化运行维护管理试点，做到"设施硬件达标"（严格符合我省2015年出台的设计标准）、"出水水质达标"和"日常运维达标"，并以点带面进一步推动杭州市各地区农村污水标准化运维管理工作的开展。

第三，强化保障，确保资金到位。切实做好资金专项督查，首先是确保运维资金到位。检查各区县政府农村生活污水运维资金年度预算的及时拨付情况、浙江省考核优秀区县的补助资金和杭州运维补助资金按要求及时足额发放到位，做到专款专用。其次是确保运维价格到位。摸底调研杭州市农村生活污水治理设施日常运维相对合理的成本构成，以便在适当时机会同相关部门推出杭州市农村污水运维定额，确保正常运维所需资金。再次是确保提标改造费用到位。除各区县市安排财政专项资金外，积极争取市级财政以"以奖代补"的方式，鼓励当地政府积极实施提标改造计划。

第四，相互学习，提升运维能力。计划在一季度、三季度召开由主管部门、乡镇街道以及第三方运维单位代表参加的杭州市农村污水治理设施运维管理工作现场会。以问题为导向，通过现场示范和相互交流，促使相关部门结合自身工作实际，补齐短板，提升运维能力。

第五，强化乡镇主体责任，适度调整考核模式。改变以往考核、推荐优秀只对区县层面的做法，尝试在优秀县市区的基础上增设优秀乡镇的评比推

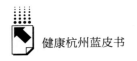

荐机制，对于的确优秀的乡镇可以不受优秀县市区名额限制，以鼓励和发挥乡镇街道政府管理的积极性、责任性，创新适合本地的管理模式。同时结合日常巡查情况，及时介绍第三方运维单位的先进做法和成功经验、通报缺位不到位的问题，提高其日常运维的到位率、解决率和及时率。

第六，拓宽渠道，发挥多方监督。发挥舆论监督，开展农村生活污水治理宣传工作，利用新闻媒体和宣传工具，争取干部群众的支持与配合，大力宣传水治理设施运行维护管理的重要性和必要性。进行义务监督。在杭州市通过"最美治水人"等选树活动，典型示范，吸引更多的党员团员青年参与到水治理设施运维的义务监督。借力监督，将农村生活污水"五位一体"责任体系落到实处，逐步完善治理长效运维机制，进一步推动美丽乡村建设与农村水环境改善。

（五）垃圾处理综合化：实现农村垃圾处理三化

1. 2017年度杭州市农村生活垃圾建设现状

农村生活垃圾通常指农村人口在日常生活中产生的固体废物，主要包括厨余垃圾、包装废弃物、可回收废品、不可回收垃圾及危险废物等，其中可降解物质的比例为40%～80%（比例随区域和季节变化差异较大）①。农村生活垃圾既是废弃物，也是一种潜在的资源。进行调查分析后发现，杭州市农村生活垃圾以厨余垃圾为主，废弃塑料、废纸等可回收垃圾以及灰渣等大多数处于无序抛洒状态。近年来，杭州市通过整治村庄与建设美丽乡村，农村环境面貌基本改观，但生活垃圾治理工作难度由于涉及源头收集、中端转运、垃圾分类、末端处理等诸多环节，仍存在治理难度较大的问题。杭州市紧紧围绕年度环保工作重点，以"减量化、资源化、无害化"为目标，以危险废物规范化管理为重点，落实固体废物各项管理制度，年度生活垃圾污染防治工作成效显著。为了加强生活垃圾管理，改善城乡环境，保障公民健康，推动经济社会可持续发展，根据一系列法律、法规，结合杭州市实际，

---

① 张国贤：《农村生活垃圾分类处理现状分析和建议》，《中国建设报》，2017。

制定了《杭州市生活垃圾管理条例》。从目前运行情况看，杭州市农村生活垃圾处置现状可总结为以下优点。

第一，源头分类减量化明显。近年来杭州垃圾处理仍以卫生填埋为主，焚烧为辅，处理量增长较快，单一的垃圾填埋格局已经改变，焚烧垃圾的数量和比例均有较大幅度的增长。杭州市生活垃圾主要是有机物，将有机垃圾分离就地处理的方法，有效地减少了送往县级垃圾处理站的垃圾数量，减少了处理过程中的二次污染，也减轻了负荷。

第二，科学合理分类运输。根据杭州市生活垃圾的特性，将生活垃圾分为厨房垃圾、有害垃圾、可回收物、其他垃圾，充分考虑人口密集度、可堆肥垃圾量、交通运输成本等因素进行专门处理，其中厨房垃圾进行生态填埋；有害垃圾定期收集，集中储存并由专业公司负责处理，进行无害化处理；可回收物定期收集，集中储存并处理；其他垃圾进行焚烧发电处理。

第三，末端处理方式多样化。在生活垃圾的末端处理中，杭州市因地制宜，在大型焚烧厂与集中填埋场附近的农村，选用机器堆肥、生物处理、焚烧等工艺，进行集中处理。2016 年，余杭区试点"昆虫农场"模式，即微家畜蠕虫反应器技术处理模式，指在配套的温室大棚内，将可腐烂垃圾作为人工驯化的黑水虻饲料，将垃圾快速高效地转化为虫砂粉与虫体蛋白，该模式具有极大的应用推广前景①。

第四，政府政策支持，运行机制逐步健全。2000 年和 2010 年，杭州市政府先后制定并实施县、乡镇、村三级管理制度，保洁员考勤制度，农户"门前三包"制度，中转站运行管理，垃圾收集运输制度等制度，每年拨付农村生活垃圾治理资金达到 2.2 亿元，促进杭州市农村生活垃圾处理的实施。目前，七区县市农村共落实保洁员 16290 人、监督员 4985 人，县乡累计出台政策文件 347 个，出台村规民约的村数达 1980 个②。

结合现状，杭州市农村生活垃圾处置仍有以下的不足和问题。

---

① 《杭州市余杭区农村生活垃圾处理的五种模式》，环卫科技网，2017。
② 娄火明、屠翰、华永新：《杭州市农村生活垃圾处理现状与对策》，《新农村》，2018。

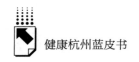

第一，管理标准体系缺乏且建设运维资金压力大。我国目前农村垃圾处理法规主要有《环境保护法》《固体废物污染环境防治法》等，农村生活垃圾处置相关标准与法律法规、农村生活垃圾专门管理机构缺乏，前期规划有待提升。已建处理站点存在技术参差不齐、处理设施不规范、运行设备不正常等问题，需要制定更明确的标准规范，用以指导具体的实施[①]。一个乡镇每年运维经费约在 30 万～100 万元之间，财政压力较大。

第二，农村居民居住分散，垃圾收集点选址规划不完善。垃圾收集点通常集中在村四周的河道、树林、水塘旁，缺乏环境评估，垃圾易对周围环境造成污染。且农村生活垃圾地区差异较大，居民集中区以厨余垃圾为主，偏远山村以养殖业废弃物为主。

第三，在宣传教育方面，农村机构队伍力量不足、资金难保障。集镇人口多，也存在保洁力量弱、资金保障能力差。没有建立垃圾处理资金保障机制，保洁费用收取难、收取资金少，仅够维持少量人员经费。由于受教育程度不同，农村居民对生活垃圾分类意识不强，环卫意识差，居民的执行力较弱，且农村机构队伍力量不足、没有建立垃圾处理资金保障机制，处理经费不足。企事业单位等社会团体社会责任弱、村镇财力有限、村集体经济薄弱，难以负担垃圾处理费用。

保障农村居民环境的可持续发展的必要条件就是提升农村生活垃圾的处置水平，改善农村垃圾的分类处理现状，农村生活垃圾分类和处理是我国生活垃圾处理行业中具有巨大市场潜力的领域。

2. 杭州市农村生活垃圾整治的主要举措

农村生活垃圾的处理是杭州市"田园综合体"进程的一个关键性难题，是实施乡村振兴战略，建设美丽中国的基础性工作，对于农村生活垃圾的整治可以从以下几方面去完成。

第一，科学制订规划。以县为单位制订农村垃圾减量化、资源化、无害

---

① 屠翰、华永新、徐钢：《杭州市农村生活垃圾治理实践及问题对策研究》，《农业资源与环境学报》，2018。

化处理规划，以乡镇为单位因地制宜，按照就地就近处理的思路，确定垃圾站选址、运输线路、收集方式，根据生活垃圾成分选择处理工艺组合①。根据各镇域地形特点、村庄分布等实际情况，充分发挥乡镇推进优势，科学制定规划，优化资源配置，因地制宜开展工作。

第二，完善立法。农村垃圾处理地方性法规较少，对垃圾处理缺乏指导。针对农村垃圾的处理出台相关法律法规，结合实际情况，因地制宜，健全环境保护相关法律法规，对农村垃圾处理专门立法，只有完善了相关的法律法规，才能促进农村垃圾问题的早日解决。

第三，加大扶持力度。垃圾分类处理是一项民生工程，需发挥政府主导作用，根据实际情况进行调整，出台多方面政策，夯实治理基础，建立健全农村生活垃圾分类处理政策，主管部门制定农村生活垃圾长效管理办法，制定和完善农村生活垃圾分类运维管理办法，激励和引导乡镇做好长期工作，鼓励企事业单位、社会团体、个人等投资参与；开展协会、合作社等参与式后续管理试点。鼓励企业开发生活垃圾就地处置、集中处置和再生利用的新技术、新工艺，相关行政主管部门应当在组织评估、试点应用等方面给予支持和指导。

第四，开展合作攻关，完善运维体系。推动技术创新，攻克技术难点，为垃圾处理工作提供相应的模板和技术支持。构建市场运作体系、完善考核体系、培育发展废品收购市场，促进废品回收利用，推进农村垃圾的减量化。制定垃圾处理专项资金管理办法、扶持政策和工程验收标准。加强资金管理和监督，严格考核验收。将垃圾处理引入市场机制，对垃圾清运、卫生保洁等实行承包管理，鼓励各类公司参与垃圾治理，形成市场竞争机制。

第五，强化宣传教育。居民是组成社会的最大主体，也是实施生活垃圾处理的最大载体。通过各种媒介和方式，普及垃圾分类知识，引导村民养成垃圾分类的习惯。并对工作管理人员、分拣人员、保洁人员、志愿者等进行培训，以确保垃圾分类工作的顺利开展。鼓励志愿者参与生活垃圾分类投放

---

① 娄火明：《杭州市农村生活垃圾处理现状与对策》，浙江省杭州市农办，2018。

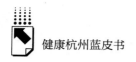

的宣传、引导、示范等活动，鼓励各类慈善、环保人士和社会公益组织参与生活垃圾分类、回收利用、无害化处置。

概言之，杭州市乡村地区有着自然优势与文化底蕴，也存在亟须提高生活水平、发展生产力的迫切需求，杭州市在推进农村产业结构调整、增加农民收入方面进行了积极的探索，采取了许多行之有效的措施，保证了农村生活污水治理设施的平稳运行，通过全面改善农村生态环境、人居环境和发展环境，杭州乡村的美丽度和农民群众的幸福感将会不断提升。

B.3
杭州市健康社会建设评价

赵定东　黄熠羿　莫文丽　刘伟英*

摘　要： 健康社会建设需要居民的幸福感、获得感、安全感和参与感的提升，共建、共治和共享是其基本路径，在建设过程中既需要政府的正面引导和领导，也需要居民、企业、社会组织等主体的参与和协同。杭州市健康社区建设取得的成就巨大，体现为政府"最多跑一次"改革通过"服务便民化"满足居民幸福感，精细化社会救助，切实满足居民安全感，通过完善基层社会治理建设提升居民获得感及通过多元并进的社会组织培育深化社会力量的参与感。研究认为，社区是健康社会建设的基点，协同是健康社会建设的有效手段，社会的有序和良性发展是健康社会建设的目标。在建设过程中，地方基层政府施政和民众利益诉求都必须更具有很高的回应性、即时性、透明性、民主性、效率性和正义性。

关键词： 健康社会　社会救助　政府部门联动改革　社会组织

党的十九大报告指出，人民健康是民族昌盛和国家富强的重要标志。而

---

* 赵定东，社会学博士后，杭州师范大学教授，公共健康治理研究院副院长，社会学研究所所长，杭州志愿服务研究中心副主任，主要研究方向为基层社会治理、社会福利、志愿服务研究、社会工作理论；黄熠羿，杭州师范大学社会工作研究生；莫文丽，杭州市民政局基层政权与社区建设处科员，从事城乡社区建设、社会工作；刘伟英，杭州市民政局社会福利处科员，从事养老管理工作。

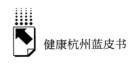

做好人民健康这篇大文章，需要有宏观视野，与我国基本国情、新时代新任务新目标相结合，从多角度、多层次渐次推进。

杭州作为浙江省会城市、G20 杭州峰会举办城市和国家首批健康城市试点城市，其明确了加快建设独特韵味、别样精彩世界名城的奋斗目标，描绘了杭州未来发展的宏伟蓝图。在过去的 2017 年，杭州市在健康城市建设上取得了巨大成就，如在环境整治方面，"城中村"改造提升超额完成年度任务，整村拆迁"清零"51 个、签约近 7 万户；771 个小城镇环境综合整治项目完成；县控以上劣 V 类水质断面全部"摘帽"，市区空气质量优良天数同比增加 11 天、PM2.5 年平均浓度下降 8.6%；在中央环保督查移交问题方面整改有力，成为副省级城市首个国家生态园林城市、全国美丽山水城市；在"五废共治"方面，九峰环境能源、萧山临浦和钱江餐厨废弃物资源化利用项目建成，主城区和农村生活垃圾分类小区覆盖率分别达 85% 和 80%。在交通治堵方面，杭州铁路枢纽规划获批，地铁建设五年攻坚、快速路网建设四年攻坚全面启动，新增地铁运行里程 35.8 公里；智慧治堵试点全面铺开并取得阶段性成效，"城市数据大脑"交通 V1.0 平台上线运行，归集 270 亿条数据，试点的中河—上塘高架路平均延误降低 15.3%、出行节省时间为 4.6 分钟等。健康环境、卫生体系等是政府在推进健康城市建设中必然高度重视的领域，但健康环境、卫生体系等何以能够最大效益化运行？何以能真正推进居民幸福感、获得感、安全感、参与感的增长？没有健康社会的构建就没有上述目标的实现。

杭州市在推进健康城市的建设过程中，统筹规划，取得了实质性进步，健康环境、健康卫生体系、健康文化等都有专章论述，本部分主要是介绍杭州市 2017 年健康社会的建设探索路径和成就。

一　健康社会的研究缘由和基本视角

追求健康与对健康问题的讨论在人类史上是永不过时的话题。人口老龄化、大量人口聚集城市带来的生活方式变化、城市发展带来的人文心态变化、城市经济发展带来的居民幸福感追求变化、贫富差距进一步加大带来的群际矛盾和健康支付能力变化等社会问题迫使健康城市要充分考虑健康社会的建设问题。

在此背景下，政府认识到可以通过进一步完善社会制度满足人们最基本的健康需求。2016 年 8 月 19～20 日习近平总书记在全国卫生与健康大会上强调："要把人民健康放在优先发展的战略地位，没有全民健康就没有全面小康"[①]，肯定了人民健康在国家政策中的地位，也肯定了国家对人民健康的重要责任，政府连续出台的《健康中国 2020》与《健康中国 2030》等一系列健康政策更是把健康上升到了"国策"的战略高度。近年来，我国医疗卫生水平整体上取得了一定的成效，但是对疾病的恐惧与对未来健康状况的忧虑仍是困扰人们生活水平提高的主要障碍。在片面健康观与单一健康获得方式的影响下身体和社会疾病仍是阻碍大众奔小康的可怕屏障[②]，满足人们的基本健康需求，减轻人们的健康负担，是推进健康中国建设的重中之重，基本健康需求的满足依赖于完善的健康体系。

健康社会源于健康城市建设。健康城市建设包涵了健康社会、健康环境、健康产业、健康人群四个方面的内容，其终极目标是最终实现人的全面发展。

所谓健康，按照世界卫生组织的定义，是指"健康不仅是没有疾病或不受伤害，而且还是生理、心理和社会幸福的完好状态"[③]。在这个定义中，"健康"一词，明显包括了三重含义：其一是没病没灾；其二是身心健康；其三是精神愉悦。这样理想的"完好状态"显然远远超出了小健康理念下的"医疗卫生"的范围。其实，世界卫生组织于 1946 年在其章程中，就将"健康"的内涵界定为"包括身体、心理和社会安康的在内的

---

① 习近平：《把人民健康放在优先发展战略地位》，新华社，2016 年 8 月 20 日，news. xinhuanet. com/politics/2016－08/20/c_ 1119425802. htm。

② 韩丁：《健康模式变迁与中国基本健康保障服务的公共供给》，《体育与科学》2006 年第 3 期。

③ 唐钧：《关于健康社会政策的理论思考》，《江苏社会科学》2008 年第 4 期。

良好状况，而非仅仅是没有生病或者不虚弱"。可见当时世界卫生组织对于健康的内涵理解已超越了医疗卫生领域，进一步涵盖心理、社会环境对于健康的影响。同时，世界卫生组织认为，健康作为人的基本权利之一，其应超越种族、宗教、政治信仰或经济社会条件的差异影响。世界卫生组织对于健康内涵的界定是一种社会模式的健康观念，挑战了人们传统的医学模式下的健康观念，也在日后成为健康城市项目的诸多理论和实践的核心基础。

在这个意义上说，健康不再是一个简单的"没有疾病"的概念，而是人们社会功能的具体体现，是其在所生活的社会背景下具有良好的适应状态。① 有研究表明："好的医疗保健并不必然意味着良好的健康状况。良好的健康状况与那些医院医生无法控制的因素联系最为紧密，包括遗传、生活方式，如吸烟、饮食、饮酒、运动、焦虑，以及物理环境，如污水处理、水质、工作条件等。大多数损害人体健康的因素是医生和医院无力控制的，从长远看，婴儿死亡率、疾病以及人的寿命受到医疗保健质量的影响很小②。"

从社会学角度出发，认为生物学意义的健康并不能代表健康的全部，人同时具有生物属性和社会属性，所以人的健康也应该从这两个方面去阐述。其中，对社会属性健康的认识和对健康的社会的认识密切相关。健康的社会应该是稳定有序、高度和谐的社会，具有较强的抵御各种自然的和社会灾难的能力，且整个社会各系统组成要素之间有较好的相互依存、相互制约的关系，能比较充分地满足人的各种需要。健康的社会要求其成员能有效地维持社会的有序性，使整个社会的功能发挥良好，破坏社会有序性的行为则是不健康的社会行为。健康的社会必须由健康的社会人组成。讲道理、讲道德和讲法律是健康社会人的主要标志。健康的社会和健康的社会人相互作用，可形成良性循环，促进全人类健康水平的提高，实现世界卫生组织人人健康的

---

① 刘丽杭、王小万：《健康的社会决定因素与健康的不公平》，《中国现代医学杂志》2010 年第 15 期。

② 〔美〕戴伊：《理解公共政策》，彭勃等译，华夏出版社，2004。

理想。①

健康社会必然涉及社会与人的关系，健康社会首要解决的是社会秩序，也即社会秩序能"以人为本"，满足人的尊严，尊重人对更有保障的、更好的生存的需求；健康社会也必然涉及人与自然的关系，在人与自然的关系构建中能"以自然为本"，尊重自然，尊重自然的运行规律。在社会的运行中善于将政府、企业、公众的行为协同整合起来，不断对"社会秩序"进行自杭州修正，让物质、信息、资金等各种要素在整个环境社会系统中通畅、快速循环流动起来，切实统筹"以人为本"和"以自然为本"，兼顾人、自然、社会的和谐发展②。

健康社会的研究源于健康理念和健康政策的转变。

2013 年 6 月，第八届国际健康促进大会在芬兰首都赫尔辛基举行，大会提出的主题"将健康融入所有政策"开启了健康社会研究的实质性步伐。在一定意义上说，2013 年是健康社会研究的元年，因为之后很多国家将这一理论用到改善居民健康、解决健康不公平、提高公共政策制定能力构建中，即将健康融入所有政策是一种旨在改善人群健康和健康公平的公共政策制定方法，它系统地考虑了公共政策可能带来的健康影响，寻求部门之间的合作，避免政策对公众健康造成不良影响③。这一概念的界定是基于健康，不仅仅是受到卫生部门制定的政策影响，其他部门（如教育、农业、环境等部门）制定的政策也影响人群的健康。

"将健康融入所有政策"是公共健康理念认知的大转型，源自数十年来学界和政府对于健康内涵认识的探索和转变，对于健康的认识决定了人们采取何种方式及何种态度以保护健康。

---

① 唐玉平、李鹏高：《健康的社会与健康的社会人》，《河北理工学院学报》（社会科学版）2002 年第 3 期。

② 叶文虎：《坚持"三生"共赢建设健康社会是生态文明建设的关键》，《武汉科技大学学报》（社会科学版）2010 年第 2 期。

③ 袁雁飞、王林、夏宏伟、郭浩岩：《将健康融入所有政策理论与国际经验》，《中国健康教育》2015 年第 1 期。

"将健康融入所有政策"的发展①认识最早可以追溯到1978年9月的国际初级卫生保健会议，在本次会议上，世界卫生组织和联合国儿童基金会发表了著名的《阿拉木图宣言》，宣言指出健康是世界范围内重要的社会目标，这个目标的实现不仅仅需要卫生部门的努力，也需要其他社会、经济部门的参与，这是"将健康融入所有政策"思想形成的基础。之前，大部分人习惯于将健康与医疗卫生领域的病原体相联系，认为健康即是"没有生病"，并将公共健康归为医疗卫生领域的责任，这是医学模式下的健康内涵。随着国际社会的不断发展，人们对于健康的内涵有了更广泛而深入的认识。1986年11月第一届国际健康促进大会上发表了《渥太华宪章》，认为要建立健康的公共政策，而不是健康政策，它把健康问题提到了各个部门、各级领导的议事日程上，使人们了解决策对健康的影响并承担健康责任。1997年世界卫生组织关于健康跨部门行动会议上极力主张卫生部门要和其他部门形成工作上的合作关系。2005年世界卫生组织社会决定因素委员会在教育、工业、税收和福利工作中推荐使用健康促进政策，即非卫生部门也要将健康纳入工作考虑范畴。2006年芬兰在欧盟主席国会议期间正式介绍了"将健康融入所有政策"的理念及在芬兰的实际应用，并受到欧盟成员国的认可，自此"将健康融入所有政策"开始成为欧盟制定政策的重要原则，并也开始被世界各国正式认识并运用到本国的实践中。2010年"将健康融入所有政策"的阿德莱德声明强调，当卫生部门和其他部门共同制定政策时，政府的目标才能够很好的实现；所有部门要加强合作来促进人类发展，同时提高健康水平。经过30多年的发展，2013年6月第八届国际健康促进大会上发表的《赫尔辛基宣言》正式定义了"将健康融入所有政策"，并且认为"将健康融入所有政策"是实现联合国千年发展目标的组成部分，各个国家在起草2015年之后发展计划时应该重点考虑"将健康融入所有政策"的理念。

---

① 这部分的论述内容主要见顾沈兵、尹慧、丁园、潘新峰、Kwok Cho Tang《将健康融入所有政策——概述与实践》，发表于《健康教育与健康促进》2017年第1期。原文的注释不再重复。

从上述的"将健康融入所有政策"理念的发展历程来看，将健康融入所有政策这一理念并不意味着健康是每项政策的核心，而是强调为了达到共同的目标需要跨部门间的合作。

城市如今已成为公共健康问题的重灾区。但由于医疗卫生领域长期以来在公共健康领域处于牢固的主导地位，许多国家将绝大部分公共健康资源分配于免疫与筛查等预防性技术、疾病治疗与康复，使得其他领域对于健康促进和疾病预防的作用受到忽视。也因此，虽然世界卫生组织的健康内涵早在20世纪后期获得理论界的认可，至今仍未能够完全改变大部分人的医学模式下的健康观念。这种滞后性带来了诸多的健康问题，因为公共健康的促进已不再仅限于公共卫生研究领域的范畴，其影响因素众多，作用机制复杂，对各个国家的发展战略和统筹协调能力提出了极高的要求。

根据学界已有的研究①认为，人类的健康决定因素总体可分为个人的先天因素、生活方式、社区、当地经济、活动、建成环境、自然环境以及全球生态系统8个层面。第一层是人们的年龄、性别等遗传因素；第二层为生活方式，包括饮食习惯、体力活动和工作与生活的平衡等方面；第三层社区圈层是指各类社会资本以及社区网络决定了人们能否在社会交往中获得互助与支持；第四层为当地经济圈层，该圈层包含收入、改革、市场和投资等因素；第五个圈层为活动圈层，即人们的工作、购物、通勤、生活、娱乐和学习等行为；第六个圈层为建成环境圈层，即建筑、场所、街道和车行道等外部环境能够影响人们的各种体力活动与社交活动等方面；第七个圈层为自然环境圈层，即居住地的自然环境、绿化、空气、水和土地等因素；第八个圈层为全球生态系统圈层，即气候稳定、生物多样性

---

① 这部分的研究成果主要见杨晓春《健康城市规划理论与实践综合评述》，2017年深圳大学硕士学位论文；袁雁飞、王林、夏宏伟、郭浩岩《将健康融入所有政策理论与国际经验》，《中国健康教育》2015年第2期等。

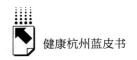

等①。总体而言，以上不同层级的健康决定因素相互嵌套，并均能够逐层向内部圈层产生影响，所有层级的共同努力成果最终表现为个人的健康水平。由此可见，与健康相关的因素已拓展至社会生活的各个层面，公共健康水平的提高不再局限于医疗卫生水平，而是需要多个领域、团队以及个人的共同参与和通力合作。

"将健康融入所有政策"的适用性已获得来自社会结构顶层的明确认知，其有效性也已被证明。2015 年，中国共产党的十八届五中全会提出要将健康中国上升为国家战略。2016 年 7 月，全国爱国卫生运动委员会发布《关于开展健康城市健康村镇建设的指导意见》，明确了健康城市和健康村镇是新时期的国家重点工作内容。2016 年 8 月，中共中央政治局审议通过《"健康中国 2030"规划纲要》。2016 年 11 月，在浙江省杭州市召开全国健康城市健康村镇建设座谈会暨健康城市试点启动会。2016 年以来，此理念的实施也获得了全球多国领导人的大力支持，从而极大地增强了联合国可持续发展目标的可接受性。大约 10 年前已有 40 多个国家陆续应用"将健康融入所有政策"的理念，实施跨部门促进健康公平的政策②。这 10 年来，应用此方法的国家数目逐渐增加。中国也已在这方面有所行动。2016 年 8 月，中国国务院颁布了《"健康中国 2030"规划纲要》，明确提出"把健康融入所有政策，加强各部门各行业的沟通协作，形成促进健康的合力。全面建立健康影响评价评估制度，系统评估各项经济社会发展规划和政策、重大工程项目对健康的影响，健全监督机制"。作为二十国集团杭州峰会成果文件之一的《二十国集团落实 2030 年可持续发展议程行动计划》，也明确认识到"卫生是维持社会经济稳定的要素之一"，也是可持续发展的一个重要方面。强大和有韧性的卫生体系对应对当前和突发全球卫生挑战至关重要，有助于建立高生产率的劳动力、稳定的社会保障网，并最

① Barton H. , Grant M. , Urban Planning for Healthy Cities: A Review of the Progress of the European Healthy Cities.

② 中华人民共和国国家卫生和计划生育委员会：《"健康中国 2030"规划纲要》，http://www. nhfpc. gov. cn/xcs/wzbd/201610/21d 120c917284007ad9c7aa8e9634bb4. shtml。

终建成一个繁荣的社会①。2017 年 1 月，习近平主席在世界卫生组织总部见证了《中国与世界卫生组织关于"一带一路"卫生领域合作备忘录》的出台，再一次显示了中国领导人对健康在发展中地位的高度重视，不仅要把"一带一路"建成共同发展、共同繁荣之路，也要建成共同健康之路。这也是对"把健康融于所有政策"的最好阐释，为促进地区及全球卫生安全和可持续发展提供了机会②。

20 世纪以来，城市面临健康、生态、卫生等诸多社会问题，究其原因是城市高速的工业化破坏了生态环境。城市的高度发展，给人类带来了数不清的便利，同时也消耗了大量的资源，在这种全球能源危机的形势下，出现了全球气候变暖、空气雾霾肆虐、城市环境恶化等一系列问题，这些都严重威胁人类身体健康。城市作为一种生活环境，已成为国际社会的焦点。在当今社会的趋势下，健康社会研究可以包括社会资源的分配，决策过程的透明度，社会的共建、共享、共治等方面，也即关系到居民幸福感、获得感、安全感和参与感等的诸多影响因素都是健康社会研究的考量内容。对于杭州市而言，社会组织参与社会治理的程度、政府便于服务改革的"最多跑一次"工程实施及社会救助体系的完善在一定程度上都能体现健康社会建设的成就。

二 服务便民化：政府"最多跑一次"
改革满足居民幸福感

杭州市为了贯彻落实《"健康中国 2030"规划纲要》和《"健康浙江 2030"行动纲要》，推进健康杭州建设和提高人民的健康水平，特别制定《"健康杭州 2030"行动纲要》，把"将健康融入所有政策"作为指导，坚持政府主导、部门协作、社会共同参与工作机制，围绕七个人人享有的目标

---

① 《二十国集团落实 2030 年可持续发展议程行动计划》，《人民日报》2016 年 9 月 6 日，第 8 期。
② 周睿漩：《中国与世卫组织签署〈备忘录〉推动多项合作创新》，http://www.moh.gov.cn/zhuz/mtbd/201701/SOa260e2314646 a8bf24e89a c0e31056.shtml。

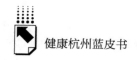

探索并形成了健康城市建设中的杭州模式①。将健康融入所有政策的目标要求政府和部门将实现所有人的健康作为社会治理的重要目标，强调人民享有获得健康的权利，政府有责任和义务保护人民群众的健康②。杭州市为响应健康中国战略的提出，将"建设惠及城乡居民的健康杭州"写进《杭州国民经济和社会发展第十三个五年规划纲要》，切实提高广大群众的健康素养和健康水平③。对于杭州市健康社会建设而言，杭州市政府服务"便民化"改革的"最多跑一次"充分体现出政府在发挥健康促进过程中的优势，为健康社会建设探索出了一条良好路径。

"最多跑一次"改革是习近平总书记以人民为中心的发展思想的杭州实践，是 2017 年杭州市推进政府自身改革和推进健康社会建设的行动纲领。它有利于增创体制机制新优势，加强社会治理，优化发展环境，以改革惠及更多人民，在治理体系和治理能力现代化上推进人民的幸福感。全面整合优化权力运行业务流，全面深化"一窗受理、集成服务"，建立健全"最多跑一次"政务服务标准体系，深入推进企业投资项目审批"最多跑一次"改革，深入推进商事制度改革，深入推进便民服务"最多跑一次"改革，深化"互联网＋政务"行动，深化统一政务咨询投诉举报平台建设，推进"最多跑一次"改革向事中事后监管，深入推进统一公共支付平台建设，推动"最多跑一次"改革向基层延伸等。

（一）"最多跑一次"改革的主要举措

1. 全面整合优化权力运行业务流

其主要举措是以权力清单和公共服务事项目录为基础，深入开展各层级群众和企业到政府办事事项和办事指南梳理工作，加快推进事项名称、办事

① 中共杭州市委、杭州市人民政府：《关于印发"健康杭州 2030"规划纲要的通知》，"中国杭州"政府门户网站，2017 年 4 月 6 日。
② 卫生计生委介绍关于健康促进指导意见有关文件，www.gov.cn/xinwen/2016－11/18/content_5134266.htm。
③ 《健康浙江、健康杭州：G20 后时代倾力打造"健康中国示范区"》，www.suhu.com/121308252_374902。

指南、业务流程的统一规范，推进政务办事事项向行政服务中心集中进驻，进一步优化行政权力运行流程，提高"最多跑一次"事项覆盖率，建立健全群众和企业到政府办事事项和办事指南动态调整机制。

2. 全面深化"一窗受理、集成服务"

其主要举措是深化完善各地行政服务中心"一窗受理、集成服务"改革，积极探索相对集中许可权试点工作。深化"一窗受理"平台应用，加快推进"一窗受理"平台与业务系统对接，进一步优化窗口设置，推进现场管理标准化，着力推行"受理办理相分离""办理与监督评价相分离"。

3. 建立健全"最多跑一次"政务服务标准体系

其主要举措是以标准化为引领，进一步建立健全"最多跑一次"政务服务标准体系。围绕群众办事和政府监管的全流程，积极制定和完善数据标准建设、行政服务大厅现场管理、咨询投诉举报平台建设、"双随机、一公开"抽查、基层"四个平台"建设等地方标准，夯实"最多跑一次"改革的制度保障，推动"最多跑一次"政务服务提档升级。

4. 深入推进企业投资项目审批"最多跑一次"改革

其主要举措是以"最多跑一次"改革倒逼企业投资项目审批制度改革。按照能减则减、能合则合的原则，减少企业投资项目审批事项和环节，推进跨部门、跨层级的企业投资项目审批事项、审批流程集成化。进一步推进企业投资项目审批以及事中事后监管服务全面提速增效，建立全覆盖、多层次、高效率、优服务的企业投资项目高效审批服务机制。

5. 深入推进商事制度改革

其主要举措是围绕市场主体的办事需求，通过减少证照数量，简化办事程序，压缩企业进入市场前后成本和费用，减少企业往返政府部门次数；同时，强化政府部门间的信息共享和业务协同。进一步降低市场准入门槛、完善登记制度，全面推行"证照分离""多证合一""证照联办"，加快推进工商登记全程电子化，实现所有领域和跨层级政府部门"能联尽联"。

6. 深入推进便民服务"最多跑一次"改革

其主要举措是针对群众密切关注、反应强烈、办件量较大的不动产登

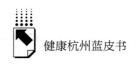
记、职业资格、资质、社保医保、户籍、出入境、车辆和驾驶人员证照办理等领域，从群众的办事需求出发，进一步精简、整合便民服务领域的办事环节、办事材料，优化办事流程，创新服务载体，提升审批效率，实现群众办事"一网通办""一证办理"。

7. 深化"互联网＋政务"行动

其主要举措是以政府数字化转型为方向，以群众和企业办事"一窗受理、一证办理、一次办结"为目标，加快完善网上政务服务体系。一是全面推行网上申请、快递送达、电子归档，深化"互联网＋政务服务"应用。到2020年底前，除公文、资料涉密和依法需要听证、技术评审、专家论证等事项，省市县三级政务服务事项实现全流程网上可办；与民生服务相关的事项全面实现通过移动端办理。二是整合"互联网＋政务服务"基础设施，建设全省统一的人口综合库、法人单位综合库、信用信息库、电子证照库、办事材料共享库等基础数据资源库，推动信息系统整合和公共数据资源共享开放，为"最多跑一次"改革提供完善的数据流支撑。

8. 深化统一政务咨询投诉举报平台建设

其主要举措是在建立和健全公共服务事项数据库的基础上，完善统一平台技术架构、应用支撑平台建设和管理平台功能，使平台性能显著增强，办理流程更加优化，服务形式更加多元，用户体验不断提升。积极推进"互联网＋信访"服务体系建设，开展统一平台标准化建设和各地各部门个性化服务，全面建成覆盖全省的设施集约统一、资源高度共享、业务有机协同、服务便捷高效、安全保障有力的统一平台，力争实现群众咨询、投诉、举报"最多跑一次"目标。

9. 深入推进统一公共支付平台建设

其主要举措是充分利用云计算、移动互联等信息网络技术，依托浙江政务服务网融合汇聚商业银行、支付机构各类支付渠道，推广和深化平台应用，协力促进政府治理和公共服务改革创新，最大限度地实现便民惠民。

10. 推进"最多跑一次"改革向事中事后监管

其主要举措是以"最多跑一次"改革理念推进事中事后监管，强化依法监管、科学监管、合理监管，进一步深化"双随机、一公开"监管、综合行政执法体制改革，积极探索智慧监管、审慎监管，加强信用体系建设，构建"事前管标准、事中管达标、事后管信用"的监管体系。

11. 推动"最多跑一次"改革向基层延伸

其主要举措是全面推进乡镇（街道）"四个平台"建设，进一步提高乡镇（街道）响应群众诉求和为民服务的能力。不断完善县级部门设置在乡镇（街道）的服务窗口，优化行政资源配置，更好地承接和落实"放管服"各项改革。

（二）"最多跑一次"改革的主要成就与问题

"最多跑一次"改革是杭州市政府健康社会打造的自觉行动，充分切合了十九大报告中对我国社会主要矛盾已经转化为人民日益增长的美好生活需要和不平衡不充分的发展之间的矛盾表述的要求，是着眼于"小事""琐事"，着眼于细节、着眼于细微，在自身力所能及的范围内，针对民众生活中遇到的最具体、最实际的问题进行"微调"式的改进和优化。

杭州市"最多跑一次"改革实施一年来，取得的成就是巨大的。姑且不论对政府运行体制产生的影响，单就对便民服务意识而言，其贡献主要体现为以下几点。

1. 不断健全了为民综合服务机制

"最多跑一次"改革从全面统筹改革的角度出发，从依法全面履职的实际要求出发，高度重视事中、事后监管工作机制建设，切实抓住了"双随机"监管机制建设和行政执法综合改革的有利时机，有利于盘活执法资源。这个改革进一步厘清了政府与市场、社会的边界，深入落实了"减事项、减材料、减时间"的要求，进一步推动了政务办事事项向行政服务中心进驻，优化了业务流程。以杭州市民政系统为例，其"最多跑一次"改革初见成效。全市民政智慧数据展示平台初步建成，对比形成了市、县两级民政系统办事事项指导目录和服务指南，进一步缩减了环节、流程。在全省率先建立了社会组织审批"一窗受理、集成服务"部门联办服务平台，并逐步向区、县（市）

延伸拓展。在全省率先实现《浙江省老年优待证》办理"最多跑一次"改革目标，从原来的"一月办结"变成"立等可取""即办即领"，并全力推广"上门办""网上办"，逐步实现"一次都不跑"目标。行业协会、商会与行政机构脱钩改革任务基本完成。出台政策、制定方案、落实责任，借势借力稳妥推进脱钩改革。截至 2017 年 12 月底，全市行业协会商会与行政机关脱钩的数量已达到总数的 67.8%，市本级 79 家业务主管单位对主管的 702 家社会团体全面开展清查规范，进一步提升了规范化管理水平。

2. 全面推进了服务工作标准化建设

以"最多跑一次"改革为契机，各级政府部门的业务局处（科）在 2017 年底前，基本更新完善了统一政务咨询投诉举报平台知识库、政务服务网办事指南，确保了网上公布和实际办理相一致，且全面建立行政服务中心网络、微信、电话"预约"机制。要针对每一项行政权力和公共服务事项，逐一做到事项名称、适用依据、申请材料、办事流程、办理时限、表单内容、指南编制"七统一"，实现了办事全过程公开透明、可追溯、可核查，真正让群众"找得到、看得懂、办得快、可监督"。并以此为突破，加快推进了包括服务、设施、管理、行业规范等标准体系的建设。分别制定和出台了覆盖现场服务、网上服务、咨询服务、技术支撑等流程的"最多跑一次"地方标准体系。如在数据共享方面，2017 年发布了《法人库数据规范》地方标准。并于 2018 年在各部门公共数据归集基础上，发布《"互联网＋政务服务"公共数据管理规范》《信用信息库数据规范》地方标准。在现场服务方面，2017 年完成了《行政服务大厅现场工作管理》地方标准的制定，使现场管理工作机制、定置管理、服务礼仪、安全管理等都有标可依。并于 2018 年开展了地方标准的贯标达标工作，联合相关部门推动行政服务大厅主动对标达标，提升现场管理水平。在标准落地方面，启动了"最多跑一次"标准化重点项目建设，2017 年开始每年安排一批试点项目，推动地方标准在基层落地生根。在技术支撑方面，并于 2018 年组建"最多跑一次"标准化技术委员会，集聚行业厅局、科研院所、服务大厅的专家资源，开展"最多跑一次"地方标准体系的顶层设计、地方标准立项论证等工作。

3. 全力加快了政府信息化步伐

遵循"最多跑一次"改革的要求，各级政府部门都把信息化建设作为服务居民创新发展的重要基础，加快构建"一中心、二体系、三平台"总体框架，全面加大信息系统开发建设力度，基本实现了基础数据归集和审批服务事项全覆盖。基本做到线上线下实时互动，做到咨询、预约、预审、办事申请、材料提交、审查审核等在线办理。畅通了层级之间的数据归集、核对，基本打通了信息孤岛、数据壁垒，基本达到了让办事群众和企业少跑腿、不跑腿的改革目标。实质性推动了乡镇（街道）便民服务中心、村（社区）代办点建设，建立了"乡镇（街道）、村（社区）前台综合受理，区级后台分类办理，乡镇（街道）、村（社区）统一窗口出件"的服务流程，逐步实现了政务服务事项的一窗口办理、一站式服务、一平台共享、全区域通办和全流程效能监督。

4. 提升了便民服务质量

健康社会一定是一个政府与民众相互合作的社会，也是政府和民众相互认同的社会。便于服务的宗旨是居民确实得到便利化的实惠。如杭州市在商证办理方面继续梳理可以合并的证照事项，推动了信息采集、记载公示和管理备查类的证照等内容或信息进一步整合到营业执照上，实现"应纳尽纳"，加快推进了"多证合一、一照一码"营业执照的广泛应用，使营业执照成为企业唯一身份证，使统一社会信用代码成为企业唯一身份代码，基本实现了企业"一照一码走天下"。且计划至 2020 年全面实现内资企业 2 个工作日完成办理手续，外资企业 3 个工作日完成办理手续，对需要实地勘查的事项可适当延长办理时限，办事群众现场排队等候时间原则上不超过 20分钟。在户籍方面，全面推进了人口信息化建设，推动实现跨市户口迁移"最多跑一次"，计划 2020 年基本完成户籍制度改革任务，建立健全户籍管理服务规范统一、便捷高效、共享智能的长效运行机制体系。在车驾管方面，加强了车驾管窗口规范化建设，提升窗口服务水平，提升公安机关内部数据共享水平，进一步减少了群众办事材料，简化了办事流程。2018 年全年实现更加科学合理的车驾管"一窗式受理、一站式服务"模式。完善了综合行政执法部门设置，强化执法重心下移，如优化综合行政执法部门职能配置，有序推进纳入综合行政执法范围的行政处罚权集中行使，建立健全执法协作配合、社会信用联动和司法衔接等机制。全面推进综合行政执法规范化建设，加强执法人员培训，提升执法效能。并于2018年统一综合行政执法制式服装和标志标识，实现乡镇（街道）、功能区综合行政执法派驻机构全覆盖。并计划于2020年基本理顺综合行政执法体制，实现城镇管理、社会管理、民生事业、环境保护、公共安全等领域的全部或部分行政处罚权集中行使。

当然还有很多值得总结的经验和成就，同时要指出的是，"最多跑一次"改革由于是自上而下的政府主动性改革，在一定层面上带来了部分政府相关部门压力过大及不适应的问题，也在一定程度上强化了形式主义的趋势。但无论如何，"最多跑一次"改革是杭州健康社会打造的重要实现手段。

如前所述，"最多跑一次"改革是增进居民幸福感的便民手段改革，其实幸福感和获得感是不可分离的两个支点，幸福感作为一种满足的心态以获得感为支撑，获得感作为一种尊重的需要以幸福感为基础①。于健康社会建设而言，实现政府治理和社会调节、居民自治良性互动是居民幸福感和获得感的真实体现。中国健康社会建设实践与西方社会所强调的社会中心主义和公民个人本位有很大的差异。在健康社会建设实践过程中要明确价值导向，就是要强调关怀意识，从治理效率转向以关怀为中心的人际关系协调，进而塑造一种更加人性化的治理行动。这种治理行动要更多地"为他"而不是以自身的需要来开展行动。在治理过程中要重塑价值观，那就是要坚持以民众幸福感和获得感为导向，坚持从广大民众普遍关注的生活事件出发，为民众提供实在、有效的服务，解决好涉及民生的各项公共服务需求、实现社会效益最大化。在健康社会建设实践过程中要明确目标追求，那就是构建社会生活共同体，让人民在共同体中享受到充分的自由、平等和幸福。这是中国健康社会建设的要义所在。

---

① 赵定东：《以"两感""两共"完善基层社会治理格局》，《社区》2017年第16期。

三　救助精细化：切实满足居民安全感

健康社会是一个有序的社会，是一个各种利益有机协调的社会，也是居民充满安全感的社会。

从居民的切身利益诉求类型而言，可以分为权利救济诉求和政治表达诉求。前者又可分为直接受到侵害的个体利益诉求、直接受到侵害的集体利益诉求和间接可能受到侵害的利益诉求；后者是指由诸如城市规划、行政征收等社会公共政策导致的群众利益诉求①。就普通居民而言，市场经济的产生及形成过程带来了两个方面的利益重构问题：其一，个体利益的生成以及满足个体利益的社会功能；其二，个人利益与社会利益的关系复杂化。在利益的评价上出发点有两个：一是个人优先，二是优先考虑普遍的利益即社会利益②。如何协调个人利益与社会利益的关系呢？从这个角度出发，正视人民的利益诉求是社会不断进步变化的表现，也是健康社会建设的必然突破点。

社会救助作为社会利益协调的有力手段有利于增进社会的和谐，有利于增进社会的健康，也有利于完善和弥补社会的缺陷。杭州市作为东部发达区域的排头兵之一，充分利用其富有的经济资源和务实的文化资源，利用健康城市打造的契机在社会救助方面走出了一条可借鉴的道路。

（一）社会救助的理论依据

社会救助是一项健康社会建设的重要社会政策。社会政策是一个结构完整的理论系统，一般而言，是特指社会福利政策，最早是 1873 年由德国经济学家瓦格纳提出的，在他看来，社会政策是依立法和行政的手段以排除分配过程中弊害的国家政策。以此为开端，在福利政策领域，社会政策研究的

①　梁平等：《政治诉求与权利救济》，《河北师范大学学报》2013 年第 4 期。
②　赵定东、龚上华、张孝廷、赵光勇：《农村社区"上下联动"协同治理的机理与效用》，《观察与思考》2017 年第 5 期。

发展经历了三个阶段：19 世纪 70 年代~20 世纪 40 年代的"国家责任说"、20 世纪 40 年代~20 世纪 70 年代的"社会服务说"和 20 世纪 70 年代以后的"福利制度改革理论"①。也就是说，社会政策发端于经济学、行政学的研究，但社会政策研究涉及的诸如社会保障政策、文化教育政策、医疗卫生政策、城市规划与住房政策、人口政策以及带有法规性质的公共政策均为健康社会研究的重要领域，特别是社会政策重点研究的"公平与权利""国家与社会""公民参与"等核心理论均为健康社会研究的重要内容②，因此从健康社会的角度对社会政策形成的基础，即社会环境的反哺作用展开研究应该具有一定的学理和现实价值。

作为以利他性规范为主要内容的社会政策的含义，学界有不同的理解，因而导致了对其研究的不同路径。总的概括，到目前为止，对社会政策的各种理解基本可以分为两个类别：一是对社会政策的狭义的解释，即社会政策包括的具体内容主要是对国家的有关政策和项目的本身解释；二是广义的，即对社会政策的理解不仅仅是国家或政府既有社会政策的解释，还包括对可能和应该的社会政策的思索③。在这种背景下，社会政策的研究呈现出三种不同的研究维度，即静态论、动态论和实践论。静态论关注政府的主体地位，认为社会政策包括了社会保险、社会救助、住房政策等，它以蒂特姆斯、沃尔克尔等为代表人物。这一研究视角主要是对政策本身的解释。动态论认为，社会政策不仅属于政府行为，更重要的是它反映了不同社会群体在

---

① 唐钧：《关于健康社会政策的理论思考》，《江苏社会科学》2008 年第 4 期。文中将社会政策的发展界定为"前福利国家"阶段、"福利国家"阶段、"后福利国家"阶段，也就是说他是在经济学领域的探讨。

② 赵定东、倪炜：《社会政策的效用与人口的区际流动》，《沈阳师范大学学报》（社会科学版）2006 年第 4 期。

③ 狭义的解释一般是列举出有关的政府政策，同时说明这些政策与公民福利有关，如汤姆·伯登认为"社会政策与国家干预的形式有关，而国家干预影响着人们生活的社会机会和条件。社会政策研究通常集中于诸如教育、社会保障、福利和健康服务、住房提供等干预领域"。广义的理解彼此之间存在巨大的分歧，如英国的米沙拉认为，"社会政策这个术语的使用，在一般意义上涉及与需求有关的社会行动的目的和目标，以及这些需求被满足的结构模式和安排"。还有美国的瑞恩等也有不同的认识。详见杨伟民编著《社会政策导论》，中国人民大学出版社，2004，第 46~54 页。

资源和社会关系等方面的分配结果，而左右社会政策产生不同结果的是社会经济与政治部门的制度安排。社会政策是福利制度的输出，它的意识形态及国家目标投入是起重要作用的①。这一视角主要关注社会政策的结果及导致这种结果的社会根源。实践论认为，社会政策是一定时期、一定区域内的各种社会力量为解决社会问题协调的结果，是只能放在特定社会环境中来理解的政治过程②。这一视角开始把社会政策的合法性作为研究的起点。

三种不同的研究路径决定了社会政策三种各异的研究视角。本文的视角更偏重于实践论的研究路向。本文认为社会政策是一定的经济制度和国家制度在社会生活领域中的政策表现，它在研究社会发展过程的基础上，以一定的历史和经济条件为背景而提出的用以协调社会发展的诸条件，调节人们的物质生活、精神文化生活、社会政治生活和社会保障等方面的社会关系，促进社会生活和经济生活的和谐稳定发展，解决各种社会问题、社会矛盾，理顺社会关系的政策总和。自1873年德国为解决当时劳动问题提出"社会政策"以来，在适应社会变动的动态发展中特别是每当社会政治经济制度发生新的变更和社会处于转型过程中时，社会政策的重要性就凸显出来，同时其研究和实践受到政府部门、社会组织的青睐，社会政策的内容及侧重点也发生不同程度的转向。一般而言，社会政策的内容包含了社会发展条件、日常物质消费、精神文化生活、社会保障等方面。③ 因而它既是宏观的，又是中层的；既是普世的，又是动态的微观分析。

（二）杭州市的社会救助精细化成就与问题

按照上文的理解，可以认为，杭州市的社会救助是以杭州特有的历史和经济条件为背景而提出的用以协调社会发展诸条件，调节人们的物质生活、

---

① 王卓祺、雅伦：《西方社会政策概念转变及对中国福利制度发展的启示》，《社会学研究》1998年第5期。

② 参见杨团《社会政策的理论与思考》，《社会学研究》2000年第4期。

③ 〔美〕卡尔·帕顿、大卫·沙维奇著：《政策分析与规划的初步方法》，华夏出版社，2001，第205～216页。

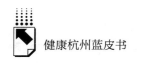
精神文化生活、社会政治生活和社会保障等方面的社会关系，促进社会生活和经济生活的和谐稳定发展，解决各种社会问题、社会矛盾、理顺社会关系的主要政策举措。根据 2017 年杭州社会救助的基本实践，可以判断其基本思路是按照"兜底线、织密网、建机制"和"统筹城乡社会救助体系，完善最低生活保障制度"要求，充分发挥社会救助制度兜底保障作用，提升了居民的安全感，努力织密扎牢社会救助安全网，为新时代社会救助工作开好局、起好步，奠定扎实基础。其精细化成就可以总结为以下几点。

1. 正面切合了"最多跑一次"改革

一是梳理确认"最多跑一次"事项。借势"最多跑一次"东风，按照"让数据多跑路，让群众少跑腿"要求，充分发挥社会救助联席会议制度作用，确定低保、低边、临时救助等 6 项可实现"最多跑一次"，统一并向社会公布服务流程。二是加大简化程序的政策供给。通过制定《社会救助家庭认定办法》《社会救助家庭评估标准》等一系列制度规范，取消 14 项需群众提供的证明类文书，改由部门之间以电子证照的形式提取。三是升级数据共享平台。市政府出台《杭州市社会救助家庭经济状况核对办法》，加强部门协作和数据共享，升级的市级帮扶救助信息平台，通过流程再造和数据共享，正常投入运行。目前已有人口、车辆、不动产登记、公积金、社保、国土等 17 类数据纳入平台，进一步提升了数据信息比对自动化水平。

2. 深入推进了"精准帮扶"工程

一是开展百千万蹲点调研。根据市委统一部署，杭州市相关部门深入淳安界首乡蹲点调研，与当地老百姓同吃同住，通过实地调查识真贫、分析问题解真贫、精准施策扶真贫，帮助基层解决问题，帮助群众解决困难。对政府部门蹲点调研中反映的社会救助问题，杭州市相关职能部门高度重视，会同有关区、县（市）及时加以解决。二是启动新一轮低收入农户认定。制定了低收入农户认定实施方案，联合召开低收入农户推进会，将低收入农户认定纳入对各地党委政府年度考核。市民政局、市农办多次组织对区、县（市）开展低收入农户认定工作督查指导，通报工作进度，积极协调相关部门单位，拟定惠民政策、落实帮扶措施，有力地推动了此项工作的进展。三是帮扶困难群众安全度夏。针对 2017 年夏天杭城持续高温天气，杭州市在每年开展春风行动送清凉的基础上，增发一次性防暑降温补助。各区、县（市）以独居老人、困难残疾人、低保家庭为重点对象，积极组织机关干部、社区工作者、志愿者上门走访，送上防暑降温物品。部分城区携手爱心企业为特殊困难人群免费安装空调、送上空调扇，为特殊困难人群免费体检。惠及困难群众 41627 户，支出慰问金 1120.61 万元。

3. 健全完善了政策体系

一是探索低保标准调整机制改革。市政府下发《杭州市关于最低生活保障标准调整机制改革的通知》，低保标准实现城乡统筹，杭州主城区和萧山、余杭、富阳区调整为每人每月 917 元，临安区调整为 780 元，桐庐、淳安县和建德市调整为 734 元。建立最低生活保障边缘家庭定期生活补助制度，主城区和萧山、余杭、富阳区发放 74 元定期生活补助。二是整合优化社会救助家庭认定体系。按照"四级五类"社会救助思路，市民政、教育、人力社保、财政等六部门下发《杭州市社会救助经济状况认定办法》，会同市质监局出台《社会救助家庭评估标准》，将"低保"、"支出型"、"残保"、"低边"和"低收入家庭"等五类社会救助困难群体统一纳入认定范围，实现一次申请分类认定。操作上更注重简便惠民，标准上更注重细化分类，核定上更注重全面合理，救助上更注重引导就业。三是出台杭州市临时救助办法。将困难发生在本市的户籍人口、流动人口和外籍人员纳入临时救助，对因医疗费用负担过重导致基本生活发生严重困难的家庭给予二次医疗救助，彰显了杭州国际化大都市的大气、开放。

4. 通过试点工作探索出了难点问题解决办法

一是深入推进民政部支出型贫困家庭救助试点。下城区积极开展全国支出型试点工作，通过由传统收入型低保向支出型低保扩面，由以往综合性救助向针对性救助过渡，多方面、多层次地减轻支出型贫困群体的困难，保障他们的基本生活。目前该区支出型贫困人员占低保人数的 26.05%，试点成效显著。二是积极开展民政部低保证券信息查询核对试点工作。2018 年，

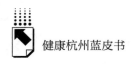
杭州市作为全国 15 个试点城市之一，与中国证券公司签订协议，规范授权查询。对 18145 户次 28712 人次进行了证券信息查询，检出证券信息 2096 户次，其中 329 户次存在证券价值，检出率 1.81%，76 户次超出低保金融财产限额，检出率为 0.42%。三是深入推进省级社会救助工作试点。上城区、拱墅区、西湖区、余杭区成为省级赡养能力计算改革试点单位，西湖区、余杭区、富阳区成为省级家境调查试点单位。通过试点摸索、大胆实践、规范运作、调研培训，创出了各具特色的试点模板，有力地推进了社会救助领域中的重点难点问题的解决。

5. 发挥了社会力量参与的积极性

一是将社会救助综合服务纳入政府采购目录。为规范和推进杭州市社会救助事项购买服务工作，市财政局将"社会救助综合服务"纳入《杭州市政府向社会力量购买服务指导目录（2017 年）》，采购服务内容包括：社会救助家庭情况综合调查服务，调查家庭健康、教育、生活水平等情况，了解困难群体的社会救助需求，实施综合救助服务等。二是培育社会组织参与社会救助。民政局会同市农办、市财政下拨 175 万元用于支持各区、县（市）购买第三方服务。西湖区、余杭区支持浙江如家社会工作综合服务中心等社会组织共同开展家境调查等低收入家庭认定工作。各区、县（市）在社会救助业务培训时，也邀请部分社会组织参加，培育和促进救助类社会组织茁壮成长。三是引导社会力量参与防灾、减灾、救灾。2017 年，市财政拨 80 余万元专项经费，购置了一批救灾专项装备，用于救灾救援的社会组织开展平时训练和灾时救援，目前物资装备暂交公羊会备训。全市建立救灾类社会组织名录库，为救援人员购买人身意外保险，引导社会力量积极参与防灾减灾救灾宣传、培训等服务工作。

6. 提前超额完成了实事项目

一是明确建设目标任务。根据省、市政府为民办实事项目建设 180 个和 220 个目标，市民政局坚持避灾安置场所建设多措并举、量质并重、督导并行、务求实效，全力推进为民办实事项目。全市新建、改扩建避灾安置场所 255 个，全面实现地质灾害隐患村（点）避灾安置场所服务保障全覆盖，提前超额高标准完成了为民办实事项目，为安全度汛打下了坚实基础。二是加大现场督导力度。市民政局在临安市於潜镇杨洪村召开全市避灾安置场所建设工作现场推进会，出台《杭州市村（社区）避灾安置点建设标准》。市减灾委办组织市民政、国土、建委、财政等部门组成督查组，及时指导各地在避灾安置场所建设中出现的问题，科学推进实事工程的时间和质量要求。三是落实建设资金补助。市民政局联合市财政局按照"新建每个6万元、改建每个3万元的标准予以补助（含省补助新建每个4万元、改建每个2万元）"的标准，在市级福利彩票公益金中安排资金，确保各地建设任务指标如期完成。并要求相关区、县（市）结合自身情况，提出补助政策，抓好考核验收，市民政局会同相关部门做好指导督促检查工作。

7. 扎实做好了灾害救助工作

一是完善各级自然灾害救助应急预案。根据国家和省减灾委推进防灾、减灾、救灾工作要求，结合杭州市历年来自然灾害影响情况，会同专家和相关部门业务负责人科学认证自然灾害应急响应启动条件，重新修订完善《杭州市自然灾害救助应急预案》和《杭州市自然灾害应急操作手册》。指导各地结合救灾工作实际，健全预案操作性，更新操作手册，提高预案的针对性和操作性。二是加强救灾物资规范化建设。健全"八库多点"物资储备体系建设和"代储、联储、协储等"为一体的综合储备模式，全市有救灾物资储备仓库110个，共储备帐篷850个，棉被4000余件，棉衣裤2500余件，毛毯2500余件，床铺草席3000余件。市本级生活类物资在市应急管理平台及时更新。三是高效有序应对自然灾害。2017年共发生3次自然灾害，累计131357人受灾，紧急转移10133人，需重建住房8户22间，需维修住房6户8间。特别是2017年6月23日强降雨，富阳区、淳安县、建德市、临安市等地受灾后，及时启用避灾安置场所，及时为转移安置的灾民保障基本生活，启用的避灾安置场所可靠安全，妥善做好农房倒损灾民的过渡期安置，切实保障受灾群众基本生活，促进了受灾地区社会稳定。

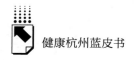
8. 夯实了防灾减灾工作基础

一是开展防灾减灾日宣传周活动。部署开展市级层面"5·12"防灾减灾日和"10·13"国际减灾日宣传活动，市减灾委分别在萧山区人民广场和西湖区莲花广场举行广场主题活动，全市30余万市民群众参与防灾减灾演练活动，通过宣传演练，提高了预案的操作性和实用性，使社区居民熟悉地理环境和转移路线，增强防灾减灾意识、掌握自救互救技能。二是组织避灾安置场所示范点评选。全市避灾安置场所梅汛期间通过"杭州发布"和"杭州民政"向社会公开发布，并开展"杭城避灾安置场所哪家强"评选活动，提高社会公众知晓率。三是有序开展综合减灾示范社区创建工作。以社区为平台整合防灾减灾资源，全年创建36个全国（省级）综合减灾示范社区，加强已命名示范社区管理，提升全社会防灾、减灾、救灾能力，全国（省级）综合减灾示范社区累计达316个。

从杭州市2017年社会救助的实践来看，其路径基本满足了四个标准：第一，技术可行性标准，即杭州市2017年社会救助产出达到了预期目标；第二，经济与财政可能性，即杭州市2017年社会救助计划成本与收益之间达到了平衡；第三，政治可行性标准，即杭州市2017年社会救助满足了决策者、立法者、政府管理人员、普通居民的需求；第四，行政可操作性。但也要看到，社会救助的流程需要进一步再造和优化，尽可能做到线上线下实时互动，做到咨询、预约、预审、办事申请、材料提交、审查审核等在线办理。需要进一步畅通层级之间的数据归集、核对，千方百计打通信息孤岛、数据壁垒，努力让办事群众和企业少跑腿、不跑腿。

四　治理有效化：深层次满足居民获得感

社会治理的概念起源于20世纪末，其内涵丰富并具有弹性。按照全球治理委员会的界定，社会治理是各种公共或私人机构和个人管理其共同事务的诸多方式的总和；社会治理是使相互冲突的或不同的利益得以调和并且采取联合行动的持续的过程①。叶笑云在总结他人对"治理"概念理解的基础上将治理界定为：政府、社会组织、私人部门等治理的主体，通过协商、洽谈和谈判等互动的、民主的方式共同治理公共事务的过程②。

党的十九大报告指出"打造共建共治共享的社会治理格局。加强社会治理制度建设，完善党委领导、政府负责、社会协同、公众参与、法治保障的社会治理体制，提高社会治理社会化、法治化、智能化、专业化水平"。这是当前和未来我国开展治理体系建设的总方针。

社区是社会治理的基本单元，基层社区治理事关党和国家大政方针贯彻落实、事关居民群众切身利益、事关基层和谐稳定，是健康社会建设的重要指标之一。近年来，杭州市不断巩固基层民主建设，推动社会治理重心向基层下沉，在提升居民获得感方面取得了巨大成就，为杭州市健康社会的打造奠定了良好基础。

（一）2017年度杭州市基层社会治理的举措与成就

1. 坚持创新发展，大力推进社区治理和服务创新工作

紧紧围绕《杭州市推进城乡社区治理和服务创新工作实施方案》（市委办发〔2015〕89号）的总体部署，大力推进城乡社区治理和服务创新工作。一是加快试点推进力度。围绕"小切口、深挖掘、出成效"的工作思路，开展第二批试点工作，各地按不少于35%的社区（村）比例确定1077个重点社区（村），并明确试点任务。修订完善《杭州市和谐（文明、平安）社区（村）考评指标》，激发城乡社区治理创新活力。二是加快项目推进力度。立足市级职能部门职责分工确定34个市重点项目。指导上城区、下城区、江干区、西湖区、余杭区等5个国家和省级实验区精准实施实验项目，完成民政部和省民政厅对5个实验区的中期评估工作。三是加快体制改革力度。坚持问题导向，积极指导推动基层社会治理体制改革，推出上城区馒头

---

① 全球治理委员会：《我们的全球伙伴关系》，伦敦：牛津大学出版社，1995，第23页。

② 叶笑云、许义平、李慧凤：《社区协同治理——招宝山街道基层社会治理模式研究》，浙江大学出版社，2015，第11页。

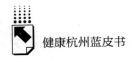

山社区"3＋X"社区服务综合体、下城区"一厅多居"社区公共服务模式、"江干区大社区"体制改革等新做法、新经验。为进一步稳固社区减负增效成果，实行134个社区减负监测点两月一报制度，全年共收到上报问题9个，对市直单位未经准入擅自将工作下放社区的问题进行约谈并要求其整改。

2. 坚持民主发展，全面提升基层自治水平

一是圆满完成村和社区组织换届选举工作。根据浙江省委、省政府统一部署，在杭州市委、市政府的领导和市换届办的组织下，紧紧围绕"选出好班子、绘就好蓝图、建立好机制、换出好风气"的总体要求，早谋划，严部署，强推进，推动第六届社区居委会和第十一届村委会换届选举工作圆满高质完成。共选举产生11044名村（居）民委员会班子成员和8181名村（居）务监督委员会班子成员。在3079个应换届村社中，有2573个村社一次性选举成功，占比83.57%，同比提高27.27%；大专以上学历的村（居）委会班子成员达到55.97%，同比提高22.67%。举办4期1000名社区（村）书记（主任）示范培训班，完成1.5万名新任"两委"班子成员的培训。二是全面搭建协商民主平台。结合村社组织换届，做好新一届议事协商机构的换届选举工作，鼓励支持党组织代表、村（居）民代表、辖区单位代表、村（居）创业成功人士、人大代表、政协委员等人员组成新一届议事协商机构，充分保证议事协商机构成员的代表性和广泛性。全市1038个社区、2041个村均全部成立社区议事协商委员会、村务协商议事会、乡贤参事会、村民恳谈会等形式多样的议事协商机构。三是深入推进基层协商民主实践。以深化"四会制度"（社区议事会、民情恳谈会、社区听证会、社区成效评议会）建设为抓手，鼓励城乡社区创新协商共治手段和模式，不断深化楼宇（小组）协商、村落（院落）协商、网格协商、邻里协商等形式，形成了上城区上羊市街社区"六步工作法"、余杭区小古城村"四议工作法"、建德市六事一日工作法等基层协商共治实践，各类协商主体共同协商、共同参与、共同治理的基层民主生态基本形成。

3. 坚持融合发展，进一步激发"三社联动"活力

一是加快社区服务业发展步伐。出台《杭州市城乡社区治理和服务体系建设规划》，科学谋划 2017～2020 年城乡社区治理与服务体系建设的发展方向和工作任务。拓展社会多元主体参与社区治理服务的渠道，安排500 万专项资金开展社区服务业公益创投活动，经过前期征集、需求发布、项目评审等环节，确定重点扶持项目 34 个，涵盖了社区治理、社区融合、专业服务、社区公益等四大类内容。二是由民政局、市委组织部等13 部门出台《关于加强社会工作专业人才队伍建设和岗位开发的实施意见》，提出加快推进社会工作岗位开发、探索建立社会工作本土督导人才机制、拓展社会工作专业人才职业发展空间等重点任务，推动社会工作向纵深发展。三是提升社会工作人才队伍专业水平。投入 150 万元举办社区工作者继续教育培训班、实务高级研修班、三社联动培训班等七大类培训班。开展赴深圳"跨市学"，选派 20 名优秀社区工作者"出境学"，不断提升社会工作人才的专业理论与实践水平。开展优秀社会工作案例评审、"最美社工"推荐评选活动、国际社工日、社区工作者节等形式多样、内容丰富的活动，激发社工活力。改版升级社会工作信息网，完成全市持证社区工作者实名注册工作，加强服务履历、继续教育、服务能力等情况的动态监管。

4. 坚持重点发展，持续推动社区治理现代化

一是加快推进社区建设国际化。进一步完善国际化社区建设政策体系，修订《杭州市国际化社区评价指标体系》，会同市质监局制定发布《国际化社区评价规范地方标准》。扩大试点范围，开展第二批国际化社区示范点确认工作。杭州市国际化社区建设工作被民政部选为专题片拍摄主题，并被《社区》杂志专题专项报道。二是加快推进社工队伍专业化现代化建设。扎实做好市委组织部"加强城市基层党建'1＋3'文件"课题，深入调研形成《杭州市社区工作者队伍建设调研报告》，并准备出台《关于深化社区工作者队伍建设的意见》，进一步规范社区工作者管理服务，进一步畅通社区工作者职业发展渠道。三是推动撤村建居社区规范

化建设。开展杭州市撤村建居社区调研，形成《杭州市撤村建居社区规范化建设调研报告》，计划出台《杭州市撤村建居社区规范化建设实施意见》，为破解撤村建居社区建设难题提供方向。四是推动"智慧社区"建设。完善"智慧社区"公共服务平台建设，录入各类信息580余万条，优化社区组织架构模块，开展社工走访 App 应用开发和志愿数据对接工作，促进社区治理服务的智慧化。

5. 坚持特色发展，深化农村田园社区建设

一是全力推动田园社区建设。围绕《杭州关于进一步推进农村社区建设的实施意见》精神，制定印发《杭州市农村社区建设指标体系》，量化形成 14 个二级指标、50 个三级操作指标，便于各地对照标准精准实施。召开农村田园社区推进会，通过工作部署和典型交流，营造积极推进田园社区建设工作的氛围。加大农村社区治理创新成果的挖掘、提炼和展示，联合《浙江日报》开展"你心目中的十大田园社区"评比活动，采取微信投票和专家评选相结合的形式评出 2017 年"十大田园社区"。部署田园社区创建工作，重点打造农村社区五大空间，经过实地考察和专家认证，确定 215 个示范田园社区。二是有效推进农村社区法治建设。健全农村基层群众自治制度，规范农村社区议事、公开、述职、问责等机制，引导和推动理事会、参事会、乡贤会等各类组织参与农村基层治理，推动民生服务事项由村民提、村民议、村民定，畅通群众利益诉求的渠道。继续完善村民自治章程和村规民约，开展村务公开和民主管理规范化建设自评活动。三是培育发展农村社区社会组织，安排 500 万福彩公益金资助农村社区服务业项目和设施建设项目，通过经济发展系数和工作激励系数分配资金，发挥资金杠杆作用，创新农村基层社会治理。各地拓宽农村社区社会组织培育渠道，西湖区、萧山区、余杭区、富阳区等地建立区级公益创投专项资金，以政府购买、项目扶持等形式加快推动农村社区公益性服务创新发展；萧山区还成立社会工作发展基金会，促进民生服务项目与社会公益资本对接。深化对口见学活动，以结对见学、集中见学、分类见学为形式，促进城乡社区"三社联动"工作经验互鉴、资源共享。

（二）杭州市基层社会治理的经验与问题

国家治理体系的现代化首先是完善社区治理，因为社区是社会的基础单位，而治理能力的现代化来源于基层治理体制与机制的创新和发展。众所周知，"创新社会治理体制"是党的十八届三中全会明确提出的，在十八届四中、五中和六中全会上进一步细化，特别是党的十九大提出，"打造共建共治共享的社会治理格局。加强社会治理制度建设，完善党委领导、政府负责、社会协同、公众参与、法治保障的社会治理体制，提高社会治理社会化、法治化、智能化、专业化水平"，预示着党在推进国家治理体系和治理能力现代化方面面临重大革新①。从杭州市 2017 年度基层社会治理的实践来看，其经验至少可以归纳为如下几点。

第一，政府与社会有机协同的治理方式切合了基层治理的中国实际。基层治理创新的实质是理念上在基层社会建构政府、市场、社会等多元主体的互动网络和协商平台，目标上以实现基层公共服务的多元供给和公共事务的合作治理②。"杭州样本"的治理特点之一就是通过依法建制、以制治村实现了基层治理能力的大提升，通过村务公开与信息透明实现了民意通气，通过民主参与和协商治理实现了治理顺气，通过邻里和谐与文化传承实现了人心聚气。

第二，顶层设计上的有序治理与居民获得感提升的有机结合夯实了基层治理的基础。有序治理关系到诸如组织化的多元参与、三社联动、资金保障、项目化运作、民情直通、民事公开、多层次多网络协商议事、凝心聚力等内容，杭州市以居民获得感为统领，抓住了顶层设计中的牛鼻子，以社会的健康为宗旨，抓住了治理的终极价值。

第三，"田园社区"的提出成为"城进乡不退"就地城镇化方式的新探索。针对城市病的问题，杭州市于 2012 年率先提出建设一批既有自然风光、

---

① 李攀：《新目标：中国特色社会主义的战略部署》，《北京日报》2017 年 10 月 23 日。

② 赵定东：《就地城镇化理念下的村改居社区治理创新——以浙江省探索经验为例》，《北华大学学报》（社会科学版）2018 年第 1 期。

乡土特色，又有现代社区特质的"田园社区"，力争在生产、生活、生态之间找到最佳平衡点，在规划布局、要素配置、产业发展、公共服务、生态保护等方面达到城乡相互融合和发展，为城乡居民融合提供了一个很好的平台。其"好山好水好人家、好邻好居好生活"建设核心和理念将是影响未来中国城镇化的新方向。同时在田园社区的基础上创造性建设的特色小镇将成为我国新型城镇化社区的发展方向。

但从健康社会的建设视角看，杭州市的实践仍然存在诸多值得进一步完善的地方。

第一，旧有的人力、财力、物力等配套支持政策与社区治理新需求间存在较大缺口。如城市社区特别是老城区社区办公用房面积小、年代久，因受城市建设用地紧张、建设资金筹措困难等影响，得不到置换和改善。一些开发商缺乏责任意识，提供"边角料"社区用房，使用率不高；镇街、平台缺乏资源整合，一些小型楼盘社区用房分散，不具规模。

第二，现有治理方式和手段相对落后。居民的幸福感、获得感和安全感成为治理支点，但现有治理方式和手段相对落后，难以及时回应，无法实现社区治理的高效化、现代化，社区治理机制有待深入完善。一是民主协商制度方面。协商治理意识薄弱，社区对民主协商的认识理解不够深入，存在怕难、怕烦的情绪，工作方法简单，有时走过场；协商治理广泛性不高，群众参与积极性不高，主要是退休人员、老年人参与多，中青年参与少，居民参与少，单位参与少；协商治理深度不够，协商后的执行力不强，邻里协商议事中心发挥作用尚不明显，较浮于表面，不深入。二是三社联动制度方面。政府购买服务意识不强，社会工作专项经费缺少长效机制，镇街、部门及驻社区单位支持有限。社区社会组织专业化程度不高，实战能力弱，缺少富有特色且专业化的枢纽型社会组织，不能达到履行完善基层治理能力现代化的角色要求。群众参与主动性不强，"政府在做、群众在看"的现象客观存在，政府与社区、社会组织互动不够，社会协同、多元参与治理的实效不明显。

瑕不掩瑜。基层社区治理之所以成为老生常谈的话题，是因为我们需要面对的社会问题多为社会变革过程中不断产生的、新的、现实性问题，例如，随着社会工业化和城镇化的发展，接踵产生的社会保障、户籍改革、环境等各种错综复杂难以解决的问题，也带来了民众利益"弱化"与"强化"的保护问题①。这些问题直接关系着民众对美好生活需求的切身感受，也关系着国家的稳定和社会的可持续发展。

社区治理作为一个长期的过程，其目标除了完成主要来自政府特定的、具体的经济和社会发展的任务外，更看重社区基本要素的培育，其中包括社区组织体系的发育完善、社区成员参与公共事务积极性和能力的增长、社区中正式的和非正式的制度规则的形成、社区中不同行为主体交往互动方式和机制的磨合等。比如，如何进一步转变政府公共服务的供给方式？如何开拓社区自我服务自我发展能力？如何将社会资源转化为社区资源？如何创新社区服务方式和方法？如何真正推动社区自治、德治与法治的统一？等问题的解决直接关系着杭州市能否实现政府治理和社会调节、居民自治良性互动，努力把城乡社区建成和谐有序、绿色文明、创新包容、共建共享的幸福家园的目标。

五　组织有序化：深化社会力量的参与感

社会组织有广义和狭义之分，本文探讨的是狭义的社会组织，即以非营利为目的，从事公益事业的志愿团体、组织或民间协会。在"三社联动"成为新的基层治理的理念与建设下，社会组织作为一个在服务对象系统、机构负责人、机构普通员工及政府部门等多元主体构成的生态多样性中嵌入式发展的一个社会实体，其嵌入程度即在地化对社区建设、居民福利和社会和谐方面具有重要的意义。

十九大报告提出的"有事好商量，众人的事情由众人商量，是人民民

---

① 赵定东、张慧：《政策推力、乡愁抑或城市性缺场——就地城镇化中农民生活方式变革影响因素分析》，《社会科学战线》2017年第4期。

主的真谛"精神，就是将协商融入基层所有工作，进一步增强健康社会建设的理念，明晰内涵、机制，把握深层动因，探究成果运用，营造基层协商社会生态新局面，保障人民群众享有更多、更切实的民主权利，提升人民群众主动参与的动力。健康社会建设需要政府和社会多方力量，通过平等协商、共同参与等形式，对社会事务和公众生活进行管理和服务，使之和谐有序的活动。其中社会组织是帮助实现良好社会生态的有效途径，社会组织以社区主体的身份参与社会协商能够增加健康社会建设的主体渠道，有利于实现健康社会建设的主体的多元化和完善健康的社会生态，在协同健康社会过程中发挥着补充政府职能、整合社会资源、满足居民需求、发现实际问题的重要作用。

（一）2017年度杭州市社会组织的发展状况

截至 2017 年 12 月底，杭州市各类社会组织总数 28467 家。其中正式登记的社会组织总数 7759 家（社会团体 3240 家，民办非企业单位 4471 家，基金会 48 家），市本级社会组织 1089 家（社会团体 760 家，民办非企业单位 307 家，基金会 22 家）。杭州市发展社会组织的主要举措如下。

1. 坚持试点先行，分步稳妥推进行业协会商会脱钩工作

根据市两办《关于杭州市行业协会商会与行政机关脱钩的实施方案》精神，按照"试点先行、先易后难、分步稳妥推进"的原则，扎实推进杭州市行业协会商会脱钩改革，行政机关与其主办、主管、联系、挂靠的行业协会商会脱钩，实行机构、职能、资产财务、人员管理、党建和外事五分离。已先后完成两批共 72 家市本级行业协会商会与业务主管单位的脱钩工作，行业协会商会的脱钩数量达到总数的 50%。

2. 开展清查整顿，规范社团管理和干部兼职

根据市委办公厅、市政府办公厅《关于做好社会团体清理整顿和规范管理工作的通知》，加强和改进社会组织管理，严格社会团体登记审查，强化发起人、拟任责任人资格审查，严格控制业务范围相似的社会团体成立；规范社会团体收费和机关事业单位干部在社会团体兼职行为；进一步规范社

会团体收费行为，严禁违规收取会费，规范服务性收费；进一步落实社会团体综合监管，依法清理整顿和严格管理，完成社会团体的整合提升，促进社会团体健康有序发展。目前，通过清理整顿，拟申请注销的社会团体有 30 家，拟合并的社会团体有 5 家，拟撤销登记有 8 家；预计主动降低会费标准社会团体的有 40 余家，规范党政领导干部在社会团体中兼职的有 600 余人次，发现两名党政领导干部违规兼职取酬。

3. 创新审批改革，认真落实"最多跑一次"部门联办改革

杭州市社会组织行政审批和公共服务事项网上"一窗受理平台"在"浙江政务服务网"正式上线，社会组织、民政登记部门、各业务主管单位之间数据传输实现网上无隙对接，登记部门与业务主管单位实现全流程网上联合审批，在全省乃至全国率先实施社会组织行政审批和公共服务事项网上受理、审核和审批，真正实现"最多跑一次"目标。实现一次申请、一窗受理、一次告知、一网联办，让数据多跑路、群众少跑腿。目前，市本级社会组织主要的行政审批和公共服务事项已实现"一窗受理平台"部门联合审批，2018 年年底"一窗受理平台"将延伸到各区、县（市），两级平台同步建设、同时完工，做到功能一致、一网覆盖。

4. 完善政策措施，加强社会组织监督管理

加强社会组织党建工作，积极推进社会组织党建"双覆盖"工作，上半年新成立一家社会组织党支部，建立了市本级直接登记未建立党组织党建联络员队伍，召开了联络员会议，将党建工作延伸到未建立党组织社会组织，实现市本级直接登记社会组织党建工作全覆盖，有效发挥了党组织的政治引领作用；建立了社会组织综合党委党员活动平台，各类党建知识、标识、宣传牌及活动制度上墙，成为社会组织党课、培训、讲座、沙龙等党建活动的固定场所。进一步健全社会组织负责人管理制度，制定《全市性行业协会商会负责人任职管理办法（试行）》，规范全市性行业协会商会负责人任职管理，促进全市性行业协会商会健康有序发展；启动全市社会组织管理系统信息核查工作，不断提升社会组织数据的准确性、有效性和完整性；制定了《杭州市社会组织评估工作规程（试行）》，有效规范和完善社会组

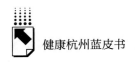

织评估工作，完成市本级24家社会组织的等级评估工作，其中5A社会组织10家，4A社会组织9家，3A社会组织5家；全面完成市本级1002家社会组织2016年年度检查，其中906家社会组织评定为合格，55家社会组织评定为基本合格，41家社会组织评定为不合格。

5. 增强能力建设，扶持培育社会组织健康发展

首次采用网络报名的方式开展全市社会组织能力建设培训，培训内容涉及品牌建设、财务税收知识等多个方面，两天受训近800人次，参训人数创历史新高；首次采用公开招投标的方式委托第三方机构承办公益创投活动，2018年共资助122个社会组织公益创投项目，其中为老服务类项目31个、社区服务类项目34个，培育扶持类项目56个，优抚类项目1个，资助金额共计1499.8万元；完成市本级社会组织承接政府职能转移和购买服务推荐性目录申报工作，确定43家市本级社会组织列入2017年度市本级社会组织承接政府转移职能和购买服务推荐性目录，并及时向社会公布；启动社会组织品牌认证工作，认证品牌社会组织12家、品牌公益服务项目8个；成功举办大型公益主题活动——杭州市2017年社会组织"公益嘉年华"，打造开放的社会组织合作平台，搭建资源、传播慈善文化和公益品牌，激发了社会组织参与社会建设活力，提升其社会服务能力。

（二）杭州市社会组织的发展问题

可以肯定地说，杭州市在探索社会组织协同健康社会建设的机制方面做出了有益的探索，但根据现有的调研发现，仍然存在诸多问题，有些问题是国家政策层面的，而有些则是由社会工作组织本身能力导致的。主要体现在以下几点。

1. 社会组织与各主体间关系复杂，责任仍有不明之处

学界的共识是在社区中参与社会治理的行为主体是多样的，但是各主体之间的关系复杂，合作不利导致效率低、浪费资源等问题[1]。一般社区中都

---

[1] 郑蓉：《"三社互动"的协同治理：样态、效度及价值取向》，《浙江学刊》2017年第5期。

有基层政府、居民委员会、基层党组织、正式社会工作机构和非正式社会工作组织、物业管理公司和个体居民等行为主体，但是主体之间的关系及权责分工并不明确。在治理社会问题的过程中因为信息不对称或利益冲突容易出现各种问题，如基层政府与居委会和社会工作组织之间的责任不明、社会组织的行政化以及对政府的依赖性问题；居民与社会组织之间服务需求与供给之间的矛盾；协同治理主体之间的利益冲突和社会资源在主体之间的配置问题等。主体之间的关系及其产生的问题并不是一个难以解决的问题，而是一系列难以解决的问题。

2. 社会组织参与健康社会建设的能力存在欠缺

社会组织作为协同社会治理的重要主体，不仅与其他主体之间的关系存在问题，自身的发展缺陷也是必须正视的客观问题。从社会组织的形式来看，社会组织形式多样，发展规模大但是结构失衡，多为民办的教育类、服务类和娱乐类，而社会公益类和志愿服务类较少。从日本和新加坡两国社会组织在协同社会治理的经验来看，社会组织参与社会治理的领域更多是社会服务和社会福利领域。政府在这些领域给予资金支持，不主张对政府权力的限制和直接参与政策制定①。因为社会公益类和支援服务类的组织一般属于非营利性且在开展活动过程中的成本要大，如果政府不能给予有效的支持和引导，基于组织的趋利性，即使这种组织的需求量大，也是不存在发展空间的。

3. 社会组织发挥健康社会建设协同方式有内外部两重环境困境

主要受到内外部环境的影响。内部环境就是指组织内的社会工作人员和组织对自身的看法等，外部环境则包括其他主体对组织的作用、法律环境、政策环境等一切外在因素。社会组织在解决社会问题时发挥的作用是被广泛认可的，充分发挥社会协同社会治理的作用有利于高效率的治理社会问题。从社会工作介入社会安全治理的角度出发，必须从治理资源、组织和形势与

① 邓辉：《日本和新加坡社会组织在社会治理中的实践与启示》，《厦门特区党校学报》2013年第 2 期。

内容上做好介入工作①。但目前社会组织工作人员存在服务层次低、工作能力欠缺的内部人力环境问题。组织对自身的看法也就是组织对自己在协同社会治理过程中的定位。社会组织参与健康社会建设的切入点应从社会组织的定位来寻找，应根据发展所需合理定位组织的角色及职能所在，民生所盼，增强组织的服务性。社会组织的利益主体性，也要求社会组织对自身的业务服务进行精准定位，界定组织的服务范围。② 组织内的人员和组织自身构成社会工作组织的内部环境，内部困境的解决是协同治理问题的源头。

于此而言，基本的破解对策主要两点。

第一，政府对社区组织的发展要有清晰的规划路线。政府作为社区组织的领导者，要对社会组织的发展有明确清晰的目标与规划，给予社会组织足够发展空间的同时，也要考虑到社会组织所需的外部条件，为社会组织长久性发展铺路。

首先，政府在法律制定上需要给予社会组织一定支持。目前社会组织得到政府认同的唯一合法性途径在于是否在民政局登记注册，这种单一的途径不仅给政府增加了负担，同时也不利于社会组织公信力的建设，社区社会组织代表社区居民的利益，而由政府部门直接登记使社区居民对社区社会组织很难产生认同感，会被误认为政府部门下的组织，不会真心为居民办事，让社会组织陷入两难，从而造成难以获得社会合法性的后果。社区组织获得法律合法性会使居民认同社区组织的职能，从法律层面上让社区居民了解社区组织的主要宗旨和目标，在一定程度上增加社区组织的公信力。

其次，政府要转变主导性过强的态势，给社会组织足够的生存空间。政府要认清自身的位置，不能做居高临下的指挥者，而应将社区组织视为自己的合作伙伴，以一个真正平等的身份去了解社会组织的目标、职能等。政府要给社会组织足够的发展空间，第一个要做到的是对社会组织有清晰的分

---

① 邓伟：《社区安全治理创新中社会工作的价值与介入策略》，《科学社会主义》2012 年第6 期。

② 谭日辉：《社会组织参与城市社区治理的路径研究》，《邵阳学院学报》（社会科学版）2014年第 5 期。

类，就社区社会组织而言，在本土自发成立的社会组织和引进社区的社会组织在自身运作过程中所遇到的困难是不一样的，因此对两者要有清晰的认识与区分。在清晰区分的基础上实施针对的处理方式，如本土社区组织发展的资金问题、引进社会组织的融入问题等，在社会组织运行的过程中遇到问题要及时和政府商量解决，共同商讨解决方法。除此之外，政府组织要维持社区组织的长久性发展，需要给予社会组织一定的资金援助，主要方式可以通过增加购买服务实现，让社区社会组织有足够的喘息机会去筹集资金。另一个比较重要的给予社会组织生存空间的方法是要根据社区的异质性决定社区组织的发展方向，不能以单纯的数字指标扩大社区社会组织的发展数量，更需要依据社区需求发展符合社区本土发展的社区社会组织，关注社会组织的实质服务质量。目前，在政府的支持下，社会组织的枢纽式管理取得一定的成效，而政府仍需要对其发展进行可预测的评估，作为联合社会组织的组织本身也属于社会组织，需要更为严格的知识与技术储备，这些都需要政府的大力支持与协助。

最后，政府需要对社会组织的运作过程进行全过程的监管。部分社会组织在服务提供的过程中没有严格的规范或者仅仅以盈利为目的，因此政府要对整个过程进行监管，可以通过引进第三方或者同行之间的互相监督来实现。政府部门对全过程进行直接监管无疑需要大量的人力，也不容易实现，而建立独立的第三方机构评估可以为政府提供很大便利，同时第三方机构和政府以及社会组织都没有直接的利益关联，相对来说可以提供较为公平的评估机制。可以通过社会组织之间的相互监督增加彼此的内部规范，同时也为相互之间的竞争发展提供了可能性，激发社会组织的积极性，一定程度内提高了服务质量。

第二，社区社会组织要加强自身能力，力求获得持久性发展。社会组织的成立目标要真正本着服务居民的需求，不能将其作为应付政府的任务指标。社区社会组织需要对自身的发展有明确的进程目标，目标制定的方向不能是政府的临时项目，而是为自身长期发展提供可能。自身能力的建设可以从以下几方面去完成。

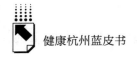

其一，社会组织的良性发展需要一支有力的发展队伍。拥有一支能够真正提供服务的队伍对社会组织的建设有着直接的影响。队伍要对社会组织负责，本着对居民服务的热心去工作，各自在岗位上履行职责，对自己的工作及时反思，不断改进优化。尤为重要的是队伍的专业性建设，开展活动时不能仅仅按程序化的步骤完成任务，如对身体疾病所引发的心理问题的这类老人，不能仅仅给其提供相关娱乐活动，而应采取更为专业的社会工作方法对老人进行个案援助，给予老人足够的关注与耐心。因此需要做到两方面去建设社会组织的队伍，一方面是队伍的规范，保持各自的工作热情与责任，严格遵守社会组织的规范制度；另一方面是专业性的技术与技巧建设，专业性的考量不仅仅依靠证书的获得，更重要的是服务成效的结果，是否真正提供让居民暖心的服务需要居民评断。

其二，社会组织要寻找维持自身造血功能的方式，保持自身的持续发展。社会组织不能一味依靠政府获得资金来源，这样严重限制了社会组织自身的活力，社会组织要从社会、企业等多方面募集资金维持自身的运转。向社会公众募集资金既可以让有爱心的社会各界人士达成所愿，帮助到需要帮助的人，又能增加自身的资金能力，而向企业募捐同样既可以为企业宣传招牌，也得到了自己所需，是实现双赢的选择。

其三，社会组织要积极寻求与社区的合作。社区作为社会组织的驻扎地，能够给社会组织提供足够的资源，获得社区的协助是社会组织发展的重要一步。在实际过程中，社会组织的到来不会受所有社区的欢迎，有社区会觉得为居民提供服务本应是社区的事，而社会组织的服务宗旨可能会与社区产生冲突，不利于社区的建设，因此社会组织要从一开始就处理好与社区的关系，明确自己是本着和社区合作的态度，共同为社区的建设而努力，让社区从心理上打消顾虑，内心上接受社会组织的到来，也方便了社会组织日后的工作开展。

以上本文分五个部分对杭州市健康社会建设的情况进行了广泛的探讨，可以发现，杭州市健康社会建设有思路、有决心也有成就，但单就建设的逻辑看，仍然存在建设效果与建设要求不一致的地方，就此而言，为了进一步实现杭州市建设独特韵味、别样精彩世界名城的奋斗目标及完成实现健康城市的任务，就有必要进一步精化建设思路。

概言之，健康社会建设需要居民对幸福感、获得感、安全感和参与感提升的认同，共建、共治和共享是其基本路径，在建设过程中既需要政府的正面引导和领导，也需要居民、企业、社会组织等主体的参与和协同。社区是健康社会建设的基点，协同是健康社会建设的有效手段，社会的有序和良性发展是健康社会建设的目标。在建设过程中，地方基层政府施政和民众利益诉求都必须更具有很高的回应性、即时性、透明性、民主性、效率性和正义性。

B.4
杭州市培育健康人群分析报告

许亮文　朱雅俊　任迎　张琼　刘冰　张艳　王勐　刘庆敏　冯芳华　陆岩*

摘　要： 人群期望寿命与死亡情况是反映人群健康状况的重要特征。杭州市居民人均期望寿命不断增长，2017年达到82.42岁，高于全国平均水平，这与杭州健康环境不断改善、居民健康素养水平不断增加有一定的联系。但是，杭州市居民健康素养水平发展仍不均衡，存在城乡差异、社会人口学特征人群健康素养水平差异等问题，且2011~2017年杭州市居民主要死因是慢性疾病。为培育健康人群，杭州市全面开展健康素养促进行动，大力改善居民健身环境，以推动全民健身，重点对青少年加强培育，但仍存在一定的不足。本文建议针对不同人群、不同健康问题，进一步开发有针对性的健康传播材料和工具，营造全社会关注健康的氛围，提高城乡居民健康意识，加大健身环境的建设、不断培育居民健身意识、提高健身环境利用率，加强学校健康促进能力，全面推进"打造健康中国示范区"建设。

关键词： 健康人群　健康素养　运动　健康促进

---

* 许亮文，杭州师范大学医学院副院长，教授；朱雅俊，杭州师范大学医学院研究生；任迎，杭州师范大学医学院研究生；张琼，杭州市疾控中心健康教育所副所长，经济师；刘冰，杭州市疾控中心慢性病防治所副主任医师；张艳，杭州市疾控中心慢性病防治所主管医师；王勐，杭州市疾控中心健康教育所所长，副主任医师；刘庆敏，杭州市疾控中心慢性病防治所所长，主任医师；冯芳华，杭州市体育局办公室主任科员；陆岩，杭州市体育局体育处主任科员。

健康是促进人的全面发展的必然要求，是经济社会发展的基础，是民族昌盛和国家富强的重要标志，是广大人民群众的共同追求[1]。健康杭州建设是事关全市更高水平全面建成小康社会、更快一步建成具有独特韵味、别样精彩的世界名城的重大战略任务[1]。培育健康人群是建设健康城市、健康杭州的重要内容。

通过开展居民期望寿命监测和死因分析，可以评估居民的基本健康状况，了解对居民生命威胁的主要疾病，发现危害人民群众健康的主要卫生问题，确定优先控制的疾病，指导资源配置，为制定健康教育与健康促进内容、提高居民健康素养策略、评价政策干预措施效果提供参考依据。

提高居民健康素养是提升杭州居民健康水平、培育杭州健康人群的重要途径之一。本文拟通过对杭州市居民健康基本状况与主要死因的分析，了解影响居民健康状况的主要疾病；并通过对杭州市为培育健康人群所采取的措施、居民健康素养水平和参与健身运动等情况的分析，拟发现培养健康人群还存在的主要问题，为杭州市政府进一步加强健康人群培育提供依据。

一 杭州居民健康基本状况与主要死因

人群期望寿命与死亡情况是反映一个地区社会经济发展、人群健康状况的重要特征。期望寿命指 0 岁时的预期寿命，一般用"岁"表示，即预测年龄某岁的人今后尚能生存的平均寿命[2]。它并非一个实际数据，而是一个基于生命表来衡量特定地区人口健康状况的重要指标，与出生率和死亡率有着重要关系。

（一）杭州居民期望寿命

2017 年杭州市户籍人口期望寿命达到了 82.42 岁，比 2007 年的 79.74 岁增加了 2.68 岁；其中 2017 年杭州市男性期望寿命为 80.56 岁，女性为

---

① 中国杭州 政府信息公开：《"健康杭州 2030"规划纲要》，2018 年 5 月 30 日，http：//www. hangzhou. gov. cn/art/2018/5/30/art_ 1256297_ 18391679. html。

② https：//baike. so. com/doc/6389463 - 6603118. html。

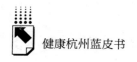

84.42 岁，比 2007 年分别增加 3.12 岁和 2.17 岁。2011～2017 年，男女性别期望寿命差距日趋缩小（见表 1）。

表 1 2011～2017 年杭州市户籍居民期望寿命

单位：岁

年份	合计	男	女
2011	80.89	78.78	83.16
2012	80.96	78.97	83.10
2013	80.98	79.01	83.13
2014	81.56	79.57	83.70
2015	81.85	80.06	83.77
2016	82.08	80.21	84.10
2017	82.42	80.56	84.42

（二）威胁杭州居民生命的主要疾病

2011～2017 年，杭州市户籍居民死亡率基本保持稳定，从 2011 年的 599.54/10 万下降到 595.12/10 万，变化幅度不大。男性死亡率一直高于女性死亡率（见图 1）。

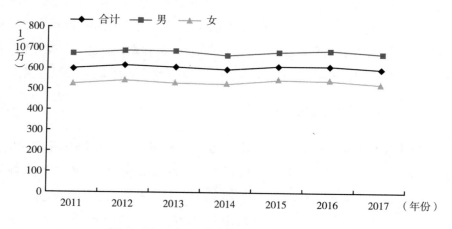

图 1 2011～2017 年杭州市户籍居民死亡率

1. 引起居民死亡的主要疾病

2011～2017 年，传染病、母婴疾病和营养缺乏性疾病报告死亡率为 29.27/10 万，占三大类死因的 4.98%；慢性非传染性疾病报告死亡率为 507.53/10 万，占三大类死因的 86.30%；损伤和中毒报告死亡率为 51.33/10 万，占三大类死因的 8.73%（见图 2）。传染病、母婴疾病和营养缺乏性疾病死亡率由 2011 年的 28.38/10 万下降到 2017 年的 23.35/10 万；损伤和中毒死亡率由 2011 年的 49.41/10 万上升到 2017 年的 59.47/10 万；慢性非传染性疾病这七年间一直保持较高死亡率，变化幅度不大（见图 3）。

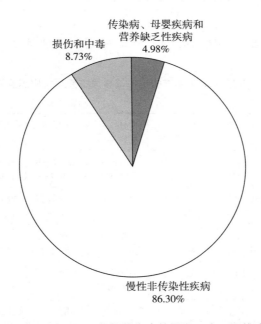

图 2　2011～2017 年杭州市户籍居民三大死因构成

2. 居民前五位死因顺位

从 2011～2017 年杭州市户籍居民的死因顺位及构成来看，2011～2015 年杭州市的主要死因顺位基本保持不变，从 2016 年开始呼吸系统疾病由第三位降至第四位。七年间，死因的构成比有些改变，呼吸系统疾病的构成比由 16.32% 下降到 12.44%，损伤中毒则从 8.24% 上升到 9.98%（见表 2）。

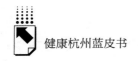
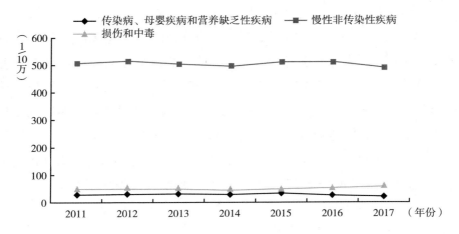

图3　2011～2017年杭州市户籍居民三大类死亡率

表2　2011～2017年杭州市户籍居民主要死亡原因及构成

单位：%

顺位	2011年死亡原因	2012年死亡原因	2013年死亡原因	2014年死亡原因	2015年死亡原因	2016年死亡原因	2017年死亡原因
1	恶性肿瘤（30.57）	恶性肿瘤（29.31）	恶性肿瘤（30.24）	恶性肿瘤（30.42）	恶性肿瘤（29.53）	恶性肿瘤（29.76）	恶性肿瘤（30.56）
2	脑血管病（17.93）	脑血管病（17.46）	脑血管病（17.14）	脑血管病（17.61）	脑血管病（17.90）	脑血管病（18.38）	脑血管病（17.25）
3	呼吸系统疾病(16.32)	呼吸系统疾病(17.17)	呼吸系统疾病(16.39)	呼吸系统疾病(15.56)	呼吸系统疾病(15.72)	心脏病（15.67）	心脏病（15.64）
4	心脏病（15.02）	心脏病（15.98）	心脏病（14.46）	心脏病（14.91）	心脏病（15.58）	呼吸系统疾病（13.43）	呼吸系统疾病（12.44）
5	损伤和中毒（8.24）	损伤和中毒（8.10）	损伤和中毒（8.32）	损伤和中毒（7.80）	损伤和中毒（8.00）	损伤和中毒（8.96）	损伤和中毒（9.98）
合计	88.08	88.02	86.55	86.30	86.73	86.20	85.87

3. 不同年龄段主要死亡原因分析

2011～2017年0～14岁少儿组主要死因为围生期疾病、先天畸形以及损伤中毒。这三种死因始终占该年龄段总死亡数的70%以上，但死亡率呈下降趋势（见图4）。

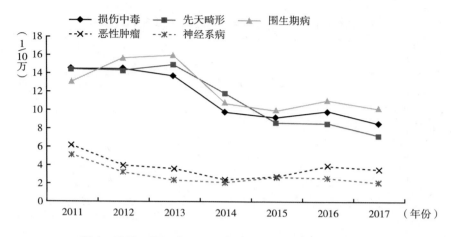

图4　2011～2017年0～14岁少儿组主要死亡原因死亡率

2011～2017年15～39岁青年组人群主要死因为损伤中毒、恶性肿瘤、心脏病、脑血管病及神经系统疾病，其中损伤中毒和恶性肿瘤的死亡率明显高于另外三种（见图5）。

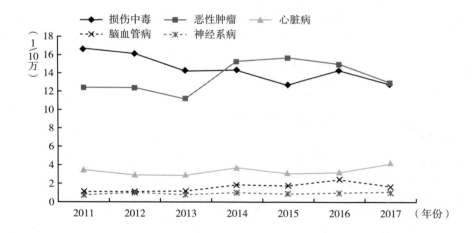

图5　2011～2017年15～39岁青年组主要死亡原因死亡率

2011～2017年40～64岁中年组前五位死因顺位基本没有变化，恶性肿瘤为首要死亡原因，7年来始终占该年龄段死因的50%以上（见图6）。

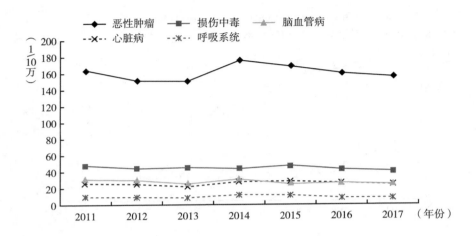

图 6 2011～2017 年 40～64 岁中年组主要死亡原因死亡率

2011～2017 年 65 岁以上老年组前五位死因为恶性肿瘤、脑血管病、心脏病、呼吸系统疾病、损伤中毒。自 2012 年起呼吸系统疾病死因顺位由第二位下降到第四位。慢性病是该年龄段的主要死因，前四位死因的死亡率明显高于损伤中毒（见图 7）。

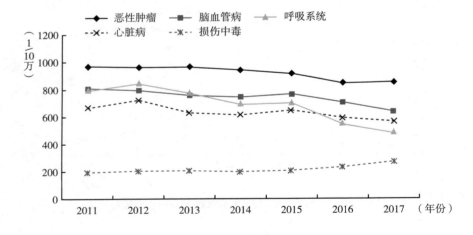

图 7 2011～2017 年 65 岁以上老年组主要死亡原因死亡率

（三）杭州居民健康状况存在的主要问题与建议

2011～2017年，杭州市户籍居民人均期望寿命不断增长。期望寿命是衡量一个地区医疗保障体系的重要指标，与医疗卫生状况、经济状况、营养水平、不良习惯（如吸烟等）、传染病的防控水平和环境污染等密切相关。期望寿命与各年龄段居民的死亡率密切相关，特别是意外伤害死亡率和婴儿死亡率对居民期望寿命影响较大。随着杭州市经济水平的不断提高、医疗保障制度的不断完善，诊疗水平的不断改进以及居民健康生活方式的逐渐养成，杭州市人均期望寿命逐年稳定增加，至2017年，已经达到了82.42岁，高于全国平均水平。虽然人均期望寿命不断增长，但并不意味着健康寿命的相应延长，杭州目前还没有对居民的健康期望寿命做监测和分析。北京2013年测算健康期望寿命与人均期望寿命的"时间差"至少20年，因此，对健康期望寿命的监测与分析必不可少。

杭州市2011～2017年死亡率保持在较为稳定的水平，慢性非传染性疾病占三大类疾病死因构成比为85%以上，提示杭州市居民的死亡以慢性病为主，损伤和中毒是继慢性病后又一影响居民健康的主要原因而感染性疾病尚未得到完全控制。国家工业化、城市化和人口老龄化进程的不断加快，都在一定程度上促使慢性非传染性疾病的发病和死亡的快速上升。死因顺位分析提示，恶性肿瘤、循环系统疾病和呼吸系统疾病三大类慢性病是导致杭州市居民死亡的主要原因，占死亡总数的75%以上，特别是恶性肿瘤和心脑血管疾病对杭州市居民生命健康的威胁尤为显著。慢性病病因复杂，除遗传因素影响外，生活环境和个体行为生活方式都与疾病的发生密切关联。如果不采取有效的慢性病防控措施，抑制或降低慢性病发生，杭州市健康期望寿命也将出现与人均期望寿命的"时间差"。因此，政府应进一步推动居民健康生活方式的形成，通过多种途径向杭州市居民普及健康生活方式，提高居民健康素养水平，逐步降低慢性病特别是恶性肿瘤对杭州市居民生命健康的危害。

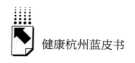
二 杭州居民健康素养现状及挑战

（一）健康素养概念及重要性

健康素养是指个体具有获取、理解和处理基本的健康信息和服务，并运用这些信息和服务做出正确判断和决定，维持和促进健康的能力①。有研究显示，低健康素养与死亡率具有一定的相关性②。低健康素养人群较难有效预防疾病的发生，较难适应当今复杂的医疗环境，导致个人和国家医疗支出增加③。健康素养在提高公众的自我保健意识和自我保健能力，改善人口健康状况等方面具有不可替代的作用，对公众的健康结局、医疗支出及国家的卫生资源分配都有影响④。

不少国家积极响应世界卫生组织（WHO）的倡导，大力开展公民健康素养促进工作，并把健康素养评价指标纳入国家卫生事业发展规划之中，将其作为一个与健康产出及卫生支出相关的变量⑤用来评价当地医疗卫生工作绩效。

我国政府高度重视提高居民健康素养工作，将其作为深化医药卫生体制改革的重要内容，制定了多种措施大力开展健康素养促进工作⑥。2014 年的《我国全民健康素养促进行动规划（2014～2020 年）》，明确指出健康素养

① Nutbeam D. , "The evolving concept of health literacy ［J］". SocSci Med, 2008, 67 （12）: 2072 – 2078.

② Sudore RI, Yaffe K, Satterfield S, et al. , "Limited literacy and mortalityin the elderly: the health, aging, and body composition study ［J］". Journal of General Internal Medicine, 2006, 21 （8）: 806 – 8.

③ 汤捷、苏胜华、刘贵浩等：《广东省城乡居民健康素养状况及影响因素分析》，《中国公共卫生》2011 年第 3 期，第 376～377 页。

④ 《中国公众健康素养调查及评价体系建立》，中国疾病预防控制中心健康教育所，2008。

⑤ U. S. American Medical Association. Health literacy: report of the council on scientific affairs ［J］. Journal of the American Medical Association, 1999, 281 （6）: 552 – 557.

⑥ 《中国居民健康素养监测报告》，豆丁网，http://www.docin.com/p – 1506978802. html。

是衡量卫生计生工作和人民群众健康素质的重要指标。党的十八大报告指出，健康是促进人的全面发展的必然要求，且健康素养直接影响到人的生命和生活质量，进而影响社会生产力的水平及整个经济社会的发展。党的十九大也指出人民健康是民族昌盛和国家富强的重要标志。完善国民健康政策，为人民群众提供全方位、全周期健康服务。加强健康教育，提升健康素养，是提高居民健康素质的重要途径，是贯彻落实科学发展观、全面建设小康社会和构建社会主义和谐社会的重要任务。同时，提升城乡居民健康素养，不仅有利于提高广大人民群众发现和解决自身健康问题的能力，并且是提升人民群众健康水平的重要策略和措施，也是推进健康中国建设的重要内容，是《"健康中国 2030"规划纲要》的主要指标之一。我国对居民健康素养程度判断，一般是通过评价居民健康基本知识和理念、健康生活方式与行为、基本技能三个维度掌握情况，或通过评价居民的科学健康观素养、传染病防治素养、慢性病防治素养、安全与急救素养、基本医疗素养和健康信息素养等六类知识与技能掌握程度来判断。

（二）居民健康素养监测状况

从 2008 年起，我国开始全面开展健康素养促进行动，发布了《中国公民健康素养——基本知识与技能（试行）》，并在全国开展健康素养监测，逐步建立起连续、稳定的健康素养监测系统。2012 年，把"居民健康素养水平"指标纳入《卫生事业发展"十二五"规划》和《国家基本公共服务体系建设"十二五"规划》，作为区域性基本公共卫生服务考核指标之一。2014 年，国家卫生计生委为建立健康素养促进工作长效机制，制定了《全民健康素养促进活动规划（2014~2020）》。2017 年，在党的十九大报告中，习近平总书记更是对实施健康中国战略进行了全面部署。要求各地、各部门结合本地实际情况，因地制宜，统筹资源，提高效率，以普及健康生活为抓手，推进健康促进与教育工作，落实《"健康中国 2030"规划纲要》《"十三五"卫生与健康规划》《"十三五"全国健康促进与教育工作规划》等居民健康素养目标要求，努力保障人民群众健康。

2016年，国家卫生计生委委托中国健康教育中心组织31个省级健康教育专业机构，开展了第六次全国城乡居民健康素养调查工作。调查覆盖全国31个省（自治区、直辖市）336个区县监测点。结果显示，中国居民健康素养水平为11.58%，相较2008年的6.48%，增长了5.1个百分点，比2015年的10.25%提高了1.33个百分点，继续保持稳定上升态势[1]。从知识、行为和技能来看，2016年中国居民健康生活方式与行为素养水平为9.79%、基本知识和理念素养水平为24%、基本技能素养水平为15.57%[1]。从主要公共卫生问题来看，2016年中国居民安全与急救素养为46%、科学健康观素养为36.18%、健康信息素养为19.13%、传染病防治素养为16.38%、基本医疗素养为12.76%和慢性病防治素养为11.48%，均比2015年有不同程度提升[1]。

但必须看到，我国居民健康素养水平总体仍然较低，城乡、地区、人群间发展不均衡，人民群众的健康生活方式与行为素养提升较慢，对各类健康问题的认识水平不均衡。

（三）杭州居民健康素养促进政策及行动

提高居民健康素养的目的是让居民树立全面的科学健康观，建立以预防为主、自我保健的意识，掌握疾病防范知识，促使居民健康行为、防病与自救互救技能的养成与提高。

健康基本知识的传播是居民健康行为与技能养成的前提，但是知识和行为之间只是有所联系，并不存在必然的因果关系，较高的健康知识知晓率并不一定能带来较高的健康行为形成率，认知转化为行动的过程中存在一定的困难。促进主观意愿向正确的健康观念和行为的转变，同时要改善客观局限条件，即健康教育与外在环境改变是促使认知向行动转变的两大措施。

行为的改变受两个重要方面的因素影响，一是行为者的认知，二是社会

---

[1] 《2016年我国居民健康素养监测结果发布》，国家卫生计生委官方网站（2017-11-21），http://www.nhfpc.gov.cn/xcs/s3582/201711/308468ad910a42e4bbe9583b48dd733a.shtml。

环境。认知是问题的感知和理解，即人们对健康行为的感知和理解会影响行为改变的可能性①。社会环境包括社会规范、主观标准和他人的影响，认知—社会影响理论认为，相对于社会规范，他人的态度和压力更重要；态度到行为意向、再到行为不是一个自动化的过程，而是需要附加一定行为方法与技能尚可实现②（见图8）。因此，促进健康行为转变、健康技能掌握，在理论的指导下制定政策以及采取行动，显得十分重要。

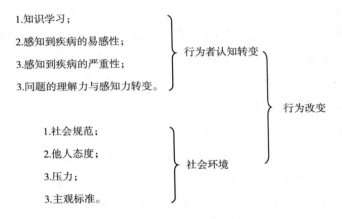

图8 认知—社会影响理论结构

从2008年起，杭州市全面开展健康素养促进行动，不仅发布了《杭州市推进全民健康生活方式三年行动计划（2008～2010年）》《"健康浙江2030"行动纲要》《"健康杭州2030"纲要》，还采取了一系列行动。

1. 建立多途径、多形式的健康传播网络

市级建立"两网一台一号"，即"健康杭州网""杭州市卫生计生委官网""健康杭州"微信公众号，以及由杭州市卫计委、杭州电视台生活频道和浙江省医学会联合推出的通过故事形式剖析百病的健康资讯类栏目——《相约健康》，每周六、日播出两期。多个县区还通过当地的广播电台、电

① Rosenstock IM, Strecher VJ, Becker MH., "Social learning theory and the health belief model [J]". Health Educ Q, 1988, 15（2）: 175 – 183.

② 杨廷忠:《健康研究: 社会行为理论与方法》，人民卫生出版社，2017，第31～32页。

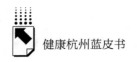

视台、报纸设立专栏，如富阳电视台《健康121》、临安电视台《健康大讲堂》、余杭电视台《健康余杭》、淳安电视台《健康有约》等7个电视专栏，《余杭丽人广播》"健康早班车"等5个广播专栏，《萧山日报》"健康大参考"等9个报纸专栏。通过多种形式向公众传播健康知识、健康理念，利用网站和微信公众号与市民互动，及时发布信息。

2002年1月，由《健康导报》改版为《健康专递》，每月1期，每期刊发科普文章17个版面，每年免费编发12.3万册。2017年6月再次改版，作为由杭州市卫计委宣传处主管的《健康杭州》中的健康科普专版。同时每年围绕健康素养核心知识编发海报、折页、读本等，2017年全市编发折页/单页221.3万份，小册子/书籍35.1万份，宣传画15.3万份，音像制品5840份，宣传品10.7万份，手机短信370条覆盖60.0万人次。

2. 组建杭州市健康素养巡讲团

2008年1月起，开始设立杭州市健康生活大讲堂，每月1次邀请著名健康专家举办大型专题讲座，传授疾病预防、身体保健等知识，授课内容在各类报纸、期刊、电视、广播、品质杭州网上等进行广泛宣传。2014年组建杭州市健康素养巡讲团，深入社区、学校、工地、企业等开展巡讲；2014～2016年，与杭州市老年发展基金会合作开展针对老年人群的"三年百场"主题巡回讲座。2017年组织杭州市首届金牌健康讲师评选，首批41名金牌健康讲师团队脱颖而出，2018年计划开展160场巡讲。

2013年9月起，开展健康中国行主题活动。每年围绕一个主题，分别是"合理用药""科学就医""无烟生活""科学健身"等。各地以市民/农民健康教育学校为平台，通过省、市、区三级健康教育讲师团，围绕健康素养基本知识和技能积极开展素养巡讲，以2015年为例，全市共巡讲8680场，覆盖所有的街道、乡镇。同时各医疗卫生机构围绕卫生宣传日积极开展主题日宣传活动，2015年全市组织卫生宣传日活动1922场次，咨询1560场次，义诊904场次，媒体报道6749次。

3. 建立健康教育基地，实现资源共享

建设一批健康教育基地，是卫生宣传和健康教育"六个一"工程的重要组成部分，属于杭州市 2014 年卫生十大为民办实事项目。其目的是进一步落实"预防为主"的工作方针，引导居民更好地掌握健康知识和技能，逐步提高居民身心健康水平。同时也为了突出示范引领作用，进一步整合和优化杭州市卫生系统健康教育资源。

2014 年启动健康教育基地建设，并命名通过了首批 6 个类别 11 家医院，并持续完善。基地类型覆盖院前急救、慢性病防治、口腔卫生、疗休养、中医药和生活方式培养。2017 年按照健康教育基地管理办法对首批健康教育基地进行复评，并组织复评单位和新申报单位进行交流培训，指导各单位进一步强化宣传，树立品牌，发挥健康教育基地的示范引领作用。

4. 推广全民健康生活方式行动

作为杭州市政府 2008 年为民办十件实事之一，2008 年 4 月启动"健康生活进百万家庭行动"。向全市 133 万余户家庭赠送健康支持工具"五件套"[《杭州市民健康生活读本》、控油壶、限盐罐、体重指数（BMI）计算尺、围裙]。《中共杭州市委、市人民政府关于建设健康城市的决定》明确要求：以"健康生活进百万家庭"为载体，以合理膳食、适量运动和控烟为切入点，倡导和传播健康的生活方式理念，提高人民群众健康素质，实现人人具有健康卫生知识、人人具有基本健康技能、人人具有健康生活方式；并提出城市发展六大战略和"七个人人享有"的目标。

2009 年启动"健康生活进千村万户行动"，健康生活普及由城市向农村推进。赠送农民健康读本 100 万册。针对农村主要的健康和行为问题，开展农村社区巡展活动，提高农民的健康知识水平和健康技能。

2013 年启动"万名家庭健康管理员培育"项目，在社区医生、体育指导员等人群中推广健康素养，包括健康生活方式基本常识、家庭常见传染病管理相关知识、家庭慢性病防控重点内容解析、女性健康管理知识解读、儿童保健管理相关知识解读、中医体质辨识与日常生活保健等①。全年开展培

---

① 《杭州培训万名家庭健康管理员》，浙江在线（2013 - 07 - 26），http：//health. zjol. com. cn/05zjhealth/system/2013/07/26/019493571. shtml。

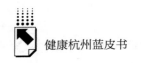

训 12 期，培训师资 1000 余名。为增强培训效果，专门编写《家庭健康管理宝典》作为培训教材（浙江科技出版社出版），发放《家庭健康管理宝典》6900 册，《膳食指南》和《公民健康素养》读本 13800 册。

同年启动"全民洗手"年度重点健康促进项目，联合教育、卫生、团市委、文广集团在全市的医院、学校、幼儿园及社区居民中开展手卫生日（针对医务人员）、洗手知识网络竞赛（针对市民）、世界洗手日（学校、幼儿园）等系列宣传活动，并开展效果评价。

2011～2017 年连续组织五届市民健康知识大赛，均设置健康素养知识理论与实践操作技能多个环节进行比赛。2011 年由社区家庭妇女代表、餐饮服务行业代表、中学生代表组队，2012 年面向在杭高校大学生，2013 年开始加入网络海选赛环节，更多的市民参与其中。2015 年以"喜迎 G20 健康文明行"为主题，2017 年还另外开展了首届"十佳健康达人和健康单位"评选。每次比赛参与人数众多，以 2015 年为例，海选赛期间大赛专题网站总点击量突破 125 万次，共有 26 万个 IP 地址、121890 人次、43956 人参与网络答题（见表 3）。

表 3　2008～2017 年杭州市推广全民健康生活方式行动

年份	推广全民健康生活方式行动
2008	启动"健康生活进百万家庭行动"
2009	启动"健康生活进千村万户行动"
2013	启动"万名家庭健康管理员培育"； 全民洗手作为年度重点健康促进项目
2011～2017	连续组织五届市民健康知识大赛

5. 建设健康支持性环境

增设数千个居民健身点和场地，配置健身器材；在运河沿岸、西湖景区、街区公园等开辟健身步道，设置距离标志和健康提示，实现人人享有 15 分钟体育健身圈；在社区、企业、食堂、学校等公共场所放置体重仪、身高尺、悬挂大型 BMI 尺；在主干道设置大型墙体宣传画，利用宣传栏张贴健康生活方式画报；在全市 30 家社区卫生服务中心设置健康教育多媒体服务终端，通过健康测试、多媒体健康知识等版块传播健康信息①。建立杭州市民健康生活馆、拱墅区健康生活宣传馆、西湖区社区营养工作室、朝晖健康主题公园、德胜健康体重主题公园等，同时开展多种形式的居民互动活动，如成立"动步一族"俱乐部，通过会员积分制鼓励大众积极健步行走，社区营养工作室致力于推广日常生活中简便可行、营养科学的合理膳食。

各地积极动员，居民广泛参与。杭州市各区县开展各项活动营造健康素养氛围，帮助提高健康素养水平。比如，西湖区开展"人人建设健康家园项目、人人享有清洁饮水项目、人人提倡无烟商场项目、人人运动健康身心项目、人人争创健康校园"活动。组织健康西湖大讲堂，生活方式理念走进辖区社区、农村。

6. 全面开展控烟宣传主题活动

运用认知—社会影响理论，在《杭州市公共场所控制吸烟条例》规范下，通过宣传调动行动积极性，单位、个人积极参与其中。自 2007 年开始，杭州市开展全方位控烟行动，包括开展无烟环境监测，世界无烟日主题宣传以及各行各业无烟环境倡议行动（见表 4）。

表 4　2007 ~ 2017 年杭州市控烟行动

年份	开展世界无烟日主题宣传	开展各行各业无烟环境倡议行动	开展无烟环境监测
2007	老年自行车队环湖骑游,在西湖游船上营造控烟氛围	—	—
2008	"无烟青少年"主题征画比赛、控烟知识竞赛和"拒吸第一支烟"签名活动	市政府召开全市市级机关控烟会议	调研公务人员、教师和医生等三类重点人群吸烟及控烟能力的信息
2009	参与省电视台钱江频道"谁赞成、谁反对"控烟专题晚会	—	—

———————————

① 施水泉：《多媒体服务终端提供健康指导》，《健康博览》2013 年第 5 期。

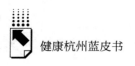
年份	开展世界无烟日主题宣传	开展各行各业无烟环境倡议行动	开展无烟环境监测
2010	倡议青少年女性抵制烟草危害	开展杭州市医疗机构戒烟医生培训	开展杭州市医疗卫生机构烟草监测与干预工作
2011	开展控烟条例实施周年宣传活动	2011～2012年推进杭州市宾馆饭店无烟行动,确定首批十家无烟宾馆饭店	开展《杭州市公共场所控制吸烟条例》,实施一周年效果评估
2012	2012～2015年以无烟日为契机启动不同行业无烟倡导项目	2012年成功申请中国红十字会总会"创建无烟环境项目",继续实施无烟执法能力建设项目	监测全市50余家宾馆、饭店、餐厅PM2.5浓度并发布报告,引发媒体热议
2013	以无烟峰会为主题,前期征集近700张笑脸,在全市公共场所及100多个社区户外电子屏播放	杭州市卫生局、杭州市安监局、杭州市总工会联合推进无烟企业项目	通报《杭州中学生烟草广告暴露状况》
2014	环西湖毅行的无烟倡导活动	在高校、地铁、楼宇开展的烟包警示巡展和志愿者活动,开展无烟峰会倡导活动	完成中国城市成人烟草留下调查
2015	开展世界无烟日主题宣传	—	完成大学生烟草流行调查
2016	老年自行车队环湖骑游,在西湖游船上营造控烟氛围	开展各行各业无烟环境倡议行动	开展居民烟草流行监测
2017	环西湖毅行的无烟倡导活动	—	—

（四）杭州近年居民健康素养水平现状

1. 总体健康素养水平呈现增长趋势

按照概率比例规模抽样方法,分别抽取各个区县人群,进行健康素养监测。对2010年全国第六次人口普查数据按年龄进行标化处理,2013年,结果显示杭州市居民健康素养水平为13.77%;2015年,结果显示杭州市居民健康素养水平为16.95%;2016年,结果显示杭州市居民健康素养水平为

26. 88%,（见图 9）较 2013 年提高 13. 88%，较 2015 年提高 9. 93%。2013 年城市居民健康素养水平为 18. 33%，农村居民为 6. 19%；2015 年城市居民健康素养水平达到 27. 57%，而农村居民仅为 12. 94%。

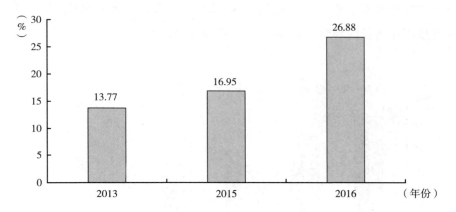

图 9 2013 年、2015 年、2016 年杭州市居民健康素养水平

2. 三方面健康素养水平比较

健康生活方式与行为、健康技能素养水平呈逐年增长的态势，其中健康理念与知识出现波动，2015 年较 2013 年增长，但 2016 年与 2015 年相比略微降低（见图 10）。

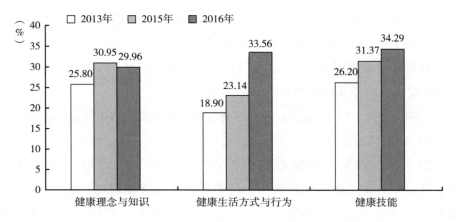

图 10 2013 年、2015 年、2016 年杭州市居民三方面素养水平比较

143

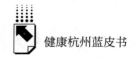

3. 六类健康问题素养水平比较

2013 年、2015 年、2016 年三年六类健康问题加权后的素养水平比较如图 11 所示。其中，安全与急救素养水平、科学健康观素养居民掌握较好；安全与急救素养水平、传染病防治素养水平、健康信息素养和基本医疗素养水平呈逐年增长的趋势；传染病防治素养和健康信息素养水平增长幅度较大。

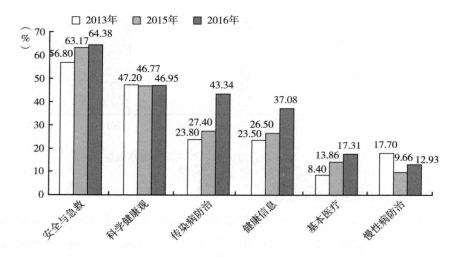

图 11　2013 年、2015 年、2016 年杭州市居民六类健康问题素养水平比较

慢性病防治素养水平，2013 年最高（17.70%），2015 年最低（9.66%），2016 年为 12.93%，较 2015 年略有上升，但仍低于 2013 年的水平。

科学健康观素养水平，三年波动较小，2013 年为 47.20%，2015 年降至 46.77%，2016 年略涨至 46.95%。

4. 不同社会人口学特征人群健康素养水平比较（以2016年调查数据为例）

（1）年龄特征

25～34 岁年龄组健康素养水平最高，为 38.49%；15～24 岁组次之，为 32.81%；随着年龄增长，健康素养水平逐渐降低，65～69 岁组健康素养水平仅为 11.96%。各年龄组健康素养水平差异具有统计学意义（$\chi^2 = 86.300$，P＜0.01）（见图 12）。

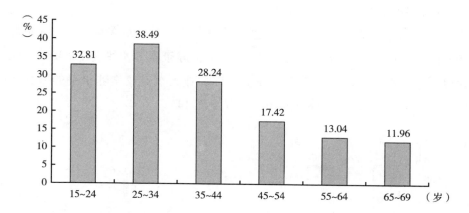

图 12　2016 年 1680 名居民健康素养水平年龄分布特征

（2）文化程度分布

健康素养水平呈现随文化程度增高而升高的特点，不识字或识字很少组的健康素养水平仅为 3.14%，大专/本科/硕士及以上文化程度组为 44.94%，各组间差异有统计学意义（$\chi^2 = 202.560$，$P < 0.01$）（见图 13）。

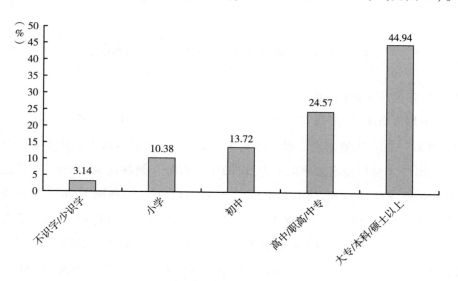

图 13　2016 年 1680 名居民健康素养水平文化程度分布特征

145

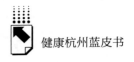

（3）职业分布

不同职业类型的居民健康素养水平存在较大差异，机关事业单位人员健康素养水平最高，为38.78%；其次为学生，健康素养水平为38.46%。农民健康素养水平最低，仅为7.86%。不同职业人群健康素养水平的差异有统计学意义（$\chi^2 = 145.231$，$P < 0.01$）（见图14）。

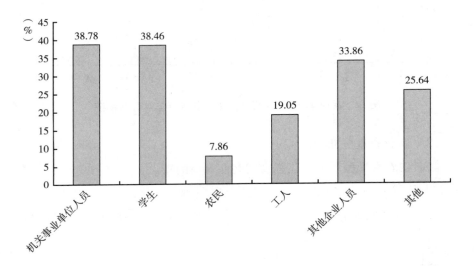

图14　2016年1680名居民健康素养水平职业分布特征

5. 各区县健康素养水平比较

下城区2013年健康素养水平为29.3%，2015年健康素养水平增长到26.21%，2016年健康素养水平达到31.75%，健康素养水平稳步提高。江干区2015年测得健康素养水平为20.02%，2016年数据是30.83%。拱墅区2013年健康素养水平是16.40%，2015年为13.79%。西湖区2015年健康素养水平为71.39%。滨江区健康素养水平从2013年的14.40%到2015年的30.19%。余杭区2013年健康素养水平测得为16.90%，2015年测得为21.10%，2016年下降至14.58%。富阳区健康素养水平2013年是11.90%，2015年健康素养水平为13.81%，2016年较之前增幅大，为21.25%。建德市健康素养水平2013年为4.20%，2015年是15.50%。临安市健康素养水平在

2013 年只有 1.50%，到 2015 年再次监测，健康素养水平增长到 10.02%。总体来看，杭州各区的健康素养水平呈逐年上升的态势（见表5）。

表5 2013～2016 年杭州市居民健康素养水平现状*

单位：%

地区	健康素养水平		
	2013 年	2015 年	2016 年
下城区	29.30	26.21	31.75
江干区	—	20.02	30.83
拱墅区	16.40	13.79	—
西湖区	—	71.39	
滨江区	14.40	30.19	—
余杭区	16.90	21.10	14.58
富阳区	11.90	13.81	21.25
建德市	4.20	15.50	
临安市	1.50	10.02	—

＊杭州 2013 年、2015 年和 2016 年监测因抽样地点不同，选取地点不完全一致，多数监测点只拥有两年的健康素养水平数据。

（五）杭州居民健康素养存在的主要问题

1. 城乡居民健康素养水平差异明显

观察 2013～2015 年城乡居民健康素养水平现状，城乡差异明显，但值得关注的是 2015 年农村居民健康素养水平提高幅度高于城市居民。这可能与农村地区面临基础设施落后、健康教育形式单一、卫生教育资源匮乏等现实问题有关。

2. 六类健康问题的素养水平差异明显

最近三年的居民健康素养监测结果都显示六类健康问题的素养中，安全与急救素养水平最高，慢性病防治素养水平最低。这与公众对健康问题重要

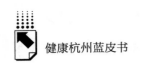

性的认识有关。一方面，这与六类健康问题本身的显现特征有关。例如，慢性病起病隐匿，病因复杂，病程长，对健康的危害在日积月累中逐步显现，不易引起重视。另一方面，六类健康问题素养水平也为各级健康教育机构今后有针对性、有侧重地开展工作提供了依据。

3. 不同社会人口学特征人群健康素养水平存在较大差异

年龄、文化程度和职业差异明显。2016 年的调查显示 45 岁以上三组人群的总体健康素养水平普遍低于 45 岁及以下组，这可能与 45 岁及以下组人口受教育程度更高、更多为职业人群、健康信息获取途径更多元化有关。

在健康素养的职业特征方面，医务人员、公务员、学生是素养水平相对较高的几个群体。农民的素养水平处于最低水平。这与我国现阶段职业特点相符合，农民为体力劳动者，受教育程度相对低，接触各类信息的时间和渠道都有限。

4. 不同区县居民健康素养水平差异明显

2015 年调查结果发现 11 个监测区（县、市）居民健康素养水平差异明显，西湖区最高，为 71.39%，临安市最低，为 10.02%。考虑到西湖区健康素养水平可能存在较大偏倚和失真，其余 10 个区（县、市）的素养水平差异同样显著，滨江区最高达到 30.19%，仍然比最低的临安和上城高出一倍有余。2016 年数据显示下城区居民健康素养水平最高，淳安县最低，最高与最低相差 20.25%。一方面，这可能与不同监测点受调查居民的文化程度、职业等特征有关；另一方面，也说明当前健康教育工作质量和效果区域差异明显。

（六）杭州居民健康素养发展策略

1. 加强农村居民健康教育工作

利用"市民农民健康教育学校"平台和健康村建设等载体，强化对农村居民健康基本知识与技能的宣传，逐步提高农村居民健康素养水平。

2. 针对不同类别健康问题有侧重地开展健康教育

近三次的健康素养监测结果均提示我们应大力加强对慢性病防治知识和

技能的健康教育。同时，基本医疗素养水平仅次于慢性病防治素养水平，也提示我们在基本公共卫生服务实施过程中应加强宣传、提高居民知晓率，引导居民具备科学就医能力。

3. 针对不同人群开展有针对性的健康教育

针对不同社会人口学特征的人群开展有针对性的健康教育活动。老年人、受教育程度较低者以及农民应作为健康教育工作的重点人群。

4. 加强不同地区健康教育与健康促进工作交流学习

根据调查结果，居民健康素养地区差异明显，这提示我们市级层面在开展工作的过程中，应组织不同区（县、市）之间，尤其是组织农村县与城区健康教育工作者相互交流学习，以便取长补短。

5. 多管齐下，三级预防，提高健康寿命年

建议对杭州居民进行健康期望寿命的监测和计算，根据健康期望寿命资料类型，对横断面资料用沙利文法和等级隶属模型计算，对纵向资料用多状态生命表法和微观仿真法计算。监测的同时，政府应进一步加大对环境污染的治理，推进无烟城市的建设，切实开展和实施有效的、可持续的控烟政策，提高环境质量。加大对食品安全监管的力度，出台相关政策限制烟、酒等商品的出售与使用，减少食盐的摄入，通过多种途径向杭州市居民普及健康生活方式，同时创造便民措施，如设置专门的健康食品专柜、环境优美的行步道等，推动居民健康生活方式的形成，逐步降低慢性病特别是恶性肿瘤对杭州市居民生命健康的危害。并且，确保杭州市居民人人享有基本药物与基本医疗，在社区卫生服务中心保证基本药物的供给，引导慢性病患者的社区就医行为。加强对 45 岁以上居民的健康体检，做到对慢性病早发现、早诊断、早治疗，减少国家、社会和个人的疾病负担，提高健康寿命年。

总之，我们应该充分认识到当前杭州市居民总体健康素养仍然处于较低水平，与 2016 年 12 月颁布的《"健康浙江 2030"行动纲要》中指出健康浙江建设目标 2020 年居民素养水平达到 24%、2030 年居民素养水平达到 32%，仍然有不小的差距。建议针对不同人群、不同健康问题，开发有针对

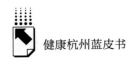

性的健康传播材料和工具，营造全社会关注健康的氛围，提高城乡居民健康意识，促使城乡居民转向更健康的生活方式和行为，提高健康寿命，切实提升居民健康素养水平。

三　杭州部分体育设施对外开放现状及对策研究

（一）推进全民健身，培育健康人群

1. 体育运动与健康的关系

体育运动是人类发展过程中逐步开展起来的有意识地对自己身体素质的培养的各种活动。现代社会生活极大地限制了人们做最低限度体育活动的可能性，而体育运动的意义就在于有目的、有意识地给人体弥补现代生产与生活方式带来的运动不足，使"饥饿的肌肉得到营养和活力，使消退的器官功能得以提高"[①]。人体运动的生物学规律表明，任何体育运动，不仅是运动器官在活动，而且心血管、呼吸、泌尿、内分泌、感觉系统以至全身各组织、器官都产生相应的机能变化，在神经系统的指挥下，相互配合地进行运动。体育运动可以增强人的体质，促进人体健康，改善亚健康状态，从而使人体达到形态结构、生理机能、运动能力的完好状态。

体育运动不仅能强身健体，还能提高人际交往能力、增强社会凝聚力，可以调节心理，也可以提高身体的基本活动能力和人体应变能力，从而提高对疾病的抵抗能力和对自然环境的适应能力。

2. 推动全民健身，政府责无旁贷

体育运动对于个人的健康而言非常重要。而一个国家人民的健康水平更是国家综合实力的重要体现，是经济社会发展进步的重要标志。全民健身是

[①]　刘一平、余道明：《体育运动与健康促进》，《体育科学研究》2007 年第 4 期，第 69～71 页。

实现全民健康的重要途径和手段，是全体人民增强体魄、提高幸福指数的基础保障。所以实施全民健身计划，促进全民积极参与体育运动，是国家的重要发展战略，是政府不可推卸的责任。

为大力发展全民健身事业，推动全民健身运动，构建全民健身服务体系，必须要构建可及化的居民健身设施网，积极利用学校、体育馆等已有资源，让居民可以在社区内，家门旁享受基本健身设施，在较近的范围内可以享受到免费的体育场馆设施，这样才能让全民健身计划成为真正可实施的计划，让全民健身成为可能。为此国家、省市等制定了一系列的学校、体育馆等体育设施对外开放的文件。

2016 年《国务院关于印发全民健身计划（2016～2020 年）的通知》中提到统筹建设全民健身场地设施，需按照配置均衡、规模适当、方便实用、安全合理的原则，科学规划和统筹建设全民健身场地设施，应当完善大型体育场馆免费或低收费开放政策，研究制定相关政策鼓励中小型体育场馆免费或低收费开放；确保公共体育场地设施和符合开放条件的企事业单位、学校体育场地设施向社会开放①。2009 年《全民健身条例》第二十八条中规定学校应在课余时间和节假日向学生开放体育设施；县级人民政府对对外开放体育设施的学校应给予支持；学校还可以向利用体育设施的公众收取必要的费用②。

2016 年《浙江省人民政府关于印发浙江省全民健身实施计划（2016～2020 年）的通知》中提出了一些要求：到 2020 年，全省建成 1000 个社区多功能运动场，15 个左右省级全民健身活动中心，150 个乡镇（街道）全民健身中心、中心村全民健身广场（体育休闲公园）、轮滑公园等，500 个游泳池（含拆装式游泳池），500 个足球场（含笼式足球场），5500 个实施

---

① 《国务院关于印发全民健身计划（2016～2020 年）的通知》，中国政府网_ 中央人民政府门户网站，http：//www. gov. cn/zhengce/content/2016－06/23/content_ 5084564. htm。
② 《全民健身条例》，中国政府网_ 中央人民政府门户网站（2009－09－06），http：//www. gov. cn/flfg/2009－09/06/content_ 1410716. htm。

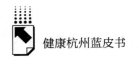

小康体育村升级工程①。2015 年浙江省《关于进一步推进公共体育设施免费或低收费向社会开放的通知》中对浙江省公共体育设施向社会免费、低收费开放事宜进行了规定：开放范围为体育部门所属公共体育设施，包含各类体育场、体育馆、游泳馆（跳水馆）、游泳池和全民健身中心等建筑物以及公共体育场地和设备；开放的要求规定公共体育设施每周开放时长不少于35 小时，全年开放天数不少于 330 天（只适合季节性开放的公共体育设施除外），公休日、法定节假日、学校寒暑假期间等，每天的平均开放时间也均不能少于 8 小时；公共体育设施对中小学学生、老年人、残疾人等特定群体应免费或低收费开放②。

2017 年中共杭州市委、杭州市人民政府《关于印发"健康杭州2030"规划纲要的通知》第二十一章《普及全民健身行动》第一节《加强全民健身场地设施建设》中提到要统筹规划体育场地设施建设，新建居住区和社区按室内人均建筑面积合理布局大型体育场馆，大力发展社区多功能运动场，根据区域情况建设基层体育设施，城市社区和有条件的农村应构建"15 分钟健身圈"；实现公共体育设施和符合条件的学校体育场地设施 100% 向社会开放③。2017 年《杭州市人民政府关于印发杭州市全民健身实施计划的通知》中提出到 2020 年，新建全民健身中心、全民健身广场、全民健身公园 100 个，人均体育场地面积达到 2.0 平方米以上④。2014 年《杭州市人民政府办公厅关于转发市体育局等部门推进杭州市中小学校体育场地设施向社会开放实施办法的通知》中明确杭州各区、县（市）政府（管委会）每年应安排专项资金，落实学校体育场地开放的管理人员、

① 浙江省人民政府：《浙江省人民政府关于印发浙江省全民健身实施计划（2016～2020 年）的通知》，http：//www.zj.gov.cn/art/2016/10/21/art_ 12460_ 286133. html。

② 浙江省人民政府：《关于进一步推进公共体育设施免费或低收费向社会开放的通知》，2015 - 06 - 08/2018 - 07 - 19，http：//www.zj.gov.cn/art/2015/6/8/art_ 13910_ 238941. html。

③ 中国杭州　政府信息公开：《"健康杭州 2030"规划纲要》，http：//www.hangzhou.gov.cn/art/2018/5/30/art_ 1256297_ 18391679. html。

④ 中国杭州　政府信息公开：《杭州市人民政府关于印发杭州市全民健身实施计划的通知》，http：//www.hangzhou.gov.cn/art/2017/2/24/art_ 933506_ 5798967. html。

场地维修、设施配置和更新、公众责任保险等经费，切实保障学校体育场地设施向社会开放①。

（二）杭州学校、体育馆等体育设施对外开放现状

根据国家、省市有关文件的要求，针对现有杭州居民健身运动的需求不断提高与杭州公共体育设施不足的矛盾，为倡导全民健身，提高居民健身素养，切实解决好需求与供给的矛盾，杭州市政府制定了相关文件，做出了一系列举措，积极推动体育场馆、学校体育场地向社会开放，给居民提供锻炼的场所和条件，让全民健身成为可实现的目标。

杭州市政府为扎实推进全民健身设施建设从两方面着手。一是积极推动基层体育设施建设。从 2001 年开始，每年都将全民健身设施建设列入政府为民办实事工程，每年杭州市安排 300 万元用于全民健身设施建设，各区、县（市）、街道（乡镇）、村（社区）三级每年投入近 6000 万元用于体育设施建设。2007 年开始，杭州市将设施建设工作列入党委政府的年度工作计划和考核目标，形成了市、区（县、市）、街道（乡镇）、行政村（社区）四级网络体系。2010 年实现全民健身设施在全市街道（乡镇）、行政村（社区）的全覆盖。2011 年以来，杭州市继续大力推进全民健身设施提升工程建设。二是依托山水优势，充分利用城市公园、公共绿地等，增设体育健身设施，建设独具特色的游步道和健身路径 30 余条，超过 1000 公里②。

在杭州市政府的努力下，截至 2017 年，全市已建成全民健身苑（点）7187 个，篮球场 3339 个，乒乓球室（场）2780 个，门球场 116 个，羽毛球场 370 个，网球场 138 个，五人制足球场 28 个（见表 6）。全民健身中

---

① 中国杭州　政府信息公开：《杭州市人民政府办公厅关于转发市体育局等部门推进杭州市中小学校体育场地设施向社会开放实施办法的通知》，http：//www. hangzhou. gov. cn/art/2014/1/15/art_ 1510980_ 312. html。

② 杭州市体育局：《网上接待室第 193 期——切实加强体育场地设施建设利用工作大家》，http：//www. hzty. gov. cn/n7/n72/c2847/content. html。

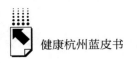

心13个，全民健身广场58个，全民健身公园118个，全部向社会免费开放(见表7)。

表6 2017年杭州全民健身设施分布

单位：个

序列	单位	健身苑(点)	篮球场	门球场	五人制足球场	网球场	羽毛球场	乒乓球室(场)
1	上城	96	—	1	—	—	—	12
2	下城	205	30	0	2	8	23	98
3	江干	467	71	6	4	5	69	110
4	拱墅	288	6	1	0	1	6	10
5	西湖	394	113	5	2	5	25	280
6	滨江	109	15	4	0	4	15	50
7	萧山	1440	1021	6	3	51	86	532
8	余杭	1233	175	10	8	8	22	353
9	大江东	66	2	1	0	0	0	1
10	富阳	562	541	15	5	7	10	45
11	桐庐	396	426	20	0	10	10	296
12	淳安	429	340	4	2	15	32	92
13	建德	610	272	23	1	4	6	445
14	临安	892	327	20	1	20	66	456
	合计	7187	3339	116	28	138	370	2780

表7 2017年杭州城乡公共体育设施建设情况统计

单位：个

地 区	健身中心	健身广场	健身公园
江 干	—	3	4
拱 墅	—	—	1
西 湖	2	12	9
滨 江	—	—	3
萧 山	1	1	11
余 杭	2	—	16
大江东	—	—	1
富 阳	3	6	13
桐 庐	1	6	16
淳 安	—	2	18
建 德	3	12	17
临 安	1	16	9
合 计	13	58	118

1. 杭州大型体育场馆对外开放情况

杭州各体育场馆全年开放天数基本在 360 天以上，公休日、法定节假日、学校假期，每天开放时间 10~14 小时。杭州体育馆对外开放时间最长，2017 年的开放时间为 91 小时；户外公共区域及户外健身器材各体育馆都是全年免费开放，其中杭州体育馆是 24 小时全天开放，其他体育馆每天开放 12~13 小时；各体育场馆都对学生、老年人、残疾人免费、低收费开放（见表8）。

表8 2017 年度杭州大型体育场馆对外开放情况

类别	杭州体育馆	余杭区体育馆	桐庐县体育馆	建德市新安江体育馆	淳安体育馆
全年开放天数（天）	355	360	360	361	365
周对外开放时间（小时）	91	91	60	84	70
公休日、法定节假日、学校假期,每天开放时间（小时）	13	13	10	12	12
户外公共区域及户外健身器材是否全年免费开放	是	是	是	是	是
户外区域开放时间（小时）	24	13	12	12	12
对学生、老年人、残疾人是否免费、低收费开放	是	是	是	是	是
全民健身日是否全面免费开放	是	是	是	是	是

2. 杭州中小学体育场所设施对外开放情况

杭州市政府为扎实推进中小学校体育场地向社会开放做出了许多努力，一是 2014 年市政府牵头并下发《关于转发市体育局等部门推进杭州市中小学校体育场地设施向社会开放实施办法的通知》等文件，完善工作机制，并组织召开工作协调会、推进会等。二是通过设立研究课题探索工作模式，实施智能化管理，落实保险和安全措施达到规范管理的目的。三是不断扩大中小学校体育场地向社会开放的覆盖面。四是委托杭州市民卡公司开发 App，方便市民利用手机开通市民卡入校健身功能，2016 年 3 月 1 日正式上线。五是会同教育局等部门鼓励在双休日、节假日和寒暑假期间开展体育健

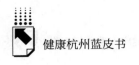

身活动，提升中小学校体育场地利用率。

截至 2017 年，全市中小学对外开放数量不断增加，共有 574 所符合开放条件的公办中小学体育场地全部向社会开放，开放率达 100%。以杭州市主城区为例，2014～2017 年，杭州市各主城区对外开放体育场所设施的中小学校数量逐步增加，由 2014 年的 248 所增加到 2017 年的 263 所（见表 9）。

表 9　2014～2017 年杭州主城区体育场地设施开放学校（校区）数目情况

单位：所

地区	2014 年	2015 年	2016 年	2017 年
上城区	33	32	31	31
下城区	49	49	49	49
江干区	47	48	50	50
拱墅区	35	39	39	39
西湖区	53	54	54	58
滨江区	22	21	22	22
开发区	9	13	14	14
合计	248	256	259	263

（三）杭州居民利用学校、体育馆等体育设施健身现状

1. 杭州体育场所设施对外开放及居民利用情况

（1）杭州大型体育场馆居民利用情况

2013～2017 年举办体育赛事活动总次数最多的为桐庐县体育馆，总次数为 4170，平均每年举办 834 次。2013～2017 年体育健身技能培训人次最多的是淳安体育馆，为 56000 人次，平均每年 11200 人次。2013～2017 年各体育场馆全年接待总人次最高的是杭州体育馆，为 909000 人次，平均每年 181800 人次；最低的是余杭区体育馆，为 204200 人次，平均每年 68066.7 人次。2013～2017 年各体育场馆全年接待人次中健身人次五年总和最高的是桐庐县体育馆，为 420000 人次，最低的是余杭区体育馆，为 84227 人次（见表 10）。

表10 2013～2017年杭州市大型体育场馆对外开放利用情况

体育馆	年度	举办体育赛事活动次数（次）	其中免费举办公益性体育赛事活动次数（次）	举办其他体育、文化等活动数量（次）	其中免费举办讲座、展览等数量（次）	体育健身技能培训（人次）	其中免费培训（人次）	运动健身指导（人次）	其中免费体质测试（人）	全年接待（人次）	接待人次中健身（人次）
杭州体育馆	2013	48	5	32	3	150	150	50	0	133000	3600
	2014	26	4	21	3	684	214	53	0	135000	3000
	2015	47	6	37	3	592	592	396	1200	141000	3625
	2016	19	5	16	3	2200	2000	3197	3137	250000	80000
	2017	39	6	26	5	1500	1200	3500	3000	250000	50000
	总和	179	26	132	17	5126	4156	7196	7337	909000	140225
	平均	35.8	5.2	26.4	3.4	1025.2	831.2	1439.2	1467.4	181800	28045
余杭区体育馆	2013	12	4	32	10	1141	1141	10500	3000	—	—
	2014	13	3	35	8	985	985	9560	2700	—	—
	2015	16	8	28	10	1066	1066	11200	2900	42000	26548
	2016	15	5	26	10	2100	2100	12000	3500	81100	31179
	2017	15	5	26	10	1120	1120	12000	3500	81100	26500
	总和	71	25	147	48	6412	6412	55260	15600	204200	84227
	平均	14.2	5	29.4	9.6	1282.4	1282.4	11052	3120	68066.7	28075.7

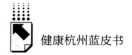
续表

体育馆	年度	举办体育赛事活动次数(次)	其中免费举办公益性体育赛事活动次数(次)	举办其他体育、文化等活动数量(次)	其中免费举办体育讲座、展览等数量(次)	体育健身技能培训(人次)	其中免费培训(人次)	运动健身指导(人次)	其中免费体质测试(人)	全年接待(人次)	接待人次中健身(人次)
桐庐县体育馆	2013	35	30	15	10	6000	6000	20000	1000	100000	90000
	2014	40	35	15	10	3500	3500	10000	2000	120000	100000
	2015	50	45	5	10	4000	4000	5500	2500	120000	100000
	2016	45	40	10	5	4000	4000	10000	3100	12000	10000
	2017	4000	4000	10	10	4000	4000	10000	3100	150000	120000
	总和	4170	4150	55	45	21500	21500	55500	11700	502000	420000
	平均	834	830	11	9	4300	4300	11100	2340	100400	84000
淳安体育馆	2013	50	42	8	2	10000	1000	50	225	50000	45000
	2014	50	42	8	2	12000	1200	60	225	50000	45000
	2015	50	42	8	2	12000	1200	60	225	50000	36600
	2016	23	8	15	7	12000	1200	5000	3225	50000	36600
	2017	26	5	8	6	10000	1200	3000	1000	50000	35000
	总和	199	139	47	19	56000	5800	8170	4900	250000	198200
	平均	39.8	27.8	9.4	3.8	11200	1160	1634	980	50000	39640
建德市新安江体育馆	2013	25	20	20	8	8000	8000	2000	500	70000	60000
	2014	30	28	22	5	9000	9000	1200	600	75000	70000
	2015	25	25	10	10	4000	4000	6000	300	90000	80000
	2016	21	21	11	6	4200	4200	6500	2350	91000	80000
	2017	35	35	27	7	2041	2041	7200	0	89413	59520
	总和	136	129	90	36	27241	27241	22900	3750	415413	349520
	平均	27.2	25.8	18	7.2	5448.2	5448.2	4580	750	93082.6	69904

（2）杭州中小学体育场所设施对外开放及居民利用情况

2014～2017 年，杭州主要城区学校健身登记人数由 2014 年的 46481 人增加到 2017 年的 66512 人。刷卡人次呈现出先增后减的趋势，登记人员年人均锻炼次数 2014 年为 8.04 次，2015 年为 19.95 次，2016 年为 14.13 次，2017 年为 10.10 次（见表 11）。

表 11　2014～2017 年杭州中小学校体育场地设施居民利用情况

单位：人，次

地区	登记人数				刷卡人数				登记人员年人均次数			
	2014 年	2015 年	2016 年	2017 年	2014 年	2015 年	2016 年	2017 年	2014 年	2015 年	2016 年	2017 年
上城区	6776	4699	5010	5085	30321	85970	64511	53911	4.47	18.30	12.88	10.60
下城区	7738	8261	9615	8959	45411	110634	127003	117099	5.87	13.39	13.21	13.07
江干区	16840	16416	20268	18269	92419	271619	297442	284576	5.49	16.55	14.68	15.58
拱墅区	6307	7570	9050	8623	45227	133454	144168	135885	7.17	17.63	15.93	15.76
西湖区	3612	6656	12263	14488	138597	341854	241035	23435	38.37	51.36	19.66	1.62
滨江区	4078	4602	6568	7175	18310	37054	41441	36957	4.49	8.05	6.31	5.15
开发区	1130	1535	2960	3913	3471	11566	13057	20168	3.07	7.53	4.41	5.15
合计	46481	49739	65734	66512	373756	992151	928657	672031	8.04	19.95	14.13	10.10

（四）杭州部分体育设施开放及利用存在的主要问题及建议

1. 影响学校、体育馆等设施对外开放存在的主要问题

（1）影响学校体育设施对外开放的问题分析

①学校开放安全问题。在学校体育设施对外开放中，安全问题是首要问题。学校体育设施的对外开放既有益处，也存在威胁安全的风险因素。大部分学校不愿开放体育场馆设施的最主要原因是担心校内学生的安全。选择对外开放，就难以避免地会有大量社会人员进入校园，可能会发生财产损失、人身伤害事故等问题。事故发生后责任由谁承担，损失由谁赔偿，这都是需要解决的关键难题，在这当中学校难免要承担些纠缠不清的责任，这个问题成为学校的一块心病，让学校对外开放得担惊受怕①。

---

① 屠力：《中小学体育设施的对外开放的现状分析与对策思考——以杭州市为例》，《教学月刊》（小学版）2016 年第 4 期，第 48～50 页。

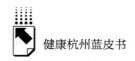

②开放成本问题。体育设施的对外开放为居民提供了锻炼身体的场所，但同时，市民在进行锻炼的过程中，体育器材会出现不同程度的磨损，这样就会增加体育设施的维护费用以及学校管理的支出[①]。并且学校体育设施在开放过程中，还需要配备相应的管理人员、专业指导员、治安人员等，这些都需要经费支持。因此，中小学体育设施的经费问题也成为制约体育设施对外开放的重要因素之一。学校难以承受高额的运行成本，即使政府有一定的经费补助，但仍然有较高的经费支出缺口。

③学校开放条件问题。对外开放的学校条件并不是都能满足居民各种健身运动的需求。有些学校规模较小、体育设施简陋，只能做些基本的健身活动，健身多样性难以达到；并且部分学校教学区与活动区分隔不明显，会增加管理的难度。开放的时间上也受很大的限制，一些学校实行寄宿制，学生全天在校，对外开放难以实现。

（2）影响体育馆体育设施对外开放的问题分析

体育场馆不仅要满足赛时需求，还要满足赛后的综合利用，大型体育场馆的功能不仅是作为体育赛事的场地，还可能作为一些招聘会、演唱会等活动的场所[②]。所以体育场馆对外开放时间可能有限，如何在有限的开放时间更好地为市民带来丰富的体育体验是值得思考的问题。

2. 提高学校、体育馆等体育设施居民利用率的建议

（1）加大政府资金投入，加强学校安全监管

针对学校开放成本较高和学校安全问题频发的问题，一方面应该加大政府资金投入，保障学校体育设施的正常运作和维修管理；另一方面应该配备专业指导员及治安人员，合理利用好学校现有安保人员，保障好在校学生及进校锻炼居民的人身安全。并在资金允许的情况下适当地翻修及新建学校体育设施及场地，增加体育设施多样性，使居民可以体验到多样化的健身活

① 杨金花：《中小学校体育设施向社会开放的实践与研究》，《中国西部科技》2006年第13期，第78~80页。

② 程世宏、孙英俊：《大型体育场馆的空间布局、功能定位及政府决策》，《门窗》2014年第11期，第399~399页。

动，增加健身积极性。

（2）加大中小学体育设施宣传力度

在中小学体育设施对外开放的过程中，杭州各区中小学登记人员年人均锻炼次数2014年为8.06次，2015年为19.46次，2016年为14.59次，2017年为10.82次，均较低。所以居民利用中小学体育设施锻炼频次很低，中小学体育设施开放的效果没有达到预期，应加大宣传的力度，鼓励更多的市民积极利用学校体育设施进行锻炼。可以利用地方电视台、政府公众号等媒体进行宣传，让居民知晓、了解进而主动参与到中小学对外开放的体育设施锻炼中去，真正让居民体会到家门口的健身便利。政府相关部门应去调研了解市民真正的健身需求，也可为市民提供一些体育锻炼的指导和咨询服务，以形成学校、社区、家庭三位一体的体育健身格局，积极推动全民健身计划的顺利实施①。同时，学校管理者应多与校内外进行联系，获取校内老师、学生对这项工作的支持和理解，鼓励校外居民利用体育设施锻炼的同时保证体育场地的干净整洁，让学校体育资源被合理利用，发挥出更大的社会功能。

（3）通过社区体育培育居民健身意识

可以以社区成员的共同利益和需求为纽带，引导和鼓励居民积极参与社区体育活动，营造并形成社区公共精神。每年举办健身体育知识讲座、球类、广播操等专项知识和技能培训，开展健身宣传周、全民健身节等多样的活动和竞赛，引导形成良好的群体态度；政府机关、企事业单位要以平等、开放、互惠的姿态参与社区建设，并逐渐形成全民健身的好风气②。

（4）大力培养社会体育指导员

社会体育指导员，是指在竞技体育、学校体育、部队体育以外的群众性体育活动中从事技能传授、锻炼指导和组织管理工作的人员。社会体育指导员对于发展我国体育事业，增进公民身心健康是一支重要的力量。现在居民

---

① 屠力：《中小学体育设施的对外开放的现状分析与对策思考——以杭州市为例》，《教学月刊》（小学版）2016年第4期，第48~50页。

② 吴胜、吴刚、曾坚毅：《城市社区体育公共服务组织管理的研究——以杭州市为例》，《浙江体育科学》2014年第6期，第59~62页。

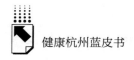

健身热情高涨，健身场所选择也更多，但社会体育指导员却十分缺乏。社区体育指导员和志愿者队伍的培养是推动社区体育发展的重要部分①。大、中、小学校中都有大量的体育教师，他们都有自己的专长，并且具有专业的健身理论、方法知识，所以在学校体育场馆对外开放的过程中，应当充分利用这些专业体育人才的优势，让学校体育教师在下课后担任社会体育指导员，这样的举措可以有效缓解目前社会体育指导员不足这一燃眉之急，通过他们指导社区居民科学健身，提高居民锻炼的积极性和科学性，真正达到提高居民健康素养水平的目的。

四　杭州市健康促进学校建设实践

学校，尤其是中小学是提高国民健康知识水平和培养国民健康行为的重要场所。中小学生正处于世界观、人生观、价值观形成和养成良好生活行为习惯的最关键时期。加强学校健康促进能力建设也是推进杭州市加快"打造健康中国示范区"的关键举措。杭州市是国内最早参加 WHO 健康促进学校试点项目的城市之一。从试点探索到全面铺开，杭州市的健康促进学校涵盖了高校、中学、小学、幼儿园以及职业学校和特殊学校等，培育了众多经典案例，形成了广泛的社会共识，取得了良好的社会健康效益。

（一）杭州市健康促进学校建设背景

1. 试点探索阶段

健康促进学校是 WHO 在全球倡导的学校健康新理念。它倡导把有利于发展和促进学生健康的诸多部门联合起来，充分利用学校、社会、环境等各个有利因素作为促进学生健康的资源，改造或消除不利于健康的各种因素，从而形成一个有利于学生知晓健康知识、树立正确的健康理念、养成有益于

① 丁春琴：《强化学校体育场馆的开放力度　推动社区体育发展》，《浙江体育科学》2012 年第 5 期，第 22 ~ 26 页。

162

健康的行为习惯和生活方式的学校环境①。1995 年，国内正式启动"中国/WHO 健康促进示范学校"试点工作。浙江省于1999 年正式参与到早期试点项目工作。2000 年，杭州市的九堡中学和四季青中心小学以"营养教育"为切入点参与了早期试点项目。2003 年 10 月，浙江省卫生厅和浙江省教育厅联合印发了《关于推广发展健康促进学校的通知》，开始正式在浙江省内推广健康促进学校建设模式。按照 WHO 健康促进学校项目的选点要求（覆盖城市、农村区域，覆盖高中/职业高中、初中、小学三个阶段），杭州市教育局、杭州疾控中心推荐了衙前镇初中、杭州第二中学（高中）、学军小学、杭州市旅游职业学校四所学校加入了推广试点培育名单。健康促进建设切入点以营养、意外伤害、心理为主，取得了良好的社会效益，受到了当时WHO 项目验收官员的充分认可。

2. 成熟推广阶段

经过一个周期（铜奖、银奖、获得银奖资格后间隔一年方可申报金奖，共四年）的探索培育后，2008 年 5 月，正逢杭州市全面启动健康城市建设，将学校列入"健康细胞工程"培育范畴，由市委办公厅和市政府办公厅联合发文、发牌命名表彰。这一时期推广健康学校建设使用的标准主要参考WHO 健康促进示范学校的标准，但是"健康学校"和"健康促进学校"的管理和命名依然省市分开进行。

2011 年 12 月，由浙江省爱卫会和浙江省教育厅、浙江省卫生厅联合发布了《关于印发浙江省健康促进学校考核命名与监督管理办法和浙江省健康促进学校考核标准的通知》，对浙江省健康促进学校建设工作进行了进一步的加强和规范②。次年 4 月，杭州市爱卫会联合杭州市教育局、杭州市卫生局跟进发布了《2012 年杭州市健康促进学校工作实施方案》，明确了健康促进学校培育的铜奖、银奖、金奖属地分级管理的要求和满四年进行周期复

---

① 胡伟、俞敏：《健康促进学校技术指南》，浙江科学技术出版社，2015，第 15～20 页。
② 浙江省爱卫会、浙江省教育厅、浙江省卫生厅：《关于印发浙江省健康促进学校考核命名与监督管理办法和浙江省健康促进学校考核标准的通知》，浙爱卫〔2011〕13 号，2011 年 12 月 5 日。

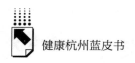

评的要求。至此，浙江省健康促进银奖学校由杭州市负责，铜奖由杭州市所辖区、县、市负责，省级仅保留金奖学校命名权限。这一时期，杭州市健康办（爱卫办）牵头将市级健康学校与浙江省健康促进银奖学校的命名管理进行资格互认，但是依然保留单独命名形式，将获得银奖命名资格的学校同时授予"杭州市健康单位"资格。

3. 健康促进学校建设新形势

2016年8月，中共中央、国务院印发《"健康中国2030"规划纲要》，强调要重点加强健康学校建设，加强学生健康危害因素监测与评价，完善学校食品安全管理、传染病防控等相关政策，将健康教育纳入国民教育体系，把健康教育作为所有教育阶段素质教育的重要内容。2016年12月，浙江省委、省政府进而在《"健康浙江2030"行动纲要》中明确提出，到2030年，培育5000个健康社区、10万个健康单位（含学校）、100万个健康家庭。浙江省健康办同时也将"健康促进学校建设覆盖比例达到50%"纳入了"健康浙江年度考核指标"中。

2017年3月，杭州市委、市政府发布《"健康杭州2030"规划纲要》，要求以健康社区、健康学校、健康机关、健康企业等健康单位和健康家庭为重点，深化实施"健康细胞"工程，筑牢健康杭州建设基础。与此同时，杭州市委、市政府两办在《健康杭州考核办法（试行）》中也明确将开展培育"健康细胞"工程作为对地方党委政府考核的必备指标。其中，健康促进学校的覆盖率也一并纳入对地方党委和政府的考核范畴。

（二）杭州市健康促进学校建设实践

1. 杭州市健康促进学校建设指标体系的制定

（1）探索阶段

为了适应形势的不断变化需要，杭州市结合自身建设健康城市的背景，以《渥太华宪章》健康促进五大策略（领域）为依据，在健康促进学校培育的不同阶段对健康促进学校建设标准进行了三次编制和修订。2008年，杭州市参照《WHO健康促进学校考核标准》《学校卫生工作条例》《全民健康生活方式行动总体方案（2007～2015 年）》《中国公民健康素养——基本知识与技能》《杭州市建设健康城市试行指标体系》《健康城市理论与实践》《健康城市项目标准》等文献资料编制了市本级的健康学校建设标准，并沿用至 2012 年。

（2）融合阶段

2013 年 4 月，为了把浙江省健康促进银奖学校和杭州健康单位融合，杭州市健康办印发了《杭州市 12 类健康单位标准（修订稿）》，将浙江省健康促进学校标准完全替代了杭州市健康学校建设标准。2014 年 2 月，杭州市健康办组织杭州市疾控中心有关专家进一步将全民健康生活方式示范单位标准一并融入了健康促进学校建设，采用统一管理，独立命名的形式，既丰富了健康促进学校的建设内容，又减轻了基层申报单位的工作负担。

（3）简化阶段

2016 年 3 月，基于实际工作需要，简化健康促进学校建设形式内容，强化学校健康促进实际行动能力，杭州市健康办又对市本级健康促进学校建设标准中有关台账资料方面和其他业务条线有重复考核的方面进行删减和弱化，突出健康教育氛围营造和需求评估干预措施以及效果评价的考核赋分权重，最终形成了包含 10 类健康单位的《健康城市之细胞工程——健康单位建设指南》[①]，以此作为推进杭州市健康促进学校建设的指标依据（见表 12）。

表 12　杭州市健康促进学校指标体系（2016～至今）

一级指标名称	二级指标	三级指标	权重
健康政策	组织制度	建立"健康学校"领导小组	2.34
		制定健康促进学校章程	2.40
		健康教育工作网络完善	2.21
		健康促进制度健全	2.26
	保障措施	工作经费投入	3.85
		按照 600∶1 的比例配备卫生保健人员	3.81
		配备专职或兼职人员	4.06

---

① 曹承建：《健康城市之细胞工程——健康单位建设指南》，浙江大学出版社，2016，第 17 页。

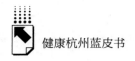

续表

一级指标名称	二级指标	三级指标	权重
健康环境	软环境	学校文化有助于促进师生健康	2.16
		师生对学校文化知晓率≥90%	2.09
		符合无烟学校要求	2.32
		对特殊困难学生采取具体的帮助措施	2.24
		学校五年内无重大安全事故发生	2.00
		师生对工作现状满意≥70%	2.02
	硬环境	教学设施符合最新卫生要求	2.87
		食堂实行食品卫生监督量化分级管理,达到相应标准	2.86
		新建、改建、扩建的学校建筑通过卫生监督部门的预防性卫生审查	2.78
		学校门口50米范围内无商摊	2.36
健康行动	组织行动	对学校进行健康危险因素评估	3.42
		制定健康干预计划并付诸实施	3.40
		制定健康影响因素的解决时间表,并公开接受师生监督进度	3.44
		实施效果评价	3.33
		整合社区资源,为健康学校建设服务	3.34
	健康素养提升	学生健康知识知晓率≥90%	2.4
		学生健康行为形成率≥80%	2.25
		教师健康知识知晓率、行为形成率均≥85%	2.28
		眼保健操手法和穴位正确率≥80%	2.18
		教职工每周参加一次体育锻炼的人群比例达到40%以上	2.25
		学生每天锻炼1小时,体质监测合格率达标	2.42
健康服务	重视预防	每年组织师生进行健康体检;建立健康档案,并进行健康管理	4.61
		开展多种形式的有益于师生身心健康的文化娱乐活动	4.29
		定期开展预防自然灾害演练	4.13
	健康教育与促进	健康教育课每学期应安排6~7课时	3.09
		积极开发健康教育的教学课件,教学图文资料、音像制品等教学资源丰富	2.71
		对全校教职员工开展健康教育技能培训,培训率达90%以上	2.84
		师生均参加课间操活动	2.99

2. 杭州市健康促进学校建设现状

杭州市自2003年正式开始健康促进学校建设以来，现已培育命名383所"浙江省健康促进学校"，整体覆盖率达到46.08%，其中金奖69所、银奖128所、铜奖186所，小学243所、初中87所、九年一贯制17所、高中22所、中专/高职13所、特殊学校1所（见图15）。因省级健康促进学校未包含高校和幼儿园序列，以及在2012年之前市级健康单位和省级健康促进学校尚未互认之前，另外还有41所学校被命名为市级健康单位，其中幼儿园18所、小学6所、初中5所、九年一贯制1所、中专/高职3所、高校8所。

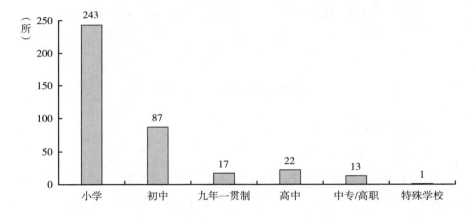

图15 杭州市省级健康促进学校类别分布

杭州市所辖区、县（市）健康促进学校推进力度参差不齐。推进力度最大的是萧山区，共有省级健康促进学校113所，覆盖率已经达到90%；其次是余杭区64所、临安区36所、江干区28所、西湖区22所、富阳区21所、下城区19所、拱墅区18所、大江东区15所、桐庐县14所、上城区10所、开发区10所、建德市7所、淳安县3所、滨江区2所、名胜区1所（见图16）。从培育层次来看，滨江区、名胜区、桐庐县、淳安县在金奖层次尚未取得突破，尤其是滨江区和淳安县（名胜区作为功能区，管委会辖区面积小、人口过少，学校基数缺乏可比性）银奖和铜奖也不足3所，在

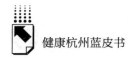
今后的健康浙江和健康杭州有关健康促进学校 50% 覆盖率的考核要求方面，两个地区将面临巨大的压力。

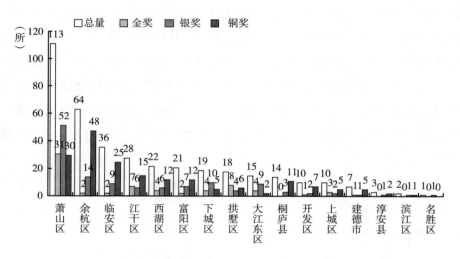

图16　杭州市省级健康促进学校区域分布

3. 杭州市健康促进学校建设实践

（1）制定健康的公共政策

学校良好的管理理念和举措往往受学校人事变动影响较大。把好的管理举措或者好的理念固化为学校管理制度有助于可持续的推进健康促进学校建设。

西湖区学军小学在开展健康促进学校建设的过程中，采取了包括减轻课业负担、调整三好学生评选标准的综合干预措施。学军小学将学期考试试卷分为 A/B 卷。一套试卷难度低，一套试卷难度高。在考试过程中，由学生根据个人情况自行选择相应难易度的试卷，但是考试成绩单没有任何差异。以此既满足了家长的虚荣心又切实减轻了小学生的课业负担，为孩子创造轻松、愉快、健康的学习环境。同时，学军小学还把视力要求纳入了校内三好学生的评选条件。即视力保持在 5.0 以上或者一个学期视力下降不超过0.1，连续两个学期视力下降不超过 0.2，方可参加三好学生评选。也就是说，不近视或者近视后视力没有继续下滑的学生，才有资格评三好学生。

同样是防治近视，富阳区富春第五小学则把控制学生近视率纳入了任课教师的绩效考核，将班级学生学期平均近视率浮动情况直接与教师的绩效工资挂钩，以此约束教师在上课过程中及时提醒学生纠正坐姿。

一些新的健康促进制度推出之初难免会遇到一些争议和质疑，但是事实证明，这些创新举措坚持下去都取得了良好的社会效益。

（2）创造健康支持性环境

健康促进在于创造一种安全、舒适、满意、愉悦的生活和工作条件。创造支持性的环境是学校健康促进建设的基础。

拱墅区大关小学为了防治学生近视，统一采购了可调节式课桌椅，并且在每个学期开学前的一个星期，由学校后勤工作人员按照保健老师掌握的学生体检资料，根据每个学生的身高、腿长，对课桌椅进行个性化调整，确保每个学生能够保持正确坐姿。同时，大关小学为了解决教室照明灯具是镶嵌在屋顶不能调节高度而造成的照度不足问题，将教室的低功率灯具更换为了大功率的灯具。

江干区濮家小学笕新校区在学校设计规划阶段，就将教学楼的走廊向外横向延伸了2~3米，以此满足学生在小课间进行体育活动的需要。同时，学校还利用楼顶打造了生态农场，利用操场角落建造了猪堡，让学生不出校门便可亲身体验农作物种植和家畜养殖乐趣。为了让学生了解污水再利用和节约用水，学校购置了污水循环处理设备，让学生亲身感受从卫生间、猪圈流出的污水经过净化处理后，还可以浇灌农场、冲洗厕所甚至洗涮拖把。

（3）强化社区性健康行动

杭州市在推进健康促进学校建设的过程中，强化社区性健康行动主要是为了突出学校与所在社区的健康互动。学校通过"小手拉大手"的形式走进社区，走进千家万户。同时，也通过家校互动的形式把社区的优势资源引进到学校，促进学校的健康发展。

萧山区义桥第二小学结合当地（城乡接合部）土壤污染的现状，组织学生通过寒暑假社会实践的形式绘制家乡绿色地图，寻找家庭住址附近的污染土壤和水体，以此告知家长不宜在污染土壤上或水体附近种植蔬菜瓜果。

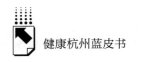

2017 年，杭州市登革热疫情暴发期间，中小学和幼儿园的小手拉大手防蚊灭蚊清洁家园活动，在清理家庭户内孑孓滋生地方面也起到了很好作用。

临安区於潜镇第一小学在建设健康促进学校的过程中，为了解决学生上学、放学期间购买流动摊贩不卫生食品的现象，邀请了於潜镇城管科执法人员在学校周边百米范围内持续一周执法清理，既解决了学生购买不卫生食品的问题也解决了学校门口上学、放学期间交通拥堵的安全隐患。富阳区万市镇中心小学同样借助镇政府力量对学校门口的棋牌一条街进行了清理，为师生营造了良好的工作学习环境。

（4）发展个人健康技能

健康促进通过提供健康教育信息和健康生活技能以支持个人和社会的发展。在众多健康影响因素中，个人生活行为方式对健康的影响占到六成，个人永远都是健康的第一责任主体。中小学和幼儿园期间，引导学生养成好的生活行为习惯将是学生受用终身的健康财富。

杭州市健康促进学校在提高个人健康技能方面，在常规的手卫生、口腔卫生、眼保健操、咳嗽礼仪、心肺复苏和基本生活技能培养基础上，结合学校自身校园文化再突出培养学生相应的健康生活技能或行为。如足球特色的学校重点培养学生运动技能和运动损伤简易处置技能；人文和艺术特色的学校重点培养学生阳光心理和人文鉴赏技能。

（5）调整卫生服务方向

对于城市而言，调整卫生服务方向主要是从以医疗卫生服务为主转向预防为主。作为学校，则主要是指需在保证学校医务室（保健室）的常见病和意外损伤的应急处置能力基础上，重点强化其健康教育职责，建立学校的健康教育网络，以及加强学校对教职工的非医疗关爱服务。调整服务方向一般同时也会涉及制定健康的公共政策。杭州市的健康促进学校在推进这项工作的过程中，更多的是将两者结合操作。

江干区采荷第三小学为了减轻教师的课业负担，要求后勤食堂在采购食材的同时也为学校教师采购好当天晚上的食材，并且提供粗加工服务。如此便节约了教师放学后买菜做饭的一些时间，从而让老师有更多的时间投入到照顾自己的孩子身上，维护个人家庭和睦。在学生营养餐方面，学校在制定好菜单后，事先邀请家长品尝，根据家长意见和建议再改进，做到学校、家长、学生三方都满意，而不是等在营养餐推行的过程中收到家长投诉后再行改进。

拱墅区卖鱼桥小学实行一年级新生全年不考试。主要就是为了培养新生入学的学习兴趣，不至于让学生因复杂的考试产生厌学情绪。同时，其他年级开学第一周不上课，均为课外活动。以此缓解学生"假期综合征"，软着陆进入新学期学习状态。从而让学校不至于疲于应付大量产生厌学症的学生。

B.5
杭州市优化健康服务发展报告[*]

B.5
杭州市优化健康服务发展报告[*]

王小合　陶箐　马先富　陈悦彤　张丽娟[**]

摘　要： 杭州市自新一轮不断深化具有杭州特色的医疗卫生体制改革以来，围绕"群众得实惠、医务人员受鼓舞、医疗机构得发展、党委政府得民心"多方满意共赢的目标，坚持问题导向和载体创新，聚焦在智慧医疗、公立医院综合改革、医养护一体化签约、G20峰会病媒防制保障优化健康服务等方面，取得了国家公认的杭州经验、杭州智慧、杭州样板，但仍缺乏对影响优化健康服务的社会文化环境等因子的综合治理，存在部门责任协作不足、社会治理体系激活不够等问题。本研究提出了以"治未病"思想及价值观为引领，以大健康及其公共治理为思维，以拓展智慧医疗健康领域及新组建卫生健康机构改革为契机，以创新医养护一体化签约服务为着力

* 基金项目：国家自然科学基金面上项目"社会协同治理视域下公立医院医患满意度测评及提升机制研究"（编号：716730075），杭州市政府政策研究室委托课题"杭州市健康服务业的发展路径与对策研究"。

** 王小合，管理学博士，教授，博士生导师，杭州师范大学公共健康治理研究院副院长、医学院卫生事业管理系主任，兼任中国管理现代化公共管理学科专委会理事、中国医药卫生系统工程学会常委、中国卫生经济理论与政策专委会委员、中国社会医学学会委员、浙江省公共管理学会常务理事等，著有《公立医院社会评价路径与治理策略》《医改红利的制度创新和社会治理——日本经验的启示》《农村卫生事业理论与实践》等，参编《中国健康服务发展报告2013》《中国健康服务发展报告2015》《中国健康服务发展报告2017》，主要研究方向为卫生管理与健康政策；陶箐，杭州师范大学在读博士研究生，主要研究方向为"治未病"与健康管理服务体系与政策研究；马先富，杭州市健康城市建设指导中心主管医师，主要从事健康城市建设、爱国卫生、疾病预防控制等实践和研究工作；陈悦彤，杭州市健康城市建议指导中心科员，主要从事健康城市建设的实践和研究工作；张丽娟，杭州市卫生和计划生育委员会办公室主任，科员。

点，以升级版创立"爱杭健康运动"为品牌，以打造一批具有较高知名度的新型健康服务产业为龙头，以法治保障杭城群众健康权为宗旨，以巩固深化"医学有局限，勇于攀登；服务无止境，追求卓越"的杭州特有卫健系统党建理念为抓手等八个方面高水平推进优化健康服务的发展路径与策略建议。并对杭州智慧医疗信息化、智慧养老、G20峰会病媒生物防制保障助推优化健康服务的典型实践及经验进行了案例研究。

关键词： 健康服务　智慧医疗　智慧养老　优化路径

习近平总书记在2016年8月全国卫生与健康大会上不仅首次提出了把人民健康放在优先发展的战略地位，还强调指出把优化健康服务、加快推进健康中国建设、努力全方位全周期保障人民健康作为重要内容。杭州市委、市政府近年来聚焦该市卫生健康事业发展中的不平衡、不充分以及供给侧与需求侧不匹配、不协调等问题，统筹医保、医疗、医药、医院、中医、医生"六医"，以智慧医疗及信息化率先发展为支撑，以"人才下沉、资源下沉"（"双下沉"）为手段，以医联体、医共体建设为平台，通过全面推进公立医院综合改革，加快实施医疗卫生服务优化工程，加强医疗卫生人才队伍建设，推动引导优质医疗资源和卫生健康服务下沉，支持基层医疗卫生机构"服务能力提升，服务效率提升"（"双提升"），强化筑牢基层医疗卫生健康服务网点，并以G20杭州峰会健康保障为契机，着力建立公立医院，基层医疗卫生机构，公共卫生机构，养老、康复、健康管理等机构之间的分工协作及融合发展机制，突出发挥中医药独特优势，推进家庭医生签约服务、医养护一体化体系以及分级诊疗体系建设，努力为满足广大市民多样化健康需求提供高质量、均衡性的全生命周期健康服务供给，为夯实健康杭州建设以及加快打造"健康中国示范区"奠定了重要基础并积累了杭州经验。但

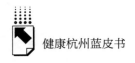

当前仍缺乏对影响优化健康服务的社会文化环境等因子的综合治理，存在部门责任协作不足、社会治理体系激活不够等问题。本文重点就进一步优化和完善健康服务以及挖掘杭州智慧医疗信息化、智慧养老、G20 杭州峰会病媒生物防制保障等典型经验进行论述。

一 杭州市进一步优化健康服务的发展路径与策略建议

《杭州市国民经济和社会发展第十三个五年规划纲要》《杭州市建设健康城市"十三五"规划》《"健康杭州 2030"规划纲要》等重大规划意见，把人民健康放在优先发展的地位，提出以保障和促进人的健康为宗旨，着力优化健康服务，以加快城市国际化步伐，放大 G20 后峰会、前亚运国际效应为契机，推动健康服务体系建设进入更高层次、更大范围、更广领域阶段，让广大市民享有公平、系统、连续的健康服务，切实提高广大群众的健康素养和健康水平，把健康融入所有政策，打造独特韵味的活力之城、健康之城、东方生活品质之城以及成为社会和谐、环境友好、安全宜居、人群健康的"健康中国示范区"，以全民健康促进杭州率先实现现代化发展。本文在总结杭州市深化医改及持续改善健康服务诸多成就的基础上，针对缺乏对影响优化健康服务的社会文化环境等因子的综合治理、对新型城市健康服务的复杂性的认识以及存在部门责任协作不足、社会治理体系激活不够等问题，提出如下进一步优化健康服务的发展路径与策略建议。

（一）以"治未病"思想及价值观为引领，先导加强杭州韵味、中国特色的健康文化建设

"治未病"是两千多年以来我国中医学事业长期发展孕育出的灿烂的核心文化及健康思想，"治未病"及其养生、保健、运动、强身健体等的健康文化早已根植于杭城及华夏大地，"治未病"健康价值观传递的无疑是中华民族的文化自信。众所周知，杭州不仅是南宋的都城，更是中医及其"治未病"健康文化繁盛之城，历史上中医"治未病"名医辈出。杭州现拥

有全国著名的桐君堂、胡庆余堂（是我国唯一的国家级中药专业博物馆）、方回春堂等一大批老字号以及新兴快速发展的国医馆、中医馆，其市场化程度之高、中医的民间氛围之好、服务市场体量之大在全国也是首屈一指。杭州不仅是古代"中医药典"及"治未病"思想的发源地，也是现在首批获评全国地市级社区中医药工作先进的城市。杭州人不仅有着长期重清淡饮食、药膳保健、休闲养生等别有韵味的健康生活习惯，也有着在家门口看社区中医、"治未病"、保健养生的便利条件，编写了全国首套《中医药与健康》教材并纳入中小学地方课程及教育体系。

习近平总书记近来多次强调"中医药学是中国古代科学的瑰宝，也是打开中华文明宝库的钥匙"，要"切实把中医药这一祖先留给我们的宝贵财富继承好、发展好、利用好，在建设健康中国、实现中国梦的伟大征程中谱写新的篇章"。在当前杭州迈向国际化及开启大健康的新时代，杭州有基础、有优势、有责任传承好和创新好"治未病"大健康思想及价值观，把中医"治未病"特色服务和西方先进的医疗健康管理融合发展，以打造体现杭州韵味、中国特色健康文化为先导，统领政府以及文化、教育、体育、卫生健康等部门以及公共媒体等开展"治未病"健康文化的理念宣传、氛围营造，创新健康文化传播模式。建议可在当前体现杭州先进文化的市民文明指数编制、农村文化礼堂建设、国医文化博物馆兴建、中小学中医药健康教育、公共健康素养传播、美丽杭州建设等有关载体中渗透纳入"治未病"与大健康元素及文化符号。特别是应把健康素质教育作为学生综合素质教育的重要方面，把学生健康文化教育与道德文化教育有机结合，建立并倡导全民"我的健康我做主、我的健康我负责、我是自身健康管理第一责任人"。通过大力营造"治未病"与大健康文化，以健康文化自信鼓舞人心，以大健康舆论汇聚力量，通过大健康视野的持续教育引导、舆论宣传、文化熏陶、实践养成、制度保障等，以带动全社会及市民普及健康生活，培育健康人群，树立全民科学的健康价值观，为优化健康服务、普及健康生活、建设健康环境、完善健康保障、发展健康产业、构建健康社会等提供强大思想及文化的支持。

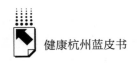
（二）以大健康及其公共治理为思维，优化构建健康服务战略责任与社会协同发力的长效机制

大健康及其公共治理思维已成为国际社会的普遍共识，将健康融入所有公共政策，不仅是国际健康服务倡导的发展模式，更是杭州优化健康服务战略责任与社会协同机制的必然路径选择。杭州市于 2017 年虽已针对加强健康环境、健康文化、健康社会、健康服务、健康人群、健康产业六大任务和保障支撑体系平台（即"6 + 1"平台）建设以及建立大健康服务共建体系，以市民的健康服务需求作为治理工作的源头和起点，以强化政府及各部门在健康治理领域的领导、保障、管理和监督责任为重点，部署、提出了总体要求，组建了七个相关健康治理专项组并明确了其各自功能定位，但侧重聚焦于大健康服务供给侧的责任布置安排，一定程度上忽视了激活和发挥需求侧参与大健康服务社会治理体系和治理能力的作用及发力。

建议当前重点围绕《杭州市建设健康城市"十三五"规划》以及《"健康杭州 2030"规划纲要》提出的目标任务，结合当前杭州"最多跑一次"改革向纵深推进的契机，聚焦把健康融入所有公共政策，研究制定优化健康服务的各政府部门工作指南，着力建立优化健康服务中涉及的政府各部门、各相关健康事业单位、社会健康组织、健康社区或单位、健康家庭以及市民的责任与社会协同工作机制，以此为保障整合全社会健康资源，凝聚社会各方共识，激发社会活力，促进形成从健康服务供给侧和需求侧两端发力、协同融合、和谐发展的健康杭州新生态。

（三）以拓展智慧医疗等"杭州样板"及新组建卫生健康等机构改革为契机，探索建立全民健康服务与管理制度

在深化新医改以来，杭州市在全国先行先试，特别在智慧医疗、全面推进公立医院综合改革等方面取得了典型经验。早在 2012 年，杭州市卫生计生部门就以满足群众迫切需求为原动力，抢抓信息技术高速发展的历史机遇，通过发展"智慧医疗"破解卫生事业发展中的难点问题和人民群众反

映的突出问题，彻底颠覆了沿袭几十年的就医模式，改善了杭州老百姓的就医体验。2016 年 10 月 8 日，国务院深化医药卫生体制改革领导小组印发通知，将杭州借助信息化改善医疗服务的做法作为医改典型案例向全国推广学习。同年 11 月 10 日，杭州市卫生计生委组团着重就搭建信息平台、发挥智慧医疗助推医改等话题，应邀专程赴北京参加国家卫生计生委例行新闻发布会。2017 年 3 月 30 日，国家卫生计生委就杭州"智慧医疗"等特色医改实践经验成果举行媒体沟通会。进入新时代，杭州市应在已有医改"杭州样板"典型经验上不断拓展、升级、发展，并以新组建卫生健康等机构改革为契机，承担新使命，展现新作为。

建议以国家新一轮机构改革提出新组建各级政府卫生健康委员会、医疗保障局为契机，破除利益固化樊篱，清除体制机制障碍，在整合资源及组织架构设计上，从长期注重医改到深化聚焦健改，改变重治疗、轻预防的体制机制及功能定位，更加明确医疗卫生工作是手段、全民健康是目的，更强调行政主管部门在优化全民健康服务与管理、维护促进全民健康中的重要作用。以解决市民主要健康问题为导向，发挥医疗国际化、爱国卫生、中医中药等工作走在全国、全省前列的优势，发挥杭州在数字信息化以及互联网技术上的引领支撑作用，进一步打造智慧医疗升级版并协同推进智慧健康基础上的全民数字健康工程、智慧养老及其智慧健康管理等探索实践。打造更高水平的医疗联合体并协同融合推进健联体、健共体建设，做实做好家庭医生签约健康管理服务，在全国率先推动"互联网 + 医疗"、互联网健康管理模式，形成健康守门人及分级诊疗格局，着力构建覆盖全人全程的市民健康服务与管理体系和制度建设，形成具有杭州特色、优化健康服务的制度体系，以健康共治实现全民健康服务与管理的目标。

（四）以创新医养护一体化签约健康服务为着力点，加快智慧养老和老年友好城市建设

医养护一体化服务是利用现代信息技术，整合多部门、多行业有关资源，以医疗护理康复进家庭、进社区为基本内容，因地制宜且根据居民不同

需求，拓展日托及机构养老健康管理服务的有关内涵，提供可及、综合、连续、有效以及个性化的医疗、养老、护理一体化的健康服务新模式。① 杭州市于2014年在国内率先创新医养护一体化签约服务政策，通过政府政策法规支撑，部门联动，从签约服务方式、服务内容、收付费、绩效考核、激励机制、技术支撑等方面全方位架构起杭州模式的医养护一体化家庭医生签约服务机制。面对日益严峻的老龄化、高龄化问题，杭州应当进一步发挥医养护一体化健康服务、新兴技术集聚以及养生宜居的城市优势，加快智慧养老和老年友好城市的建设。

当前的全民医疗保险制度政策倾斜支持与广大城乡居民的心理预期还有差距，发挥的作用尚有限，建议进一步夯实医养护一体化发展的政策基础，加大医保及相关政策支持和引导力度，调动养老、助残、护理等服务主体积极性及活力，因地制宜地创新服务模式和扩大服务供给。整合医养护资源，建立资源共享平台，以慢性病管理为切入口，尝试通过社区网格化管理将分布式的医养护资源对接分布式的居民健康需求。应用物联网、大数据、云计算、人工智能和移动互联等技术，探索创新开展智慧养老健康服务的实践。围绕医养护三位一体结合服务模式，建立医疗卫生与传统养老服务机构合作发展的融医疗健康、养老及照料护理等一体化的健康服务体系。作为信息化、数字化建设的领先城市，杭州市要进一步充分发挥自身技术创新优势，以智能化带动传统医养护结合优化健康服务的模式和水平升级，以先进的理念、模式和技术推进老年友好城市与健康城市的建设。

（五）以打造爱国卫生运动升级版、创立"爱杭健康运动"为品牌，激活社会健康服务体系与治理能力

爱国卫生运动是我国在特殊历史时期形成的广泛依靠群众、发动群众、组织群众、服务保护人民健康的以广大人民群众为主体参与健康治理的具有

---

① 滕建荣、周智林、周华等：《创建医养护一体化智慧医疗服务模式》，《中国医疗管理科学》2015年第1期，第23~26页。

中国鲜明特色的伟大创举，这也是 60 多年来这一特色运动模式之所以具有强大的生命力的重要原因所在。毛泽东主席视察杭州下城区小营巷社区使当时的"爱国卫生运动"从杭州传遍全国。2017 年 5 月全国爱国卫生运动 65 周年暨全国爱国卫生工作座谈会选择在杭州召开，只因半个多世纪以来，杭州在坚持传承和创新发展爱国卫生运动方面做出了独一无二的贡献。党的十九大报告提出"实施健康中国战略"并强调要"深入开展爱国卫生运动，倡导健康文明生活方式，预防控制重大疾病"，这无疑体现了爱国卫生运动特有模式在新时代全面实施健康中国战略中的重要位置。重新审视、挖掘和创新爱国卫生运动的价值，如何让其在进一步优化杭州市健康服务中发挥更大作用，是非常值得思考的。

开展爱国卫生运动的重要法宝，是我们党把群众路线运用于社会医疗卫生与健康事业的全社会倡导行动，这不仅明确强调了我国发展医疗卫生与健康事业的价值导向，而且为做好全球性卫生健康工作提供了可供借鉴的社会卫生治理工作模式及方法论。建议杭州在爱国卫生运动群众组织健全及特色经验积累基础上，深化践行"大健康"理念。结合杭州最具有幸福感城市的美誉以及举办杭州马拉松赛、第 14 届国际泳联世界短池游泳锦标赛、第 5 届国际泳联世界游泳大会、2022 亚运会和正在着力打造的休闲运动之都等契机和优势，创立"爱杭健康运动"特色品牌，大力发挥杭州志愿者服务以及社会化健康服务组织的作用。广泛动员形成合力，把市民参与绿色文明出行，休闲健身运动，健康文明消费，环境卫生治理，生态保护，健康管理促进和健康社区、村镇以及美丽、和谐、大爱杭州相渗透相融合，激活社会健康服务治理体系建设，掀起一场全民健康运动，打造富有杭州特色的爱杭健康运动新模式，以夯实优化健康服务业发展的群众及社会基础。

（六）以打造一批具有较高知名度的新型健康服务产业及品牌为龙头，发挥产业集群及集聚效应

经过多年生活品质之城的打造和对健康服务产业发展的大力支持，杭州市包括医疗服务，健康管理与促进，健康保险，养老服务以及药品、医疗器

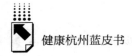

械、保健用品、保健食品、体育健身产品等在内的健康服务产业已初具规模。为了进一步在更高起点上适应、把握、引领经济发展新常态，推动杭州实现惠民生、满足人民群众多样化健康需求及其品质上的新发展，建议发挥杭州在数字信息化、互联网、移动支付技术领域的引领优势，创新发展互联网医院、远程医疗等新型业态，重点扶持和发展一批以杭州国家高新区智慧医疗产业基地、中国智慧健康谷、阿里健康等涉及"互联网＋医疗健康"及相关大数据的产业集群。以杭州迈向城市国际化为契机，结合杭州宜居疗休养及医疗健康旅游的天然资源及优势潜力，围绕杭州城区医疗资源布局特点和城市发展规划，在加强前期医疗国际化行动计划提出的 8 家国际化医疗中心和国际化医院标准化和内涵建设的基础上，重点发展个性化的国际高端体检中心、医疗健康美容、抗衰老、健康管理以及医美、口腔、儿科等高端门诊，如杭州全程国际 Medical Mall 的医疗资源共享模式。重点扶持及培育一批医养康护相结合及一体化发展的个性化、多样化养生养老健康服务产业。发挥杭州特有的优美自然及其山水风景生态资源优势，充分挖掘及应用推广具有中医康复养生保健和中西医结合的适宜医疗健康技术，重点在西湖、湘湖、千岛湖（三湖）以及钱塘江、富春江、新安江（三江）区域布局打造一批特色疗休养健康服务机构，聚集形成集湖滨疗休养、风景疗休养、山地疗休养、森林疗休养于一体的多元化特色疗休养产业集群，满足不断增长的高端疗休养健康服务需求。推动引进国内外大型健康服务保险机构，并引导其与相关服务机构开展实质性合作，鼓励、支持和促进特定疾病、重大疾病、长期护理、健康管理以及医疗责任保险、失能收入损失保险等多样化优化健康服务的产品供给，加快优化健康服务金融产业的发展。

（七）以保障杭城群众的健康权为宗旨，以法治推进卫生健康事业体制改革

健康对于每一个人及其人类社会的重要性是毋庸置疑的。健康权不仅是每个人最基本、最重要的权利，也是享受其他权利的基础。从公民健康在社会发展中的基础作用机制分析，就像习近平总书记强调指出的那样，"没有

全民健康，就没有全民小康"。卫生健康事业体制改革是当前全面深化改革的重要内容，运用法治手段为其可持续健康发展提供依据和保障，是进一步优化健康服务发展的坚实基础。虽然杭州市在以法治思维和法治方式推进卫生与健康事业体制改革方面取得了一定成效，但与法治的要求和目标相比，仍然存在一定的差距，应当深化实施卫生健康法治的相关措施，不断提升卫生健康法治治理能力。

建议牢固树立法治信仰，以法治理念引领卫生健康行政管理及卫生健康事业体制改革。厉行法治，推动国家出台卫生健康基本法，完善《医疗机构管理条例》及其实施细则等医疗监管相关立法，条件成熟时推动浙江省和杭州市出台相关地方立法。严格规范卫生健康行政行为，继续以"推动法治杭州建设继续走在前列"为目标，严格规范卫生健康行政行为。行政许可、行政处罚、行政征收、行政强制等监管执法活动均应严格依法进行；适时开展执法案卷评查，保证案卷质量；落实重大具体行政行为的法律审查和备案制度，规范各类卫生健康行政行为。强化卫生健康监督检查，依法查处违法违规行为。不断建立完善投诉举报机制，及时应对和妥善处理群众投诉举报和新闻媒体曝光事件。继续推进监督执法信息化，升级和完善"智慧卫监"信息系统，继续推行"双随机一公开"、执法过程全记录、信用体系等事中事后监管制度。通过杭州市医疗健康机构监管平台，继续实施医疗废物远程在线监控工程，尝试开展其他领域的在线监控工作。用"二维码"等信息化载体促进卫生监督工作，结合"信用杭州""红黑名单"信用体系建设，强化医疗健康服务机构动态实时监管。

（八）以巩固深化"医学有局限，勇于攀登；服务无止境，追求卓越"的杭州特有卫健系统党建理念为抓手，凝心聚力高水平推进健康服务业发展

纵观杭州深化医改以来的实践创新历程，在围绕"以病人需求为中心"的初心之外，初步实现了从医疗到医疗保健的转型。其中既有细致入微的细节创新，也有组织构架平台的重塑，更有党建的独特新思想引领以及党政干

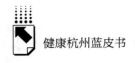

部的新理念树立。杭州市卫生计生委党委，根据当前医学科学虽然发展快速，但人类认识和治愈疾病、维护健康尚有局限以及片面追求医学技术、缺失医学人文精神的医疗健康与管理服务等现实问题，2012 年就开拓性地提出"医学有局限，勇于攀登；服务无止境，追求卓越"的加强党建、提升执政能力的创新理念。杭州市的卫生健康工作多年来坚持此党建及执政理念，着力把加强党建作为引领卫生健康工作和推动深化医改的基础和关键，在全市卫生健康系统树立"抓好党建是最大政绩"的理念和"党建＋"思维以及"上下联动抓党建，引领推动卫生健康新发展"的总基调。杭州市要继续将党建工作和业务工作融为一体，深化杭州特有的党建及执政理念，充分调动健康事业建设主力军的积极性，以党建引领推动健康服务事业的可持续发展。

建议以新时代党的政治建设为统领，严格规范党内政治生活，加强基层组织建设，筑好支部堡垒，树好党员旗帜，让先锋示范在一线，作用发挥在一线。总结党建示范点和党建联系点创建过程中出现的新做法、新经验、新亮点，分类制定工作案例，宣传推广创建经验，发挥党建示范效应。坚持问题导向，以调动党员积极性、主动性、创造性为着力点，以提高服务对象与职工获得感、满意度、认可度为目标，结合当前卫生健康的中心工作和重点任务，进一步细化、量化大党建责任考核细则，不断推进党建工作与业务工作同频共振、互促共融。切实提高健康卫生事业主力军的四项能力，即"学习的能力"、"创新的能力"、"协调的能力"和"调研的能力"；坚持批评与自我批评，强化作风建设，把心思集中在"想干事"上，把本领体现在"会干事"上，把目标锁定在"干成事"上，把品格展示在"善共事"上，把原则定位在"不出事"上。

二　智慧医疗及卫生信息化助推优化健康服务

"智慧医疗"源于 IBM 公司提出的"智慧地球"概念，是指以居民电子健康档案＋电子病历为基础和依托，综合运用物联网、互联网、云计算、大数据等现代信息技术，构建医疗卫生信息共享的交互平台，有效实现患者、医疗机构、医务人员和医疗设备等互动，智能匹配医疗生物圈需求的服务模式①。2015 年 7 月，国务院发布的《关于积极推进"互联网＋"行动的指导意见》中提出要"推广在线医疗卫生新模式"。2016 年 10 月，中共中央、国务院印发的《"健康中国 2030"规划纲要》中明确指出"发展智慧健康医疗便民惠民服务""加强智慧医疗等关键技术突破"。2018 年 4 月，国务院办公厅发布的《关于促进"互联网＋医疗健康"发展的意见》为"智慧医疗"的发展进一步指明了方向。

杭州市从 2000 年开始实施群众对政府部门的满意度测评和满意单位评选，每年征集到的群众意见中"看病难，看病繁"问题总是位居前列。要破解这一难题，关键之一是解决信息的不对称和信息的整合流动问题，要应用信息技术改造现有的医疗服务模式，这成为杭州市政府和卫生部门发展智慧医疗的动力。作为全国智慧城市建设五大试点和全国云计算服务创新发展的试点示范城市之一，杭州市充分利用自身的优势，在"一张卡"（杭州市民卡）、"一张网"（杭州市卫生专网）、"两大库"（居民健康档案库、电子病历库）、"两级平台"（市级卫生信息平台、区县级卫生信息平台）等卫生信息化建设基础上，不断探索独具特色的"智慧医疗"服务模式，助推优化健康服务。

自 2012 年下半年开始，杭州市卫生计生委提出并秉持"医学有局限，勇于攀登；服务无止境，追求卓越"的工作理念，从破解"看病难、看病贵、看病繁"入手，依托信息技术，以"智慧医疗"为手段，组合推出分时段预约诊疗、市民卡诊间结算、出院病人床边/病区结算、24 小时自助挂号、医生诊间预约检查、网上查询体检检验报告、远程会诊系统、双向转诊系统、"健康杭州"微信就医平台等一系列智慧医疗服务，已实现了"智慧医疗"的"全城通"应用、"全人群"受益、"全自助"服务、"全院通"

---

① 项高悦、曾智、沈永健：《我国智慧医疗建设的现状及发展趋势探究》，《中国全科医学》2016 年第 19 期，第 2998～3000 页。

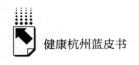

结算的就医新模式，明显缓解了长期存在的看病难、看病繁问题，改善了杭州市民的就医体验，明显提升了群众就医获得感，推动了全市健康服务事业的新发展。

（一）杭州智慧医疗及卫生信息化的主要做法

1. 改革传统诊疗流程，优化服务，破解"看病繁"

患者在挂号、检查、拿药等各诊疗环节都要到收费窗口付费，这是国内医疗机构通行的诊疗流程，也是造成"看病繁"的主要原因。为破解这一问题，杭州市卫计委与有关部门合作研发了市民卡"诊间结算"专有技术，可以利用市民卡在医生诊室直接进行医保和自理部分的费用结算，免除了反复到收费窗口排队付费的环节。此外，杭州市还全面推行分时段预约诊疗，通过优化改造医院信息系统，不仅确保门诊各科室实现精确的分时预约，还实现了各项检查服务的分时预约，改善了患者长时间排队挂号、在院候诊、排队等候检查等不良的就诊体验，实现让患者有计划地安排就诊时间。

针对传统出院流程要求病人或家属到专门的窗口办理出院结算手续，造成病人或家属往返奔波的问题，杭州在 2013 年起在所有市属医院整体推出"出院床边结算"，将窗口结算转移到床边结算。近年来，床边结算升级为护士站市民卡结算，并延伸至注射室、B 超室、放射科、心电图室等医技科室，以及院内停车场、小卖部、食堂等需要收费的所有环节，实现智慧结算"全院通"。目前，全市 10 家省级医院、13 家市属医院、16 家县级医院、2 家民营医院和主城区 45 家社区卫生服务中心及 276 家社区卫生服务站推广实施了市民卡"诊间结算"。主城区居民和两区五县（市）的居民都可以在主城区的市级医院和社区卫生服务机构进行"诊间结算"，基本实现了全市通用。

2. 均衡优质医疗资源，提高效率，缓解"看病难，看病贵"

一是推动优质资源纵向流动。杭州市通过信息化手段建设了区域影像会诊中心、心电会诊中心、临床检验中心和慢性病联合诊疗中心等，初步联结了市、县和乡镇（街道）卫生院（社区卫生服务中心）三级医疗服务体系。基层医疗卫生服务机构可以借助各种卫生信息系统将疑难患者的检查、检验等资料上传至市级医院的会诊中心，由会诊中心专家提出会诊意见，对基层医疗卫生机构的诊疗提供指导与建议。这一项目进一步联结了市、县和乡镇（街道）三级诊疗服务体系，促进了优质医疗资源纵向流动，使患者在就近的基层医疗机构享受到市、县级医院的服务。2014 年杭州市在国内率先开展了医养护一体化全科医生签约服务，构建了连接市级公立医院和城区社区卫生健康服务机构的统一签约转诊服务系统，为分级诊疗体系的形成提供了平台和载体。

二是实现市级公立医院间信息共享。研发人员基于原有的杭州市区域医疗卫生信息平台，在市属公立医院的医生工作站系统内嵌入电子健康档案调阅模块。患者在市属公立医院就医时，经授权的医生在医生工作站只要插入患者的市民卡，就可以实时调阅每一个患者的个人及疾病史等信息以及之前在市属医院接受诊疗的信息。同时，市属医院间的医学影像数据实现了共享互阅。医生通过共享系统就可以查阅患者在本院及其他市属医院拍摄的影像资料，患者看病不需要再携带 X 光、CT 等影像胶片。为进一步减轻患者的医疗费用支出和时间成本，医生在开具检查单时若病人此前已接受过同类检查，系统会发出提醒，便于医生在确保医疗安全的前提下避免重复检查。

三是建设双向转诊平台，促进分级诊疗体系建立。在总结部分城区试点开展的点对点双向转诊模式的基础上，杭州市卫计委建立了具有转诊预约、转诊检查、电子病历上载下传、满意度评价等功能的连接所有市级医院和城区 45 家社区卫生服务机构的全市统一双向转诊平台。市级医院提前两周、开放 15% ～20% 的固定号源给双向转诊平台，并指定科室专门负责社区转诊。

3. 技术助力智慧监管，关注质量，提升服务对象满意度

首先，合理用药主要包含用药的安全性、有效性及经济性，追求的是在保证治疗的安全性的前提下，取得理想的治疗效果的同时减少经济支出。随着治疗水平的提高及治疗药物的多样化，合理用药理念越来越受重视。杭州市利用卫生信息技术推进用药监管的智慧化。杭州市基于"反映先于反应，预警先于处理"的理念，依据国家卫生计生委对合理用药的有关要求，设

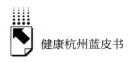

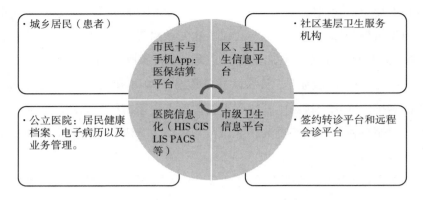

| · 城乡居民（患者） | 市民卡与手机App：医保结算平台 | 区、县卫生信息平台 | · 社区基层卫生服务机构 |
| · 公立医院：居民健康档案、电子病历以及业务管理。 | 医院信息化（HIS CIS LIS PACS 等） | 市级卫生信息平台 | · 签约转诊平台和远程会诊平台 |

图1　杭州公立医疗机构服务信息化体系

置相关参数，开发应用"临床用药预警系统"，对医生所开的处方等诊疗用药情况进行快速监测，一旦出现不合理用药情况，将给予提示或警告，形成临床合理用药的安全预警。此外，还开发使用"全处方点评系统"，实现了全处方点评电子化，提高了处方点评的效率和合格率。这些智慧化的监管手段，提高了监管效率，促进建立长效的监管机制，规范了医务人员的诊疗行为。

其次，为持续改进患者就医感受、提高医疗服务质量，杭州开展了服务评价智慧化建设。杭州市自主开发、运行医院服务满意度短信评价系统，系统每天自动随机抽取门诊和出院病人开展短信回访，对于做出"不满意"评价的服务对象，服务专员会进行人工回访，同时配有录音系统对人工回访进行监督。短信评价结果会直接存入信息系统，纳入医疗机构年度考核，同时评价信息进入系统后即被锁定，确保信息客观真实。

再次，为加强对公立医院改革后运行情况的监管分析，各家市属医院建立了一个数据中心 ODS 操作库，起到数据备份的作用，供医院 CDR 集成视图、临床科研分析、运营分析使用。相关数据会同步到市级卫生信息中心，由信息中心按照医保均费控制统计口径，对市级医保门急诊和住院的人次、费用、药品比例和与病人感受有关的重点指标进行统计分析，形成医疗业务综合监管指标库。信息中心进行跟踪监测，借此督促指标控制不理想的医院进行整改，确保均费有实质性下降，让老百姓真正感受到医疗卫生改革的好处。

4. 支撑全程健康管理服务，丰富服务内涵，推进服务升级

2009 年以来，杭州建设了全市统一的居民健康档案管理系统，力求实现全人全程健康管理。系统涵盖了胎儿期、新生儿期、婴儿期、幼儿期、学龄前期、学龄期、青春期、青年期、中年期、老年期共十个周期。杭州市居民电子健康档案系统包括健康档案建立和迁档、慢性病管理、儿童保健管理、围产保健管理、健康体检管理、老年人管理、重症精神病管理、婚检管理及血脂管理等 9 大模块共 72 项功能。

在实现电子健康档案实时、连续、共享的基础上，杭州市进一步拓展"智慧化"健康服务应用。首先启用了居民健康互动平台，市民在与辖区社区卫生服务机构签约后不仅可以自主查阅自己在不同医疗卫生机构接受医疗保健服务时产生的健康服务信息，也可以与社区全科医生进行网上医疗健康信息及服务咨询。市民到市属医院就医和健康体检后的相关诊断结果、出院小结、疾病等信息，即通过杭州市卫生信息平台自动发送至社区全科责任医师工作台，并提醒签约全科医师及时给予建档开展分级评估及随访管理工作，有效推进了高血压、糖尿病患者规范化管理。此后，杭州市还推出了全市统一的检验、体检结果网上自助查询服务平台，凡在市属医院接受体检或检验，并登记手机等信息的，都可接收到短信提醒服务对象到网上自助查询其检验和体检结果。

5. 探索移动急救医疗，延伸服务范围，拓展服务空间

如果院前急救工作中对现场病员及生命体征状况进行快速评估、获取并向院内传递相关信息，则可以有效地为院内急救提前做好病员到达后的相关准备。实现院前院内整个急救过程信息无缝连接以及院前急救与院内抢救的有机结合，对于城市医疗急救系统建设具有重要的现实意义。2015 年，杭州的移动无线网络实现了市区、县城城区、乡镇和行政村的全覆盖，同时，杭州卫生专网及电子健康档案和电子病历建设都达到了一定规模和水平。在此基础上，杭州市开发建设了远程移动急救医疗系统，实现了急救电子病历

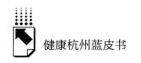

与电子健康档案平台的对接、急救病人监护信息从急救车向转送医院急诊室之间的远程实时传输、急救车随车医生与调度中心及医院之间的三方音视频通话，以及与急救中心管理系统的实时对接等功能。这一举措提高了急救医疗的效率和水平，加强了急救中心对急救业务的监管和质量控制，实现了急救医疗与区域医疗的融合。

（二）杭州智慧医疗及卫生信息化的成效

2016年8月30日，习近平总书记主持召开的中央全面深化改革领导小组第二十七次会议，审议通过了国务院医改办递交的《关于进一步推广深化医药卫生体制改革经验的若干意见》，其中《浙江省杭州市借助信息化改善医疗服务》是国务院医改办组织汇编的全国九项医改典型案例之一。9月13日，中华人民共和国中央人民政府门户网站新闻栏目发布了新华社的文章《杭州："智慧医疗"服务让百姓看病不再难》，报道了杭州市利用信息化的手段，深化医疗改革，打造智慧医疗服务有关内容。自2012年来，智慧医疗作为杭州市智慧城市建设的主要成果展示，通过杭州市卫生健康系统和行业的一次自我信息革命，不仅有效促进了卫生健康系统自身发展以及提速增效，也为推动医疗健康信息产业及社会民生事业的发展做出了积极贡献。杭州市智慧医疗服务的发展历程见图2。

1. 推动卫生改革，促进健康服务事业发展

首先，在管理上，智慧医疗对于医疗卫生机构的管理能力和管理水平提出了更高的要求，形成了一种倒逼机制。近几年的实践证明，卫生部门通过短期的调整和整改，主动适应当前医疗卫生资源紧张的现状，从粗放式管理转为精细化管理，通过管理降低医疗成本、提高服务效率，确保了公立医院改革的顺利推进。在市、区两级卫生行政部门的主导下，各市属综合性医院与周边社区卫生服务中心通过"四大中心"和医联体机制，进一步密切了协作关系，有助于构建科学合理的有序就医格局。

其次，在监管上，智慧医疗在实施医疗机构监管方面的应用，丰富了卫生行政部门对卫生行业的监管手段，促进了客观、公正、长效的监管机制的

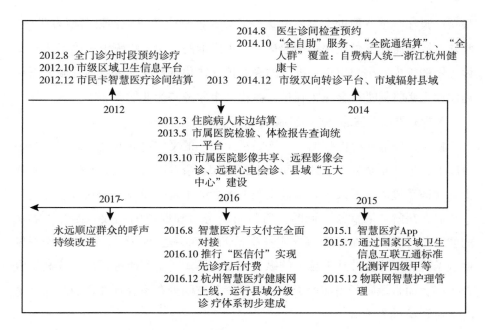

图2　杭州市智慧医疗服务的发展历程

建立。强化绩效考核，提高了监管效能，更进一步地促进了医疗服务质量和服务水平的提升。

再次，在卫生健康服务上，远程医疗技术成为上级医疗机构对基层医疗机构技术支持的有效支撑，甚至使国际会诊成为现实。智慧医疗应用促进了诊疗数据的共享，使医务人员在诊疗活动过程中对病人的健康信息有更全面的掌握，提升了对疾病研判和处置的能力。借助智能化手段，通过精细化管理和规范化服务，市级医院医疗成本明显降低。同时，打破了科室界线，实现住院病床的统一调配使用，提高了病床的周转率，缓解了住院难问题。

2. 带动经济增长，助推健康服务产业发展

智慧医疗系统及其应用往往涉及医疗、医药、医保、IT、数据信息等多个行业或领域，其建设和发展有效促进了软件行业、智能终端厂商等在医疗健康行业的快速发展。以杭州市民卡诊间结算项目为例，市民卡公司、浙江

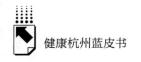
联众、银江、创业等近十家公司参与了 HIS 系统改造或硬件设备研发供应。此外，智慧医疗支付应用直接地拓展了市民卡的应用，扩大了市民卡账户支付应用的规模。杭州市正在推进的医养护一体化智慧医疗健康信息服务平台建设，也必将促进社会化医养护一体化健康服务的产业发展。

3. 提升群众获得感，发挥健康保障作用

杭州市发展智慧医疗的一系列举措使病人的平均看病时间缩短了 1 个小时以上，近几年全社会节约时间成本超过 655 余万小时。就医等候时间的减少、就医环境的显著改善以及健康服务内涵的丰富，使人民群众直接感受到了政府在缓解"看病难"问题上所付出的努力和取得的成效，提升了群众的就医获得感，其对智慧医疗服务举措的满意率达 98.1%。智慧医疗不仅促进了优质医疗资源从上至下的纵向流动，缩短了空间服务距离，提高了服务效率，而且缓解了当前由于优质医疗资源空间分布不合理和资源短缺带来的优质资源供需矛盾。

智慧医疗使居民的健康信息进一步整合，实现对居民实时、连续、全程的健康管理。同时，借助健康管理信息平台，使社区全科医生更加精准、更加规范地实施全科医生签约服务，让群众更深入的体会和感受"美丽杭州"的生活美。杭州智慧医疗入选"2013 杭州十大年度生活现象"，并获评"2013 年度中国'推进医改，服务百姓健康'十大新举措"。因为智慧医疗项目带来的便民利民效果显著，杭州市多次在全国性会议上进行经验交流，《人民日报》《光明日报》《健康报》等国内著名媒体也进行了多次报道。

（三）杭州智慧医疗及卫生信息化的展望

1. 推进区域医疗健康信息互联互通标准化

标准化是卫生信息化的基础，是卫生信息化建设的一个重要组成部分。2015 年 12 月，国务院办公厅印发《国家标准化体系建设发展规划（2016 ~ 2020 年）》，提出建立完善标准化体制机制，强化标准实施与监督，充分发挥"标准化 +"效应，为我国经济社会创新发展、协调发展、绿色发展、开放发展、共享发展提供技术支撑。[①] 只有实现卫生信息标准化,才能解决长期以来的医疗信息孤岛问题,推进实现区域相关医疗卫生健康信息的互联互通和共享,提高医疗健康大数据整合利用率,发挥其助力医疗卫生与健康服务以及卫生管理与健康政策的科学决策能力。

为了贯彻国务院、国家卫生计生委关于加强标准应用管理的工作要求,发挥标准对医疗健康信息化建设的支撑性作用,推动标准的应用落地,促进跨机构、跨地域的互联互通和信息共享,2012 年开始国家卫生计生委统计信息中心启动了国家医疗健康信息互联互通标准化成熟度测评工作。在推进卫生健康体制改革和全民健康信息化建设的关键时期,标准化建设作为基础性工作显得尤为重要。实践证明,区域测评工作可以作为本地区卫生信息化、标准化、规范化建设升级、改造或新建的重要指南和参考,作为各地区检测和评价自身信息化建设水平的依据,有利于推进区域卫生信息化、标准化建设。[②] 2015 年,杭州市通过国家第二批区域卫生信息互联互通标准化成熟度测评,是全国首个达到四级甲等的省会城市。杭州市以创成国家区域卫生信息平台标准化四级为契机,积极推动区、县(市)全面开展国家区域卫生信息互联互通标准化测评和市属医院开展国家电子病历应用水平四级达标工作,促进医疗卫生信息跨区域、跨机构互联互通和交换共享,提升卫生行业智慧化水平,全面启动卫生计生信息整合共享,提高人口健康服务管理水平。

2. 拓展智慧医疗惠民化应用

2015 年 7 月 20 日,中共中央政治局在召开会议确定十八届五中全会主要议程时指出,实现好、维护好、发展好最广大人民的根本利益是发展的根本目的。[③] 传统的智慧医疗强调的是信息化和技术,通过各类信息技术与卫

---

① 《国务院办公厅关于印发国家标准化体系建设发展规划(2016~2020 年)的通知》,国务院办公厅,http://www.gov.cn/zhengce/content/2015-12/30/content_10523.htm,2018-06-01。

② 胡建平、李岳峰、董方杰等:《医院信息互联互通标准化成熟度测评方法与应用》,《中国卫生信息管理杂志》2017 年第 6 期。

③ 《习近平主持召开中共中央政治局会议 决定召开十八届五中全会》,《人民日报》,http://cpc.people.com.cn/n/2015/0721/c64094-27334535.html,2018-06-01。

生健康管理、卫生健康服务和产业发展等领域实现融合应用。随着各类信息基础设施建设的不断完善，大数据、云计算、物联网、移动互联网、人工智能等新兴技术迅猛发展，智慧医疗的理念不断走向成熟。新型智慧医疗要以全天候为民服务、卫生健康管理有序高效、数据更加共享和开放、网络空间安全为主要目标，通过制度创新、统筹规划、应用先行等手段，实现卫生健康服务协调健康发展。其关键在于打通传统智慧医疗的各类信息和数据孤岛，充分发挥大数据在"善政、惠民、兴业"等方面的作用。更为重要的是新型智慧医疗要为"人"服务，根本上是促进人能够获得更好的卫生健康服务，"以惠民为中心"将成为今后新型智慧医疗发展的重要特征。

杭州市的智慧医疗建设在目标和方向上始终坚持民生导向和问题导向，以群众需求和群众满意为标准。在接下来的智慧医疗及卫生信息化建设中，杭州市力求进一步向群众释放改革红利，提升群众的获得感。下一步的建设着眼于拓展智慧医疗应用领域，主动碰撞云技术、大数据、物联网、透明计算等前沿信息技术，推进健康服务；杭州市属医院在公共服务区域统一部署免费 WiFi，开发智能手机交互功能，深化健康管理服务；建设覆盖全部病区的医院物联网网络，运用物联网技术，将网络延伸至各项监测设备和护理设备，实现静脉输液实时监控、体温自动监测、物资定位管理等，促进信息技术在智慧医疗领域释放更加重要的能量。

3. 推进"医养护"智慧医疗服务建设

杭州市的人均期望寿命持续增长，老龄化程度快速走高。对此，杭州市积极探索以卫生信息技术推进"医养护"服务。为满足居民日益增长的医疗、养老、护理服务需求，推进医养护一体化智慧医疗服务体系建设。2015年 4 月，杭州市人民政府发布了《杭州市医养护一体化智慧医疗服务促进办法》，明确提出了家庭型医养护一体化智慧医疗服务①，由社区医院的全科医生与居民签订一定期限的医疗服务协议，积极引导居民到全科医生首

---

① 《杭州市医养护一体化智慧医疗服务促进办法》，http：//www. hangzhoufz. gov. cn/details/gfwjdetail. aspx？id = 2038，2018 - 06 - 01。

诊，逐步建立疾病分诊机制，让签约居民享受到"社区首诊、双向转诊、康复回社区"的分级诊疗服务。

杭州市将围绕"医养护"一体化健康服务，综合利用互联网站、移动终端、数字电视、穿戴式智能终端等多种形式，构建杭州市"医养护"一体化居民健康服务综合信息网，通过智慧养护医服务平台为老年人精准配置养护医服务资源；以电子健康档案为核心，归集医保、民政、教育等相关部门的健康数据，建设"医养护"一体化智慧健康服务数据库；首诊在社区，必要时就近转往医疗中心，由社区养护医服务的智能服务系统直接将诊疗信息传送至医院，避免重复检查，病情稳定后回到社区调理休养，形成签约医生和签约家庭的双向互动，完善双向转诊平台，实现基层医疗机构与医院之间的双向互动，使"医养护结合"的新模式实现居家、社区与机构养老服务的有效衔接。

4. 进一步推动智慧医疗健康产业化发展

智慧医疗将实现各医院各区域间信息的互联互通，能够缓解"看病难，看病贵"问题。但从公立医院的切身利益出发，其发展动力并不足。智慧医疗建设需要大量资金作为基石，且回报周期长，在同等条件下，医院往往会更倾向于投入基础设备、人力资源建设，故杭州的智慧医疗发展表现出政府参与度较强的特点。《全国医疗卫生服务体系规划纲要（2015～2020年）》中指出，到2020年，实现全员人口信息、电子健康档案和电子病历三大数据库基本覆盖全国人口信息并动态更新，全面建成互联互通的国家、省、市、县四级人口健康信息平台，积极推动移动互联网、远程医疗服务等发展。[1]《"十三五"国家战略性新兴产业发展规划》中也明确指出，构建移动医疗、远程医疗等诊疗新模式，促进智慧医疗产业发展。[2] 在良好的政

---

[1] 《国务院办公厅关于印发全国医疗卫生服务体系规划纲要（2015~2020年）的通知》，国务院办公厅，http：//www.gov.cn/zhengce/content/2015 – 03/30/content_ 9560. htm，2018 – 06 –01。

[2] 《国务院关于印发"十三五"国家战略性新兴产业发展规划的通知》，国务院，http：//www.gov.cn/zhengce/content/2016 – 12/19/content_ 5150090. htm，2018 – 06 – 01。

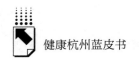

策环境之下，探索智慧医疗的长效发展模式，除了政府的积极参与，发挥产业化的动力也十分重要。

智慧医疗作为一种新兴的医疗服务业态，目前尚缺乏成熟的商业模式。接下来，杭州市将在推动智慧医疗产业化发展中做出进一步探索：积极深化与市金融投资集团公司及市民卡公司的战略合作，共同推动智慧医疗产业化发展；在保护好个人隐私和数据安全的前提下，与中国挂号网合作实施跨省预约诊疗服务项目；与阿里巴巴探索开展智慧医疗网上服务试点；与华数集团合作探索采集各种无线健康监测设备的数据并纳入居民健康档案，使得智慧医疗逐步进入家庭，建立健康管理新模式，从而拉动健康信息消费，带动关联产业的发展，进而吸引相关的企业和机构的集聚，形成协同研发、协同创新、协同制造的局面，形成智慧医疗产业链，促进智慧医疗产业发展。

杭州市在智慧医疗的建设中始终坚持民生导向，理念先行，惠及广大老百姓，赋予了智慧医疗强大的生命力；坚持政府主导，社会参与，政府承担起了主体责任，在发展智慧经济和智慧医疗上不遗余力；坚持顶层设计，试点先行，整体推进，让杭城的百姓充分享受到同城同质的健康服务。杭州市的智慧医疗及卫生信息化发展模式具有很强的前瞻性、实用性和可推广性，对深化医疗卫生综合改革起到了重要支撑作用，对健康服务起到了强有力的助推作用。

三　智慧养老服务模式的实践与探索

在城市化进程加快、经济快速发展及科技不断进步的同时，城市出现了人口膨胀、资源紧缺、环境恶化等问题，智慧城市（Smart City）作为一种城市管理的新策略和新方法应运而生。智慧养老（Smart Care for the Aged）最早由英国生命信托基金提出，即"全智能化老年系统"。智慧养老就是运用新一代信息新技术，依托面向居家老人、社区及养老机构的传感网系统与信息平台，为老人、服务人员、机构以及政府部门提供交互方式，为老年人养老服务提供实时、快捷、健康、舒适、安全的生活服务、管理方法及商业模式。

（一）探索智慧养老服务模式的缘由和优势

改变传统的家庭养老模式、加强社会养老服务体系建设，是应对人口老龄化和保障民生的必然要求。2013 年国务院印发《关于加快发展养老服务业的若干意见》，强调利用信息技术提升养老服务。同年，国家工信部等三部委印发的《智慧健康养老产业发展行动计划（2017～2020 年）》中提出了到 2020 年基本形成覆盖全生命周期的智慧健康养老产业体系的发展目标。2015 年 4 月，国家发改委办公厅、民政部办公厅、全国老龄办综合部联合发布了《关于进一步做好养老服务业发展有关工作的通知》，强调要对养老服务业进行创新发展，对传统养老形式进行改造升级，融入"互联网＋"行动，提供人性化的、高效的智能养老服务。党的十九大报告更加明确地指出，构建养老政策体系和社会环境，加快老龄事业及养老产业的发展，以应对人口老龄化带来的挑战。

早在 1987 年，杭州市比全国平均水平提前 11 年进入老龄化社会。截至 2017 年底，杭州市 60 周岁及以上老年人有 167.18 万人，约占户籍人口的 22.16%。预计到 2020 年，全市 60 周岁及以上老年人口将达到 186 万人，老年人占比将达到 25%。[①] 人口老龄化、高龄化、失能化和空巢化趋势明显，杭州市的养老服务体系建设面临严峻挑战。城市给老年人带来便利生活和优质医疗资源的同时，也带来了更大的诸如交通意外、跌倒等风险。而且城市的家庭规模往往小于农村，老年人子女由于工作和生活的压力无法向父母提供良好的养老服务，使得传统的家庭养老模式难以发挥作用。

为破解这一难题，杭州市瞄准城市社区的养老服务资源，利用智慧城市的建设理念和经验，以信息化技术创新养老服务。杭州市政府于 2012 年开

---

① 《杭州市探索创新"智慧养老"服务模式》，国家发改委，http：//k.sina.com.cn/article_5663214224_1518dca90034004zgb.html? from = news，2018－06－01。

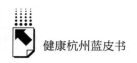
始全面建设"老年友好型城市"和"老年宜居社区",关注改善老年人的生活品质。作为全国信息化、数字化建设的领先城市,杭州市充分发挥自身技术创新优势,以智能化促进传统养老服务的模式和水平升级,提升老年人的获得感和幸福感,积极探索"智慧养老"的杭州模式,为全国的养老服务发展贡献杭州智慧和力量。

(二)"智慧养老2.0":养老服务的杭州智慧和力量

智慧养老通过整合社会资源和公共服务资源来满足老年人在自身健康管理、生活服务、娱乐休闲等方面的养老需求,是一种新型的养老模式。[①] 与传统的养老模式相比,智慧养老融合了移动互联、物联网、医疗保健等多种技术,从老年人的需求出发,能够为老年人提供优质高效的服务。在功能定位上,通过先进的技术、设备,智慧养老服务可以即时传递老年人的风险信号和需求,经过网络统筹能够及时处置风险、响应需求,大大延伸人工养老服务的能力。

2011年,为了解决老年人的服务呼叫和紧急求助问题,杭州市潮鸣街道与中国移动公司合作推出老年关爱手机,取得了良好的社会反响。[②] 2013年,杭州市政府决定推广这一做法,并在全国范围内率先探索养老服务的"智慧模式",惠及15万老年人。项目经过两年的运行逐渐暴露出一些问题,杭州市民政局于2015年开始着手制定新一轮智慧养老方案,用"互联网+"来提升居家养老服务。

随着杭州市推进智慧城市工程以及促进公共服务整体的技术化和信息化水平的不断提升,2017年市民政局以建设全市统一的养老服务的智能监管评价体系为突破口,按照"互联网+""市场化+"的理念,积极运用大数据、物联网、人工智能等技术对传统的养老服务业态进行改造升级,加速推进"智慧养老2.0"升级,进一步强化应急救助服务,特别新增了对于孤寡、独居老人的特殊时段的救助和主动关怀等内容。

---

① 李成力:《杭州西湖区智慧养老探究》,《商》2015年第40期,第86页。

② 常敏、孙刚锋:《整体性治理视角下智慧居家养老服务体系建设研究——以杭州创新实践为样本》,《中共福建省委党校学报》2017年第3期,第85~91页。

杭州市作为全国"智慧养老"建设的先行者，目前已在包括上城区、下城区、江干区、拱墅区、西湖区、滨江区等在内的全面实施智慧养老综合服务的市辖区内形成了一套基本的运作模式。

1. 服务对象统一，普惠杭城老年人

确定三类人群为服务对象：70周岁及以上空巢、独居、孤寡老年人；80周岁及以上高龄老年人；享受政府养老服务补贴的老年人。对不符合申请条件的60周岁及以上老年人，可自行与中标平台服务商签约，明确双方权利与义务。

2. 服务内容多元，满足老年人特殊需求

杭州市智慧养老基本服务内容分为三类共13项（见表1）。第一类服务以"助急"为核心，包含紧急救助、特殊助急、主动关怀和亲情通话等4项，老年人无须付费；第二类服务为基础性生活服务，包含助急、助洁、助餐、助医、助浴、助行、助聊等"七助"服务，服务商主要起到牵线搭桥的作用，服务面向全区老年人，并提供优惠价格，由老年人自行付费；第三类服务为具有区域特色的公益服务，服务商向全区老年人（重点是保障对象）推介所在区政府购买服务及公益服务内容，老年人可无偿或低偿享受服务。①

3. 服务标准严格，保障服务供给质量

市民政局、财政局联合制定出台《关于杭州市智慧养老服务平台呼叫中心及配套服务项目公开招标的指导意见》，明确项目的采购内容、服务标准、运行流程和监管方式，由政府搭建产业链，指导项目发展方向。市民政局出台《杭州市智慧养老综合服务监管考核办法》等规范性文件，明确将服务监管评价覆盖"智慧养老"项目实施全过程。明确市区两级运用一套评价体系、一套考核标准，从考核内容、考核要求、考核方法和支付方法四个层面，全方位促进"智慧养老"综合服务管理工作规范化、制度化、日常化。

---

① 《杭州"智慧养老"升级迈入全新2.0时代》，杭州网，http：//hznews.hangzhou.com.cn/ kejiao/content/2017 - 01/24/content_ 6452192.htm？winzoom = 1，2018 - 06 - 01。

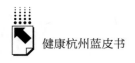

表 1　杭州市智慧养老基本服务内容

类别	项目	服务内容	备注
一类服务	紧急呼叫服务	老人呼叫时,快速联系亲属、子女、监护人、责任社工、120 等	无须付费,市级监管平台统一考核
	主动关怀服务	对独居、孤寡、空巢老人提供精神慰藉服务	
	特殊"助急"服务	在特殊时间段(18:00~次日 8:00)为老人解决水管爆裂、电路故障等突发事件	
	亲情通话服务	通过无线呼叫器或手机式终端,提供定量亲情通话服务	
二类服务	"助急"服务	除特殊助急之外的日常家庭维修、开锁修锁、管道疏通、水电保修、换液化气	服务商向签约区域内 60 周岁及以上老年人提供牵线搭桥服务,老年人自行付费,市级监管平台统一考核
	"助洁"服务	居室清洁、衣服洗涤、理发修面、厨卫清洁	
	"助餐"服务	上门送餐、上门烹饪、代购菜品和米面佐料	
	"助医"服务	家庭诊疗、陪医就诊、康复护理、按摩保健、心理咨询	
	"助浴"服务	辅助洗浴、搓背保健、足部护理	
	"助行"服务	陪同购物、散步、领工资、咨询、物品代购、代办业务	
	"助聊"服务	读书读报、写信读信	
三类服务	各主城区政府购买服务内容	服务商在签约的城区范围内整合当地政府购买服务,供应商提供政府所购买的服务	
	各主城区公益服务	服务商在签约的城区范围内整合当地社会组织资源,借助公益组织为老人服务	
热线	96345100 智慧养老服务热线	老人碰到任何问题都可以拨打热线求助、咨询	

4. 服务监管动态，跟踪评价绩效目标

搭建市级养老服务综合信息平台，平台数据将作为监管平台基础数据；建立市级监管平台，对各区平台服务商提供的养老服务内容、过程、质量等方面进行综合考核评价，动态反映平台服务商的真实服务情况，并作为市、区两级民政部门对各服务商考核、资金拨付的主要依据；开通"96345100"全市智慧养老服务专线，受理"智慧养老"相关咨询、建议和投诉，对服务情况进行满意度回访。建立以绩效目标为基础、绩效跟踪为主线、绩效评价为手段、结果应用为保障的综合评价体系。

（三）各显所长：六大辖区的实践与探索

智慧养老在我国是一种新兴养老模式，尚未形成较为完整和成熟的运行模式。目前杭州市实施智慧养老综合服务的是上城区、下城区、江干区、拱墅区、西湖区、滨江区和西湖风景名胜区、下沙经济开发区、大江东产业集聚区。杭州市各城区在全市统一推广部署的基础上，结合区域老龄化程度、区内智慧企业和社会组织发展状况等实际条件，开展了各种实践探索。

1. 上城区：基于物联网打造全方位、全天候、全覆盖的智慧养老服务

物联网与传统互联网相比较，可以让普通的物理对象通过互联网实现互通。物联网技术与养老服务融合是当前智慧养老发展的主要思路。[①] 上城区是杭州的老、旧、小城区，也是全省老龄化程度最高的城区，该区"智慧养老"主要通过"居家养老服务平台"、"一键通"和"热线电话"等方式来搭建基于物联网的服务模式，为老年人提供全方位、全天候、全覆盖养老服务。[②]

该区为老年人建立服务档案，包含身体情况、居住情况、生活自理能力、经济状况及子女的经济供养能力等信息，形成信息化管理数据库，并通过"养老服务对象评估系统"，将老年人分成 A 到 F 共六大类。"居家养老服务平台"整合了射频识别、定位追踪、智能呼叫、智能传感等技术，实现自动识别服务人员身份，实时定位追踪服务对象，保证服务的安全和高效。"一键通"呼叫器是便捷式服务终端，包含红、黄、绿三个按键，分别对应紧急服务、社区服务和生活服务。"一键通"可以快捷呼叫"热线电话"，当老人处于危急情况时按下红键，值班人员会立即回拨询问，根据情况直接采取应急措施，呼叫器的定位功能也可以帮助救援人员在第一时间找到老人所在位置；如果老人有社区服务需求，按下黄色按钮之后系统接线员

---

① 吴蕾蕾：《现代物联网技术在居家养老服务中的应用——以杭州上城区智慧养老为例》，《当代社科视野》2014 年第 3 期，第 17 ~ 19 页。

② 叶慧明、徐溶、马悦：《上城区创新为老服务理念完善养老服务体系》，http：//news. 163. com/15/0122/04/AGHN7A7K00014AEF. html，2018 - 06 - 01。

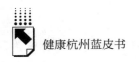

会帮助老人协调安排服务；绿键对应其他生活服务，按键之后接线员会为老人安排平台上的服务外包单位为其提供相关服务。

2. 下城区：智能结算与公益服务助力智慧养老

下城区的老龄化程度高于浙江省、杭州市平均水平，面对与日俱增的养老服务需求，下城区依托现代先进的信息化手段，通过开发物联网技术支撑平台，积极探寻"传统养老"向"智慧养老"的革新之路。市民卡是市民享受公共服务和办理社会事务的重要工具，是智慧城市发展的重要助推力量。市民卡主要应用于民生服务、公共服务、公共事业领域，一般具备身份识别、信息查询和电子支付等功能。下城区于 2015 年在潮鸣街道成功开展试点，开通"市民卡"的居家养老服务费用智能结算功能，充分依托信息化居家养老平台，在整合加盟服务企业的基础上，通过"电子钱包"实现向老年人发放补贴和提供定向消费的功能，同时还提供查询养老补贴发放和消费记录等功能。①

公益养老服务主要包括志愿帮扶和老龄帮扶两类。志愿帮扶是由志愿组织和志愿者提供的服务，老龄帮扶则是老年人之间互相提供服务。在志愿帮扶的探索上，下城区联合公益社团组织"公羊会"，依托其丰富的救援经验，开发了"平安云 BACKEY 智能定位器"用于智慧养老服务，监护人可通过手机 App 查询老人的实时位置。此外，在老龄帮扶上，下城区探索建立"养老服务时间银行"运作机制，建立养老公益服务资源的内循环，鼓励相对低龄的健康老人参与志愿服务获取积分，可用于兑换等价服务。②

3. 江干区：坚持"医养护"一体建设，领跑全市智慧养老服务

"医养护"一体化服务关注老年人、慢性病人等重点人群，融医疗、养老和护理服务为一体，主要由社区、医疗机构和社会力量共同参与，是养老

① 《杭州下城区"智慧养老"开启老有所依新模式》，《杭州日报》，http：//zjnews. zjol. com. cn/zjnews/hznews/201609/t20160927_1940955. shtml，2018 - 06 - 01。

② 浙江省民政厅、下城区民政局：《杭州市下城区"智慧养老"服务又出新招》，http：// www. zjmz. gov. cn/special. htm? a = si&id = 4028e4814a04da65014a0a19b5ec0052&key = main/ 01/sxdt，2018 - 06 - 01。

服务适应日益严峻的老龄化趋势和健康事业发展的必然要求。江干区以老年人需求为导向，以探索解决民生问题为主旨，围绕养老工作"信息化、智能化、互动化、协同化"的目标，优化现有的资源调配方式，实施智慧养老服务项目。江干区整合优化辖区的养老和医疗服务资源，打造"医养护"一体化的智慧居家养老服务链，辖区的闸弄口街道在 2017 年获评全国智慧健康养老示范街道，成为杭州市首个获此殊荣的街道。[①]

江干区的闸弄口街道在系统化设计的基础上，注重创新服务载体，设计智能优化解决方案，为辖区的老年人提供个性化的"医养护"一体服务。街道建成全市首家智慧健康养老服务中心，搭建包括服务响应系统、健康云系统等在内的统一智慧健康养老电子平台，通过 24 小时热线电话响应服务需求，通过可穿戴设备和手机 App 等实时监测辖区内申请服务老人的健康状况。除了线上服务，街道在线下建设六家"健康小屋"和九个社区居家养老服务站点，为老年人提供健康管理、生活照料和文化娱乐等服务。社区卫生服务中心的专业医护团队可根据云平台收集的健康信息为老年人制定个性化的管理方案，提供科学的管理建议。

4. 拱墅区："菜单化"服务提升智慧养老可及性

"菜单化"的智慧养老服务，顾名思义就是把服务内容、服务形式、服务价格、服务供给方和考核方式等信息罗列出来，如同菜单一样清晰、一目了然，老年人可以根据自己的需求在"菜单"上点"菜"。这样在提升了智慧养老服务标准化程度的同时，便于老年人操作，能够提升服务的可及性。

截至 2017 年底，拱墅区 60 岁及以上的老年人有 8.94 万人，占辖区总人口的 24.72%。2016 年 12 月开始，拱墅区开展第二轮"智慧养老"服务转型升级工作。[②] 在此次转型升级中，拱墅区建立了供需对接、个性服务的

---

① 江干区民政局：《杭州市江干区系统实施智慧养老服务工程》，http：//www. zjmz. gov. cn/special. htm？ a = si&id = 4028e4814cecd427014cf92c99c00047&key = main/01/sxdt，2018 - 06 - 01。

② 浙江省民政厅，拱墅区民政局：《拱墅区启动智慧养老 2.0 版更新模式》，http：//www. zjmz. gov. cn/il. htm？ a = si&id = 8aaf801559ba23fc015a69ba88a70995&key = main/01/sxdt，2018 - 06 - 01。

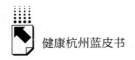
分级框架，整合辖区内资源，着重打造"菜单化"的助"医"、助"行"、助"餐"、助"洁"、助"浴"、助"聊"、助"急"等"七助"服务，并将日常维修、配餐、理发、购物、娱乐、聊天等十几项志愿服务融入菜单体系，让有需求的老年人随时一键"点菜"就可以享受服务。

5. 西湖区：率先垂范，探索智慧养老信息系统平台

基于智慧养老理念，利用技术的优势和力量，将信息技术应用于养老服务中，可以有力地支持老年人的日常生活和医疗服务，有助于智慧养老形成较为高效和完整的体系。将信息技术应用于智慧养老，建立信息系统平台无疑是基础工程之一。西湖区运用现代信息科技手段，目前，已基本形成养老服务信息管理系统、智慧养老云服务网、健康养老"智能床"、孤寡老人"照护宝"等系统平台，有效整合了线上线下资源。

2011 年，西湖区在全市率先试点养老服务信息管理系统，后在全市推广，该系统成为在全市范围使用的智能养老信息管理系统；2012 年，率先成立助老呼叫中心；2013 年，率先开发智慧养老云服务平台。① 西湖区通过运用云技术，有效整合优化了辖区内的养老服务资源，实现了养老服务从线上向线下的延伸，为老年人提供便捷、全面、专业的服务。此外，西湖区还率先实施孤寡老人"照护宝"项目，安装智能监护"1 + 6"系统（主机 + 门磁感应器、红外线感应器、紧急报警传感器、烟雾报警器、燃气报警器、平安熊），通过电脑端和手机 App 端，可实时感应孤寡老人的日常活动和生命迹象。②

6. 滨江区：未雨绸缪，利用高新技术优势探索智慧养老

截至 2017 年底，滨江区 60 岁及以上的老年人有 32700 多人，占总户籍人口的 13.47%，80 岁及以上老年人 4425 人。整体而言，滨江区的老龄化

① 周象：《好寄天年西湖畔"幸福养老浙江样本"之杭州市西湖区纪实》，http：//zjrb. zjol. com. cn/html/2014 –08/18/content_ 2788887. htm? div = –1，2018 –06 –01。

② 张坚、马丽君：《西湖区"四条线"探索丰富智慧养老信息化服务载体》，http：//www. zjmz. gov. cn/il. htm? a = si&id = 8aaf80155829746f01582dfadf53003b&key = main/01/sxdt，2018 –06 –01.

程度在杭州市并不算高，但是滨江区是人口流入型城区，未来输入性的老年人也会出现增长。滨江区未雨绸缪，利用自身的高新技术优势，积极探索智慧养老服务。①

滨江区借鉴各区现有经验，发挥后发优势，在顶层设计、设备设施和居家安全等方面充分运用高新技术。顶层设计方面，滨江区搭建和整合老年人数据库、电子审批预受理系统、社工管理应用系统、公众服务应用系统等，实现"智慧平台＋智慧养老"。设备设施方面，应用具备人脸识别、出入统计和报警功能的智能监控摄像头，提升服务效率；开设高新设备体验区域，引导老年人参与智慧养老高新产品的应用和普及。居家安全方面，采用"萤石云系统"，为部分半失智、病残老人配发智能定位器，供监护人或网格社工实时查看，预防安全事故的发生。

（四）老有所养：杭州市智慧养老的初步成效

杭州从 2017 年全面开展"智慧养老 2.0"服务，截至 2018 年 5 月，全市 13.61 万老年人签订协议，实际发放终端数量 12.79 万台；全市共开展各类服务 18.18 万次，其中有效紧急救助服务 709 次，针对孤寡、独居老年人的主动关怀服务 17.17 万次，基础性生活服务 9312 次。总体而言，杭州的实践与探索已初步取得三个方面的成效。

1. 权责更清晰

探索建立了既有政府职能又有企业化运营的杭州市智慧养老的管理体制和平等竞争、灵活高效的服务机制。经政府主导，持续引导支持民间资本和社会力量连锁化、规模化、集团化经营，鼓励和支持发展了养老服务的新型业态，培育了一批带动力强的社会养老服务市场龙头企业和服务品牌，形成了政府、社会和市场相对明确的权责关系以及"属地管理、分区而治"的工作格局。

2. 市场更开放

充分发挥市场在资源配置中的决定性作用，通过公平、公开的采购招标

---

① 《滨江区全力构建创新型养老服务格局》，杭州网，http://zzhz.zjol.com.cn/xww/lskb/hz13179/201803/t20180310_6764579.shtml，2018－06－01。

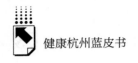

和完善的公共服务监管考核制度，营造出一个公平竞争的养老服务市场环境。打破区域概念，开放本地的养老服务市场，通过政府社区搭台，企业及社会力量相结合借台唱戏并参与竞争，提升"智慧养老"综合服务质量，以满足多层次、多元化养老服务需求。

3. 服务更主动

通过养老服务积分制考核方法，督促养老平台服务商规范自身服务及管理行为，重点对平台服务商的社会责任考核进行加分奖励，引导其优化供给基本养老服务，切实提高了社会化养老服务水平和效率，倡导促动企业履行社会责任，突出养老社会服务的公益性质。

四 G20峰会病媒生物防制保障工作管理策略实践研究

在 2015 至 2016 年历时 295 天的 G20 峰会病媒生物防制保障工作中，杭州市克服存在地理地形、水文气候、病媒物种等方面的不利因素以及单位主体责任意识淡薄、部门间任务与职责不清、专业技术力量薄弱、保障工作经验缺乏等管理问题的困难，坚持"以责任落实为导向"的管理策略，探索并构建了"峰会病媒生物组统筹、市级保障领导小组领导、地区履行属地管理、部门履行行业监管、场所履行主体责任、专业机构履行技术保障"的"六位一体"管理体系，实践并总结了"专设峰会保障病媒生物防制组、多位一体工作制度、一点一册两方案、PCO 公司 3 + 2 职责"等创新性管理举措，分阶段推进了峰会病媒生物综合防制保障工作系统化、制度化开展，实现了"未发生病媒生物侵害事件、未发生病媒生物性传染病、未发生病媒生物侵扰投诉、未发生媒体不良信息传播"的最终健康服务保障目标，填补了杭州市及其国内同类区域病媒生物防制保障空白。

（一）G20杭州峰会病媒生物防制保障工作背景

病媒生物（如鼠、蚊、蝇、蜚蠊、跳蚤等）是一类危害人体健康、严重滋扰人类生产生活的有害生物。病媒生物防制既是一项业务性、技术性强的专业性工作，更是一门跨地区、跨部门、跨行业的社会性学科，需要"政府主导、部门合作、全社会共同参与"的综合防制与治理手段。而建立有效发挥"政府主导、部门合作"效能的管理模式，对激发"全社会共同参与"以达到"综合防制"之目的作用重大，特别是在重大活动保障过程中，应解决制约管理层面的突出问题，构建适合重大活动保障需要的管理体系，实施以责任落实为导向的管理策略。G20 杭州峰会病媒生物保障工作在管理层面面临的主要问题如下。

1. 对病媒生物防制保障工作的重要性认识不够

随着全球气候变暖、生态环境改变，病媒生物种类、密度、分布以及抗药性也发生了新的变化，疟疾、登革热、寨卡病毒病、埃博拉出血热、莱姆病、西尼罗热等虫媒病流行趋势上升，严重影响人类生存安全和生活质量。实践证明，但凡重大活动保障，必须对安保、餐饮、医疗等重点工作高度重视。虽然以往的重大活动保障对病媒生物防制工作有一定涉及，但大都局限在公共卫生保障或虫媒性传染病、生物恐怖防控领域，对病媒生物可能导致的侵扰骚扰事件、设施设备破坏、城市形象受损等重视程度尚不够，从而导致在重大活动中病媒生物侵扰事件时有发生。特别是近年来流行于非洲的埃博拉病毒以及南美洲的寨卡病毒等都对当事国人民健康以及对外形象、重大赛事的举办产生了不良影响。因此重大活动筹办组和主办方应高度重视病媒生物在重大活动保障中的重要作用并采取有效措施加以防制。

2. 病媒生物防制保障属地管理或行业监管责任落实不到位

全国爱卫会印发的《病媒生物预防控制管理规定》指出，病媒生物预防控制工作坚持"政府组织与全社会参与相结合"的工作模式。换言之，病媒生物防制工作需要跨地区、跨部门、跨行业的全面防控，需要专业性、技术性、科学性的综合防制，是一项长期性、复杂性、系统性工程，受职责分工、地域管辖、传统思维等影响。现行病媒生物防制工作在组织管理层面还面临属地管理责任意识淡薄、部门间任务与职责不清、专业机构设置不健全、技术力量相对薄弱、防制方法不科学等问题，属地管理或行业监管责任难以落实到位。

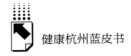

3. 病媒生物防制保障场馆主体责任意识淡薄

《病媒生物预防控制管理规定》中指出"病媒生物预防控制工作实行单位责任制，机关、企业、事业单位和居民委员会、村民委员会等要建立日常的病媒生物预防控制制度，采取有效措施，控制病媒生物密度，清除病媒生物孳生地"。《杭州市爱国卫生条例》同样强调"任何单位和村（居）民都应当参加杀灭各种病媒生物的活动，采取预防和控制措施，消除病媒生物孳生场所，使病媒生物的密度控制在国家和省、市规定的标准之内"。重大活动保障工作所涉及的相关场所（下称涉会场所）作为重大活动保障的最小单元，是保障策略的实施核心和保障工作的重中之重，其对病媒生物防制工作所承担的主体责任也是法定的、明确的。但在实际工作中，部分涉会场所仍然存在病媒生物防制主体责任落实不到位、对综合防制策略特别是环境卫生清理的重要性认识不足、过度依赖 PCO 机构消杀、对病媒生物防制工作的法律意识淡薄等问题，导致场馆主体责任难以落实到位。

4. 重大活动病媒生物防制保障工作经验缺乏

国内重大活动病媒生物防制保障工作尚处于起步阶段，杭州市乃至浙江省尚无系统性的国际重大活动病媒生物防制保障相关工作经验，这给 G20 杭州峰会保障管理工作带来了巨大考验。

（二）G20杭州峰会病媒生物防制保障工作管理体系建立过程

1. 管理经验学习阶段（2015年11月～2016年1月）

杭州市在接到 G20 峰会健康保障任务后，第一时间全面总结面临的困难和不足，先后赴北京、上海等地考察学习大型活动保障工作经验。在借鉴北京奥运会"将有效控制城市奥运涉及区的病媒生物种类及数量作为公共卫生安全保障四大总体工作目标之一"、广州亚运会"把常规的病媒生物防制活动融入亚运城市行动计划"的管理目标基础上，充分学习《北京 2008年奥运会病媒生物控制方案》《上海世博会病媒生物控制保障工作方案》《广州市 2010 年亚运会病媒生物防制工作方案》以及相关保障经验，迅速形成专题调研报告。

2. 核心目标确认阶段（2016年2月）

在前期调研报告的基础上，结合杭州市实际，形成"将病媒生物防制作为峰会保障重点任务"的建议，并确定了高于国家 A 级标准的最高防制目标，第一时间提请 G20 峰会筹备领导小组办公室（下称峰会办）审议，经峰会办综合研究并最终确定设立峰会病媒生物组，与医疗卫生保障组并列作为"一办九部"之"卫生和志愿者服务部"四个专项组之一，为后续保障制度制定、经费保障、人员安排、信息沟通、工作落实等提供了重要支持。

3. 分级责任落实阶段（2016年3～5月）

G20 杭州峰会病媒生物防制组成立以后，为便于统一领导，确保各项责任落实到位，根据峰会保障需要和责任分工，克服时间紧、任务重的现实困难，市、区（县、市）两级迅速建立起两级峰会病媒生物防制保障领导小组，明确责任分工，签订目标责任书，将属地管理、行业监管职责制度化。在此基础上，督促各涉会场所根据保障职责，逐步建立起以落实主体责任为导向的管理组织，市区两级从全员培训、驻地指导、分级督查、全面监测、科学评估等五方面促进涉会场所主体责任落实。

4. 难点问题推进阶段（2016年6～7月）

根据形势发展和保障需要，在现场督查和第三方监测的基础上，以问题为导向，筛选出一批具有重大保障意义或难以推进解决的重点难点环节，通过建立突破地域管辖和责任分工的"多位一体"推进工作组，实施专题推进和专项行动，促进重点难点问题快速解决。

（三）G20杭州峰会病媒生物防制保障工作策略实践

杭州市积极探索并构建了"峰会病媒生物组统筹、市级保障领导小组领导、地区履行属地管理、部门履行行业监管、场所履行主体责任、专业机构履行技术保障"的管理体系，在"以责任落实为导向"的管理策略的统领下，统一部署、统一协调、统一行动，形成"防制工作齐抓共管、保障责任层层落实"的防制局面。

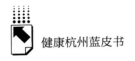

1. 峰会筹备组层面成立病媒生物防制组，负责对重大综合性事务的协调和处理

国际峰会杭州市筹备工作领导小组（下称峰会领导小组）下设"一办九部"，其中将病媒生物防制保障工作作为卫生和志愿者服务部四大重点保障工作之一，在国内率先建立起了与医疗卫生保障组并列的单独的病媒生物防制组。病媒生物防制工作正式列入峰会保障重大议题和议事日程后，在峰会领导小组的统一协调下，病媒生物防制组全程参与峰会保障、统筹、会商等事宜，与其他保障任务组优势互补、分工协作、统筹推进。

建立专项防制组的积极作用主要体现在以下几点。第一，在向上级（国家、省级）部门争取技术、政策支持和协调解决安保、外交等重大事务方面发挥了巨大作用。为解决文艺演出场所灭蚊、末次消杀、应急物品现场储备等难点问题及邀请国家级权威专家现场督查指导等提供了实践途径。第二，为争取峰会领导小组和市委、市政府层面的政策支持及实施全市范围内的重大防制行动提供了保障。在峰会领导小组（办公室）的协调下，市委书记先后两次批示，市政府主要领导多轮次现场参与督查，市委在"服务G20，人人做贡献"大会上向全市市民发出"清洁家园除四害、安全健康保峰会"倡议，市委办公厅、市政府办公厅下发《"人人动手、清洁家园"爱国卫生月活动实施方案》，各区（管委会）一把手任组长的爱卫月推进组织，相关工作得到充分重视。第三，通过峰会办重大事项协商平台和每周会商制度，协调相关部门参与重点难点问题解决。以峰会领导小组（办）名义下发5个文件，协调解决了"多位一体"工作体系建立、"一点一册两方案"实施、文艺演出场所灭蚊以及主会场防鼠等多项综合性工作。

2. 市级层面成立峰会病媒生物防制保障工作领导小组，负责部门横向和地区纵向保障工作的协调和处理

为确保病媒生物防制保障组织管理体系高效运行，以峰会办名义下发《杭州市G20峰会病媒生物防制保障工作领导小组组成人员名单》，成立由省、市爱卫会、卫计委领导为正副组长，13个区（县、市）分管领导和27个市级单位主要领导为成员的"杭州市G20期间病媒生物防制工作领导小

组"，负责全市病媒生物防制领导工作，督导各地区、各部门责任落实。并采取以下措施确保责任落实到位。一是建立责任落实工作机制。为确保峰会保障责任落到实处，下发《杭州市G20峰会期间病媒生物防制工作实施方案》，明确各部门在行业监管、群众（职工）动员、环境卫生综合治理、防制设施设置、四害密度控制、配合上级部门监测督查等方面所承担的义务。同时，与各地、各市直有关部门签订《G20峰会期间病媒生物防制保障工作责任书》，围绕"保1（确保密度控制）"目标，进一步明确"7（共性任务）+1（个性任务）"的保障任务分工，实行严格的目标责任制管理。二是构建专项工作流程。按照《杭州市G20峰会期间病媒生物防制工作实施方案》要求，分门别类建立宾馆、饭店、主会场、文艺演出、夫人团等专项保障管理组和绘制保障管理工作流程图，明确责任人员和责任分工，确保专项保障工作条线清晰。三是建立沟通和会商机制。各地、各部门和各涉会场所指派1名联络员，具体负责峰会期间病媒生物防制的组织、协调、监督、检查、应急工作，建立定期会商和工作日报机制。四是配套建立专业技术组织。注重组织管理专业化建设，成立由国家、省、市专业技术人员组成的"G20峰会病媒生物防制技术指导组"。同时，市级层面组建了由市、区政府，相关部门，爱卫系统等46位负责人组成的管理队伍，组建了2支共34人的第三方监测队伍和1支共38人的疾控中心监测队伍，组建了3支共30人的应急处置队伍等，确保组织管理体系的专业化运作。

3. 区县层面成立峰会保障工作领导小组和"多位一体"的重点工作推进组织，负责属地管理责任落实和重点难点问题的协调和处理

区（县、市）作为峰会病媒生物防制保障工作的主要阵地，负有属地管理的法定责任，为促进责任落实应做到以下两点。一是建立属地管理责任推进组织。参照市级领导组织体系，按照病媒生物属地管理责任分工，全市16个区（管委会）、县（市）均成立了峰会保障领导小组，以责任分工为导向促进组织、管理、动员、清理、消杀、监测、应急等各项保障事务落实到位；以目标责任为导向，层层签订峰会病媒生物防制目标责任书；以考核机制为手段层层推进属地管理责任落实。区县层面共组建32支管理队伍、

70 支应急处置队伍、73 支监测队伍、69 支外环境应急消杀作业队伍和 20 支技术指导队伍，以专业化队伍建设推进属地管理责任落实。二是建立重大问题专项推进组织。针对峰会重大保障环节以及"责任不清、协调不灵"的难点问题，突破地区、部门、场所、专业机构、PCO 公司之间的分工壁垒，跨越核心区、一级区域、二级区域的区域划分，下发《关于成立峰会场馆病媒生物防制推进工作组的通知》，建立能有效发挥"属地管理、行业监管、单位主体"的由属地政府、所辖街道、市场监管、疾控中心、涉会场所、PCO 公司等多部门组成的"多位一体"推进工作组，并制定《国际峰会病媒生物防制保障推进组工作职责》予以制度化，个性化推进文艺演出场所防蚊等 20 余项重点难点工作的落实。

4. 涉会场所建立以综合防制为导向的管理体系，负责主体责任落实

涉会场所是峰会病媒生物防制保障工作中最基本、最重要的支点，同时也是技术力量最为薄弱的一环，为促进涉会场所主体责任落实应做到如下几点。首先，建立组织管理体系。在峰会病媒生物防制组的统一部署下，各个涉会场所均建立起确保主体责任落实的领导组织，组织单位开展环境清理、完善三防设施、积极委托消杀、配合督查监测等综合防制工作。其次，建立专业技术组织。在驻点专业技术人员和 PCO 人员的指导培训下，每个涉会场所均组建 1 支环境清理队伍、1 支应急处置队伍、1 支委托消杀作业队伍，定人定岗开展综合防制工作。再次，促进场所主体责任落实。针对涉会场所专业防制知识薄弱等问题，市区两级主动出击，组织人员深入现场为每个场所制定个性化"一点一册两方案"（《场馆从业人员病媒生物控制工作手册》、《国家峰会涉会场所病媒生物防制技术方案》和《国家峰会涉会场所病媒生物末次消杀方案》），确保防制工作的科学有效开展。

5. 委托 PCO 公司建立精英驻点团队，落实自身委托责任并协助被委托单位落实主体责任

PCO 公司作为病媒生物防制工作的生力军，具有良好的专业优势和技术力量，为充分发挥 PCO 公司在峰会保障中的技术优势：一方面，建立精英驻点团队，各委托 PCO 公司选派技术过硬、经验丰富的人员组成驻点队

伍进驻被委托单位，按照委托合同要求做好"孳生地清理、防制设施配备、病媒生物消杀"三项基本委托业务；另一方面，建立专业指导和督查队伍。充分强调"委托与被委托"单位的共同责任意识，在做好上述三项基本委托业务的基础上，建立培训平台，要求PCO公司负责对所承包场所保障人员进行专业技术培训，提升涉会场所保障人员的技术操作能力；建立反馈渠道，赋予PCO公司对"重大风险点""无法协调解决问题"的向上反馈职责，借助峰会病媒生物防制组、市区两级领导组织之手，督促场所落实主体责任。

（四）G20杭州峰会病媒生物防制保障工作取得的主要成效

1. 实现了最高的病媒生物防制保障目标

据第三方监测结果显示，G20杭州峰会核心区域主要场馆病媒生物密度控制关键指标已优于国家最高水平，城市层面病媒生物密度整体控制在较低水平，部分核心场馆重要区域主要病媒生物侵害率降低为0。其中，如蚊虫，核心区域蚊密度消长已打破常规消长规律，未出现7月密度高峰，呈持续下降趋势，与同年5月份相比，核心区域蚊幼虫路径指数、布雷图指数两项指标分别下降79.4%和73.9%，部分核心场馆关键区域蚊虫侵害降低为0；蜚蠊，核心区域蜚蠊密度持续控制在较低水平，与同年5月份相比，核心区域室内蟑迹阳性率下降69.0%，成若虫粘捕密度较同期预期密度降低97.9%；鼠类，核心区域鼠类呈持续下降趋势，与5月份相比，核心区域鼠迹阳性率下降66.1%，鼠类捕获率较同期预期密度降低85.9%，部分核心场馆关键区域鼠类侵害率降低为0；蝇类，与同年5月份相比，核心区域蝇幼虫孳生地阳性率下降为0，部分核心场馆关键区域蝇类侵害率降低为0。

2. 各项病媒生物防制保障责任均落实到位

"六位一体"管理体系的建立和"以责任落实为导向"管理策略的实施，确保了各项保障工作责任均落实到位，从管理层面实现了"未出现重大责任事故、未出现责任履行不力"的目标，最终实现了"未发生病媒生物侵害事件、未发生病媒生物性传染病、未发生病媒生物侵扰投诉、未发生

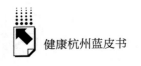

媒体不良信息传播"的总体保障目标。

3. 填补了国内同类区域重大活动病媒生物防制保障工作空白

根据杭州市的地理环境、气象气候、病媒孳生、场所类型等区域及江南山水城市特点，制定的"六位一体"管理体系和"以责任落实为导向"管理策略以及经国家级专家论证的国际峰会病媒生物防制工作方案、监测方案、技术方案、室外文艺演出保障方案等理论成果以及后续保障实践经验，填补了浙江省及全国同类区域或地区病媒生物防制保障的空白。

4. 为未来重大活动保障提供了管理经验和实践基础

峰会病媒生物防制保障工作的实施，不仅确保了峰会免受病媒生物侵扰骚扰、设施设备破坏以及虫媒性传染病等不良事件影响，而且对于提升杭州市城市环境卫生质量、提高常规病媒生物防制工作水平、保障广大市民群众身体健康等都发挥了重要作用，使各级政府和民众对于病媒生物防制工作的认同感进一步增强。后续在杭州市举办的第十三届学生运动会、金砖国家系列会议等大型活动均将病媒生物防制作为保障重点，并在峰会病媒生物防制保障经验的指引下，圆满完成了各项保障任务。

（五）G20杭州峰会病媒生物防制保障工作的启示和展望

1. 启示

第一，主体责任需再强化。作为病媒生物防制的第一责任人，部分涉会场所病媒生物防制主体责任落实不到位，导致部分场馆防制措施未按要求完全落实，因此，如何更好地发挥场所的主观能动性是需要进一步研究的问题。第二，部门配合需再磨合。部门间按工作方案各司其职、共同防制的格局还未完全形成，表现为不主动、不配合、不作为，导致病媒生物防制工作缺少环节，难成体系，一些部门只考虑自身工作，未能兼顾病媒生物防制的要求，直接影响防制工作措施的落实。如何打造"各司其职，各尽所能"的部门联动局面值得继续思考。第三，环境整治需再努力。作为最经济、最有效的病媒生物防制策略，环境治理需要全民参与，杭州市虽然在全面动员和环境治理方面进行了探索、积累了经验，但在广泛性和彻底性方面仍需继续努力。第四，长效机制应需完善。作为服务百姓健康的民生工程和助推国际化进程的实事工程，病媒生物防制保障工作前路依然长远，如何更好地总结国际国内重大活动保障工作经验，建立长效工作机制，从而为人民健康服务、为健康城市可持续建设发展奠定基础，需要一直探索。

2. 展望

杭州市第十二次党代会提出"加快建设独特韵味、别样精彩世界名城"，并于 2017、2018 年相继出台《关于全面提升杭州城市国际化水平的若干意见》和《杭州市城市国际化促进条例》，可以预见，随着杭州市的开放程度和国际影响力的不断提升，新一轮对外开放和城市国际化发展已势不可挡。《2014 年度国际协会会议市场年度报告》、2016 年 "魅力中国——外籍人才眼中最具吸引力的十大城市" 评选结果和 2017 年《钱江新城 CBD 国际化发展研究报告》等均显示：杭州会展数量及国际影响力等，位列中国大陆城市前三，仅次于北京和上海，杭州已成为国际重大活动主要举办目的地。近年来，在杭州市举办的各类型重大国内外会议、展览、贸易及赛事等活动也越来越多，G20 杭州峰会、第十三届全国学生运动会的成功举办以及世界短池游泳锦标赛、2022 年亚运会等相继落户杭州市，让杭州市的国际影响力与日俱增，杭州市正在以越来越 "国际范" 的崭新姿态，阔步走向世界。因此，顺应杭州市国际化进程，在全面总结 G20 杭州峰会病媒生物防制保障工作 "遗产" 的基础上，制定适合杭州市气候、环境以及病媒生物类型特点的，适应重大活动保障需要的病媒生物防制管理体系和策略并付诸实践，对推动杭州市重大活动健康保障工作开展，助推进一步优化健康服务，保障人民群众身体健康，促进社会经济可持续发展，助力杭州市打造独特韵味、别样精彩世界名城具有重要意义。

B.6
杭州健康文化建设评价报告

龚上华　林　敏　张洪伟　方　波　何晓燕*

摘　要： 健康文化建设需要倡导正确的健康理念，提高全民健康意识，创作更多群众喜闻乐见的健康文化作品，不断满足人民群众日益增长的多层次健康文化需求。杭州市健康文化建设取得的成就巨大，主要体现在突出"道德健康"这个核心，围绕"整合资源平台、弘扬和谐人文、倡导自我管理、提升健康素养"来开展健康文化建设工作，重点把握健康城市（狭义的城区）和健康村镇建设中的市民公共文明指数和农村文化礼堂建设，加快形成城市农村共兴、共进、共荣的城乡发展新格局，共同打造杭州健康文化品牌，为健康城市建设奠定重要的文化基础。本文总结了杭州市健康文化建设的成就，同时也指出了存在的问题，并提出了有针对性的改革措施和策略。研究认为，为确保健康文化建设全方位、多角度、立体化、深层次推进，需要我们从内涵建设、统筹发展、运行机制三方面着力，进一步优化资源配置，营造健康文化氛围，构建和谐健康文化，建立健全规范完善的制度体系，从而促进健康文化长效发展。

关键词： 健康文化　文明指数　文化礼堂　长效机制

---

* 龚上华，博士，杭州师范大学公共管理学院教授，杭州国际城市学研究中心（浙江省城市治理研究中心）客座研究员，主要从事公共政策研究；林敏，杭州师范大学公共管理学院研究生；张洪伟，杭州市委宣传部文礼办副主任；方波，杭州市委宣传部文礼办科员；何晓燕，杭州市疾病预防控制中心健康教育所主管医师。

进入 21 世纪以来，随着城镇化进程的快速发展，杭州市城市规模急剧扩张，人口数量快速上升。随之而来的环境负荷超限、公共设施滞后、社会保障不足、慢性病高发等各种城市病问题日渐严峻，开始制约杭州市经济社会发展。早在 2004 年，杭州市委、市政府就开始了"建设健康城市可行性调研"的探索。经过两年多的充分调研和论证，2007 年 2 月 10 日，在中共杭州市第十次代表大会上，市委、市政府提出："倡导健康生活，深化城乡爱国卫生工作，开展健康城市建设工作"，同时确定上城区、下城区、拱墅区作为建设健康城市的试点城区。2007 年 12 月，杭州被全国爱卫办列入全国建设健康城市的试点城市，这也是省会试点城市的唯一一个。2008 年 5 月 29 日，市委、市政府发布文件《关于建设健康城市的决定》。自此，杭州市建设健康城市工作全面铺开。

从国家层面来看，2015 年 1 月 13 日公布的《国务院关于进一步加强新时期爱国卫生工作的意见》（国发〔2014〕66 号），明确提出"探索开展健康城市建设"，并提出"借鉴国际经验，建立适合我国国情的健康城市建设指标和评价体系，组织第三方专业机构开展建设效果评价，研究推广健康城市建设的有效模式"。2015 年 3 月 23 日，在国家卫生城市和健康城市建设工作座谈会上，全国爱卫办表示，从 2015 年起，我国全面开展国家健康城市建设，打造国家卫生城市升级版。

杭州市在推进健康城市的建设过程中，统筹规划，取得了实质性进步，健康环境、健康卫生体系、健康社会等都有专章论述，本部分主要是重点介绍杭州市 2017 年健康文化的建设探索路径和成就。

一　问题的提出及"健康文化"的内涵

（一）健康文化作为健康城市中的重要指标已成普遍共识

早在 2008 年，杭州市政府就做出了《关于建设健康城市的决定》（市委〔2008〕13 号），为此，根据《中共杭州市委关于制定杭州市国民经济

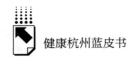

和社会发展第十二个五年规划的建议》，出台了《健康杭州"十二五"规划》（以下简称《规划》），目的是落实以人为本、提升全市健康水平的专项规划，也是引导政府、社会和市民群众协同推进杭州市建设健康城市的重要依据和行动纲领。在规划中，提出了实施营造健康文化、改善健康环境、优化健康服务、培育健康人群、发展健康产业、构建健康社会等六大任务，把健康文化作为健康城市建设的重要指标来看待。

中国城市发展研究会城市研究所课题组于 2013 年 12 月 30 日正式发布《中国健康城市评价指标体系及 2013 年度测评结果》，这也是中国第一个健康城市指数或者称为健康城市评价的指标体系，作为体系来说，该课题组设置了健康环境、健康文化、健康条件、健康社会等 4 个维度，把健康文化也作为健康城市建设的重要指标来看待。

国家卫生健康委员会官网发布的《全国健康城市评价指标体系（2018 版）》按照健康城市建设的目标和任务，从引导全国城市去改变自然环境、社会环境和提升健康服务出发，全面普及健康生活方式，满足居民健康需求，实现城市建设与人的健康协调发展。指标体系共包括 5 个一级指标，20 个二级指标，42 个三级指标，能比较客观地反映各地健康城市建设工作的总体进展情况。指标体系为具体的各个指标的内涵、计算方法、口径范围、来源部门等做了相应规定。整个指标体系的一级指标分成"健康环境""健康社会""健康服务""健康人群""健康文化"等 5 个建设领域。① 从 2018 年版本看出，基本吸纳了上述各地的成果，尤其是杭州试验的成果，健康文化成为重要的指标体系。

（二）对健康文化的解读存在不同的指标分析

中国城市发展研究会城市研究所课题组于 2013 年 12 月 30 日正式发布《中国健康城市评价指标体系及 2013 年度测评结果》，这也是中国第一个健

---

① 《全国健康城市评价指标体系（2018 版）》，国家卫生健康委员会官网，2018 年 4 月 9 日。

康城市评价指标体系（或健康城市指数），之后又进一步修正了其指标体系，在其健康文化指标体系中采用了三大指标，即城区每平方公里剧场与影剧院数、每千人公共图书馆图书总藏量、网络普及率。[①]

查阅《健康杭州"十二五"规划》可以看出，杭州在健康文化指标体系中采用的三级指标体系为四大块，即农村文化礼堂中心村覆盖率、市民公共文明指数、城市阅读指数、每万人拥有注册志愿者人数。

国家卫生健康委员会官网发布的《全国健康城市评价指标体系（2018版）》对于健康文化二级指标采用了三大块作为三级指标，即健康素养、健康行为和健康氛围。

（三）健康文化的内涵体系

那么，到底什么是健康文化呢？健康文化的核心内涵是什么？有必要来了解一下健康和文化的定义。

关于健康的概念，世界卫生组织（WHO）指出：所谓健康就是在身体上、精神上、社会适应上完全处于良好的状态，而不是单纯地指疾病或病弱。也就是说，它不仅涉及人的心理，而且涉及社会道德方面的问题，生理健康、心理健康、道德健康，三方面构成健康的整体概念。[②] 可见，今天我

---

① 具体为：城区每平方公里剧场与影剧院数，每千人公共图书馆图书总藏量，反映的是人们休闲娱乐的客观条件，是硬件水平；网络普及率，间接反映人们利用新手段获取健康知识和影响健康决策的渠道。各项指标解释如下。（1）城区每平方公里剧场与影剧院数。它是以剧场与影剧院数除以城市建成区面积。剧场与影剧院数，指独立核算的专用剧场和属文化部门主管的能演出戏剧的影剧院、兼映电影的剧院场，以及附属在剧院、团公开营业的非独立核算的剧场、排演场。（2）每千人公共图书馆图书总藏量。它等于公共图书馆图书总藏量除以常住人口数乘以1000。公共图书馆图书总藏量指图书馆已编目的古籍、图书、期刊和报纸的合订本、小册子、手稿，以及缩微制品、录像带、录音带、光盘等视听文献资料数量总和。（3）网络普及率。它等于国际互联网用户数除以常住人口数。互联网是连接计算机的网络，范围遍及全世界，包括局域网、城域网和广域网。用户数包括在邮电部门办理登记手续且已入网的用户数。参见《中国健康城市指数2015年度测评结果》，http://www.chinacity.org.cn。

② 具体分为：第一层次为生理健康，是指人的身体能够抵抗一般性感冒和传染病，体重适中，体形匀称，眼睛明亮，头发有光泽，肌肉皮肤有弹性，睡眠良好等；第二层　（转下页注）

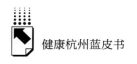

们所说的健康一定是三个层面共同一致的结果，它们之间缺一不可，道德健康是平衡健康的第一要素，健康应"以道德为本"。

关于文化的概念，根据资料显示，文化的定义非常广，狭义的文化就是在历史上一定的物质生产方式的基础上发生和发展的社会精神生活形式的总和。它是一种观念上的、理念上的、精神层面的东西，可分为物态文化层、制度文化层、行为文化层、心态文化层四个层面。[①] 根据这样分类，我们可以把健康文化分为健康物态文化层、健康制度文化层、健康行为文化层以及健康心态文化层。从内涵上来看，我们认为，健康文化重在倡导正确的健康理念，提高全民健康意识，创作更多群众喜闻乐见的健康文化作品，从而不断满足人民群众日益增长的多层次健康文化需求。

二 杭州市营造健康文化工作的实践探索

杭州市健康文化建设取得的成就巨大，主要体现在突出"道德健康"这个核心，围绕"整合资源平台、弘扬和谐人文、倡导自我管理、提升健康素养"来开展健康文化建设工作，重点把握健康城市（狭义的城区）和健康村镇建设中的市民公共文明指数和农村文化礼堂建设，加快形成城市农

（接上页注②）次是心理健康，是指人的精神、情绪和意识方面的良好状态，包括智力发育正常，情绪稳定乐观，意志坚强，行为规范协调，精力充沛，应变能力较强，能适应环境，能从容不迫地应付日常生活和工作压力，经常保持充沛的精力，乐于承担责任，人际关系协调，心理年龄与生理年龄相一致，能面向未来；第三层次是道德健康，也是健康新概念中的一项内容，主要指能够按照社会道德行为规范准则约束自己，并支配自己的思想和行为，有辨别真与伪、善与恶、美与丑、荣与辱的是非观念和能力。参见《道德健康：WHO提出健康新概念》，光明网，2000 年 10 月 11 日。

① 从分类来看，文化包括四个层次。一是物态文化层，由物化的知识力量构成，它是人的物质生产活动及其产品的总和，是可感知的、具有物质实体的文化事物。二是制度文化层，由人类在社会实践中建立的各种社会规范构成，包括社会经济制度、婚姻制度、家族制度、政治法律制度，家族、民族、国家、经济、政治、宗教社团、教育、科技、艺术组织等。三是行为文化层，以民风、民俗形态出现，见之于日常起居动作之中，具有鲜明的民族、地域特色。四是心态文化层，由人类社会实践和意识活动中经过长期孕育而形成的价值观念、审美情趣、思维方式等构成，是文化的核心部分。参见张岱年、方克立著《中国文化概论》（修订版），北京师范大学出版社，2004。

村共兴、共进、共荣的城乡发展新格局，共同打造杭州健康文化品牌，为健康城市建设奠定了重要的文化基础。道德健康是健康新概念中的一项内容，主要指能够按照社会道德行为规范准则约束自己，并支配自己的思想和行为，有辨别真与伪、善与恶、美与丑、荣与辱的是非观念和能力。[①] 为突出"道德健康"这个核心，围绕"整合资源平台、弘扬和谐人文、倡导自我管理、提升健康素养"开展健康文化建设工作。此外，大力加强健康城市（狭义的城区）和健康村镇建设中的健康文化建设。健康城市是卫生城市的升级版，通过完善城市的规划、建设和管理，改进自然环境、社会环境和健康服务，全面普及健康生活方式，满足居民健康需求，实现城市建设与人的健康协调发展，在本文中重点探讨市民文明指数建设。健康村镇是在卫生村镇建设的基础上，通过完善村镇基础设施条件，改善人居环境卫生面貌，健全健康服务体系，提升群众文明卫生素质，实现村镇群众生产、生活环境与人的健康协调发展，在本文中重点探讨农村文化礼堂建设。建设健康城市和健康村镇中的健康文化，是新时期爱国卫生运动精神的重要载体，是推进以人为核心的新型城镇化的重要目标，更是推进健康文化建设、全面建成小康社会的重要内容。而重点把握市民公共文明指数编制和农村文化礼堂建设，有利于加快形成城市农村共兴、共进、共荣的城乡发展新格局，共同打造杭州健康文化品牌。

（一）大力加强以身心健康为基础的道德健康建设

1. 倡导正确健康理念

充分利用各种大众传播媒介，开展多角度、多层次、全方位的健康知识宣传，在全社会倡导正确的健康理念。着力提高全民健康意识，移风易俗，改变陈规陋习和不健康的生活方式，把健康科学知识转变为群众能够理解接受、易于养成践行的良好行为习惯。加强中医药科普宣传，传播中医药健康文化，提升群众中医养生保健素养。大力倡导健康文化，鼓励和支持健康文

---

① 参见《道德健康：WHO 提出健康新概念》，光明网，2000 年 10 月 11 日。

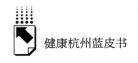

化产业发展，创作出更多群众喜闻乐见的健康文化作品，不断满足人民群众日益增长的多层次健康文化需求。健全市民公约、村规民约等社会规范，宣传社会主义核心价值观，倡导公序良俗，以道德健康建设为主体，让健康理念深入人心。

2. 积极打造健康平台

积极发挥西博会的重要载体作用，先后举办了全国"治未病"与亚健康防治科普大会、2013 全国卫生信息化建设高峰论坛、第四届中国澳大利亚生物医学研究大会暨 2013 国际衰老性疾病研讨会、第七届国际双生病毒暨第五届国际单链 DNA 病毒研讨会、第十七届全国催化学术大会、国际创伤与应激学术会议、2014 生物医药与智慧健康国际高峰论坛等国内外大型研讨会，为推广健康理念、研发技术等方面提供了交流平台。利用全市新闻工作例会平台，结合《杭州视听评议》《报刊审读通报》等日常工作通报，引导各类媒体加强健康文化建设宣传，督促相关媒体广泛宣传健康文化，加强公民健康意识培养。如：第八届全国残疾人运动会、杭州国际足道养生文化节、国际马拉松赛、世界体育电子竞技大师赛、国际皮艇马拉松邀请赛、世界汽车漂移系列赛杭州锦标赛、国际定向越野挑战赛、排舞吉尼斯挑战世界纪录活动、"骑游钱塘"自行车骑行会、第六届永安山滑翔伞（国际）嘉年华、大明山高山滑雪节、钱塘江国际冲浪挑战赛、休闲运动嘉年华（攀岩、水上擂台）、毅行大会、全国公开水域游泳锦标赛、横渡钱塘江游泳比赛、西湖骑游大会、富春江运动节、环千岛湖骑游大会、安利纽崔莱健身跑。杭州图书馆充分发挥公共文化服务平台的优势，广泛与各大医院、心理咨询机构等合作，通过讲座、义诊、专家交流等形式，普及健康知识，倡导科学养生，为现代人身心健康提供多样支持。中国杭州低碳科技馆建成开馆，先后举办 100 余场传播低碳理念的主题活动，已成为展示中国应对全球气候变化重要的宣传平台，受到国家发改委等部委的充分肯定和国外友人的好评。

3. 加强健康宣传教育

推出健康教育"六个一"工程，加强健康宣传阵地和能力建设。开设

"健康杭州网",编印《杭州市民健康知识读本》《杭州农村居民健康知识读本》《健康专递》《家庭健康管理宝典》等科普宣传读物,加强健康知识宣传。各大报刊、网站、广播电视开设了《健康版》《相约健康》等专题专版专栏,加快普及健康卫生知识。坚持"报、网、机"深度融合,构建报纸、网站、官方微博、官方微信、手机客户端五大形态协同联动、立体传播的报道格局。报刊媒体类宣传如:《杭州日报》每周推出5个"健康"版,设立了"医院直通车""名医在线""健康短消息""独立调查"等栏目;《都市快报》每周推出5~8个"大家健康"版,开设了"门诊大家看""健康短信""讲座帮你听""大家讲堂""健康新观点"等栏目;《每日商报》每周推出7个"健康"版,开设了"健康提醒""健康门诊室""每日健康图""健康QQ会名医系列""每日关注健康生活"等栏目;杭州电台中波954以中老年大众为主,通过官方微信公众号推送健康养生常识;开辟《最新医讯》栏目,与杭城各大医院合作,及时发布各医院的门诊变化、公益健康讲座资讯。

积极开展以低碳、节能减排、环境保护、食品安全、健康城市等为主题的科技活动周、科普宣传周、全国科普日等重大科普活动。讲座、竞赛类活动如:市民健康知识电视大赛,健康大讲堂,健康生活知识普及"五个一"活动,"大家一起来参与"健康生活方式宣传作品和"微运动、筑健康、乐生活"创意微运动作品征集宣传活动,杭州市"合理用药、科学就医"进万家活动,全国科普日暨杭州市科普宣传周,科学大讲堂,"听医生讲故事"健康生活系列活动。

积极开展未成年人、农民、城镇劳动人口、领导干部和公务员、社区居民等重点人群科学素质提升工作,出版《科学引领生活》《科学的低碳生活》《智慧城市》《食品与健康》《小法科科斗邪记》等系列科普丛书,免费向社区学校和广大市民发放,提高全民健康科普水平。

4. 大力弘扬和谐人文

一是"人行横道礼让行人"开创全国先河。从2010年起,杭州交警选择从"礼让斑马线"入手推进《杭州市打造交通文明示范城市三年规划》。

经过近五年的发展，公交车让行率高达99%。为了巩固"文明礼让"成果，交管部门已经将包括私家车在内的所有车辆人行道前礼让行人写入杭州地方交通法规。如今，人行道前礼让行人已成了杭州的一张"金名片"。二是"最美现象"从盆景变为风景。2011年，在最美妈妈吴菊萍的感召下，杭州相继涌现出最美司机吴斌、最美爸爸黄小荣等众多源自草根的"最美人物"。2013年8月，杭州市"最美现象"思想道德建设先进经验报告会在北京人民大会堂进行宣讲。三是志愿服务活动制度化、常态化推进。杭州已基本形成"党政主导、文明委领导、共青团抓总、各部门协同、全社会参与"的志愿服务工作格局。制定实施《关于推进志愿服务制度化的意见》和《社区志愿服务活动制度化方案》，加强市、区（县、市）、街道（乡镇）志愿服务三级领导体制。截至2017年年底，杭州共有志愿者206.882万名，志愿者人数占全市常住人口数的21.85%，超出全国文明城市标准近9个百分点。志愿者就像是杭州的金名片，成为城市里最靓丽的一道风景线。完善杭州志愿者服务管理平台、杭州志愿服务网、杭州公益地图等基础平台建设，开发推出杭州志愿者手机App，志愿者的招募、管理更加规范、便捷，志愿服务供求信息对接更加顺畅、高效。持续开展"雷锋广场、阳光助残、城市志愿服务'微笑亭'、五水共治、平巡建设、文明劝导、社区服务"等志愿服务活动。2012年4月起，确定每月第一个星期六固定在雷锋广场开展"学雷锋为民服务日"志愿服务活动。四是切实加强公民思想道德建设。重点围绕诚信、友善、节俭等主题深化公民道德宣教实践。推进诚信建设制度化，制定下发了《杭州市推进诚信建设制度化工作方案》，推出"诚信红黑榜"，在市级新闻媒体开设《诚信建设在杭州》专栏，加强诚信主题宣传，扎实推进信用杭州建设。持续开展"公民爱心日"活动，召集社会各界人士为困难外来务工人员子女捐款、捐物。完善公民道德建设制度保障，出台《杭州市道德模范关心关爱制度若干规定》，是全国首个制定实施相关制度的省会城市。2016年3月1日颁布施行《杭州市文明行为促进条例》，成为全国最早实施文明立法的省会城市之一。开展全国首个城市孝道文化指数测评，发布杭州孝道文化现象报告。

（二）不断完善城市市民公共文明指数编制

市民公共文明指数是衡量一个城市文明程度的重要标尺，直接反映了市民整体的文明素质，它是一座城市整体健康文明与和谐程度最直接、最具体的体现。近年来，杭州市积极推进全国文明城市创建工作，大力提升市民文明素养，并将之作为落实科学发展观、推动城市科学发展的重要举措和保障、提高人民群众生活品质的重要载体，城市环境显著改善，城市形象和城市竞争力不断提升，为打造美丽中国的杭州样本奠定了基础。为更好地把握杭州市民的文明状况、评价市民文明素质发展水平和群众性精神文明创建工作的成效，增强精神文明工作的针对性和有效性，由市委宣传部、市文明办委托，杭州市社科院联合省社科院公共政策研究所、省属高校专家组成专项课题组，从 2014 年至 2017 年，连续四年组织开展了杭州市民公共文明指数调查工作。

1. 基本情况

2014 年杭州市民公共文明主评指数为 90.33、客评指数为 79.16，实地观测不文明现象总体发生率为 2.90%，综合指数为 83.63，市民公共文明素养处于较好水平。数据显示，杭州市民在大多数公共行为上能得到他人的赞赏和认可；杭州多年来倡导斑马线前礼让行人，深受市民和游客的称赞；杭州市民的主体性意识和地域归属感强；杭州市民网络文明指数表现不俗；"全国文明城市"创建和"我们的价值观"主题实践活动等在市民中有较高的知晓度和认知度。一是杭州市民公共交往领域表现突出，公交车斑马线礼让让外国朋友感动。调查结果显示，杭州市民在公共交往领域的表现最为突出，最高为公共秩序之"在日常购物、票过程中自觉排队"，达 90.88。"与人交往时有礼貌"和"与他人交流时面带微笑，态度和蔼"等指标的综合指数都在 85 以上。"机动车在斑马线前礼让行人"综合评价指数为 86.28。许多游客和外籍人士都指出，杭州的公交车斑马线前礼让行人执行得十分好，给他们印象深刻，甚至让他们感动。二是杭州市民网络文明指数表现不俗，"老杭州人"参与公共文明建设热情高。通过对数据统计和交叉分析显示，不同户籍、年龄类型的受访者对自身公共

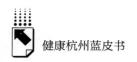

行为文明程度的评价差异明显。^① 首次在城市公共文明程度评价研究中引入网络文明指标。调查数据显示，杭州市民网络文明综合指数为 85.96，这意味着杭州市民网络文明指数表现不俗。根据现场观测数据，"不乱写乱画""不随地吐痰""不在禁烟场所吸烟"等 10 种公共行为方面，杭州人表现较好。

2015 年杭州市民公共文明指数为 84.062，比 2014 年的 83.63 提高 0.432 个分值。数据显示，2015 年杭州市民公共行为文明素养不仅巩固和发展了 2011 年全国文明城市创建以来的良好水平并继续呈稳中上升的趋势，而且市民的文明自觉意识进一步增强，"他人眼中的杭州市民公共文明素养"显著提升。一是"入口处主动配合做好安检工作"做得最好。调查显示，"在入口处，主动配合做好安检工作"成为 2015 年得分最高的三级指数，为 88.737 分。"不在观众席向演出或比赛场地投掷杂物"，"能给老、弱、病、残、孕及怀抱婴儿者让座"，"能热情友善对待外籍人士，并愿为其提供力所能及的帮助及服务"等指数值都在 86 以上，排在三级指数前 10 位。与 2014 年相比，市民对"陌生人问路时，耐心、详细解答"，"与人交流时面带微笑，态度和蔼"等方面的评价都有了提高，尤其是"垃圾分类投放"指数提升幅度最大，增加了 6.289 个分值，其次"遛宠物时，主动清理其排泄物"也增加了 5.035 个分值。此外，根据现场观测的数据显示，市民公共行为中的一些不文明现象也得到了进一步遏制。与 2014 年相比，不文明现象发生率下降了 0.40 个百分点。"随地吐痰、便溺"的发生率最低，为 0.31%；其他如"在禁烟场所抽烟""谩骂起哄或围攻裁判员、运动员或其他人员""在观众席上向演出或比赛场地投掷杂物"等不文明现象的发生率均低至 2%。二是很多市民希望能为 G20 提供志愿服务。通过围绕市民对杭州举办 G20 峰会的支持情况、G20 峰会在杭州举办对杭州影响的评价、提供志愿服务意愿情况等方面的调查表明，有 64.04% 的受访市民表示非常支持，29.6% 的受访市民表示支持。很多杭州市民希望能够身体力行为 G20 峰会提供志愿服务。不少市民表示 G20 峰会在

---

① 具体为：就整体而言，"老杭州人"有很强的地域认同感和归属感，主体性意识较强，有主动参与城市公共文明建设的极大热情，也有进一步改善文明环境的美好期待。同时，"新杭州人"有尽快融入城市生活和参与文明城市创建的紧迫感和主动性。

杭举办对杭州国际化水平提升、城市公共服务完善、生态环境改善、促进社会秩序和谐等能起到促进作用，83.68%的受访市民表示非常期待有更多的大型国际会议、国际赛事在杭州召开。

2016年杭州市民公共文明指数为84.63，比2015年的84.062提高约0.57个分值。① 自2014年来连续3年呈递增趋势。同时，外籍人士综合评价指数更实现了跨越式提升，达到84.79，相比2015年度的74.53提高了10.26个分值，相比2014年度的72.26提高了12.53个分值。2016年度的指数调查以入户问卷和现场观测为主，同时辅以个案访谈、座谈、专家咨询、样本跟踪等形式，入户调查的范围是16～69岁的杭州市民（包括城区居民、城郊农民和外来务工人员）及在杭居住生活半年以上的外籍人士。在科学选取样本后，调查问卷中设置了主评、客评和外籍人士评价三部分，每部分均包含公共卫生、公共秩序、公共交往、公共观赏、公益服务、网络文明和国际礼仪文明等7个板块49项三级指标。一是杭州人的"自评"和"他评"越来越一致。② 二是"老外"眼中的杭州越来越文明。③ 三是G20

---

① 参见黄宇翔《"最文明"杭州打造成绩斐然国际礼仪文明实现跨越提升》，《杭州日报》2017年2月21日。

② 主评，即为"自评"，是评价主体对自己的公共行为文明程度给予的评价；而客评，即为"他评"，是评价主体对周边他人的公共行为文明程度给予的评价。2014年，杭州作为全国首个发布"市民公共文明指数"的副省级城市，当年度调查的主、客评指数分别为90.33和79.16，二者差值为11.17；2015年主、客评指数分别为88.7和80.97，差值缩小到7.73。而2016年的主、客评指数分别为88.17和82.27，差值为5.9，显示出主客评指数连续3年越来越趋于接近。主评指数与客评指数越来越一致，不仅意味着杭州市民对自身在公共场域行为文明表现的评判更趋于理性，内心深处的文明标准更高了，也表明在他人眼中，杭州市民在公共场域的行为文明表现有了越来越多值得称赞的地方。

③ G20峰会的召开，迅速将杭州推向世界舞台的"风口"。生活在杭州的外籍人士，因有着不同文化经历和生活习惯，在他们的眼中，更能折射出当前杭州与国际化城市之间所存在的差距。指数调查课题组对在杭居住半年以上的500名外籍人士发放了调查问卷，这些对象来自德国、韩国、美国、日本、意大利、加拿大、柬埔寨、朝鲜等67个国家。课题组在与外籍人士座谈调研时，外籍人士对杭州市民在公共场域的行为文明表现及其进步不断表示赞赏。而从数据上看，外籍人士评价综合指数由2014年的72.26上升到2016年的84.79，指数值发生跨越式增长。这不仅表明外籍人士在杭州生活的社会融入感进一步增强，与杭州本地居民的交流互动和理解互信不断增进，也体现出随着杭州城市国际化水平和市民国际化意识的显著提升，其越来越得到外籍人士的关注和认可。

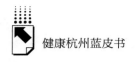

峰会显著提升杭州人国际礼仪文明。① 四是支持杭州建设世界名城的市民比例达 93.7%。②

2. 主要做法

一是构建科学评估体系。调查重点考察杭州市 9 城区市民在公共场所中的行为文明状况，共设置客评和主评两个一级指标，公共卫生、公共秩序、公共交往、公共观赏、公益服务、网络文明、国际礼仪文明 7 个二级指标（其中国际礼仪文明指标为 2015 年新增），以及 49 个三级指标（2015 年较 2014 年新增 14 个，2016 年比 2015 年新增 4 个），同时设置了 28 个现场观测指标、自我认知指数和外国人评价等参考内容体系，由此构成杭州市民公共文明指数的指标体系。二是组织全面调查观测。开展入户调查，样本数基本稳定在 4000 个左右（包括杭州九城区居民、城郊农民和外来务工人员及在杭居住生活半年以上的外籍人士）。问卷设客评、主评和外籍人士评价以及公共文明认知内容。组织现场实时观测，建立相对稳定的观测员队伍，在 9 城区设 135 个观测点（包括重点路口、公交站、地铁口、码头、交叉路口、公交线路、公园、广场、医院、商场、超市、学校、社区、影院、博物馆等）开展实地现场观测，观测总时长 7000 多小时，获取观测数据库 140

---

① 2016 年杭州市民国际礼仪文明综合指数为 85.32，显著高于杭州市民公共文明综合指数水平，体现出近年来杭州市加速推进城市国际化，特别是 G20 杭州峰会的成功举办对于市民国际礼仪文明素养提升带来的积极影响。调查结果显示，2016 年国际礼仪文明 7 个三级指标中，"能积极主动学习外语，并与外籍人士交流时使用外语""积极学习了解并遵循国际通行的礼仪规范"两项相比 2015 年增长幅度最大。从中不难看出，G20 峰会的召开，使杭州市民对外语水平的提升热情更高，对国际礼仪规范的了解比以前更加渴望。从 7 个三级综合指数来看，杭州市民尤其注重维护国家及杭州的形象与声誉，愿意积极主动为外籍人士提供帮助，注重国际礼仪，尊重对方的文化习俗和禁忌。

② 2016 年，指数调查课题组特别在主评问卷中围绕城市国际化主题增设了认知板块。调查结果表明，几乎所有受访市民都认为 G20 峰会的成功举办，对杭州软实力的提升效应最为突出，对城市基建设施的改善较为明显，同时也带来一定的经济效益，为建设世界名城打下了良好的基础。受访者中，表示非常支持或支持杭州加快建设世界名城的比例达到 93.7%。调查表明，66.4% 的受访者认为杭州打造世界名城最应努力的方面是增强跨文化融合能力，58.83% 的受访者认为是提高外语交流能力，47.6% 的受访者认为是提升创业就业能力，46.99% 的受访者认为是提升个人文明素养，44.86% 的受访者认为是主动宣传提升，39.71% 的受访者认为是提升艺术修养。

多万个。三是实施科学论证分析。在社区干部、市民代表、城市管理人员和社会公益组织负责人和在杭外籍人士中开展访谈、座谈，广泛征集意见、建议。在调查前、调查中、调查后多次组织专家学者论证，为指标设置的合理性、调查方法的科学性、调查结果的可靠性和对策建议的可行性提供专家意见支撑。对采集到的数据进行科学统计分析，按照主评与客评4∶6的权重比测量得出年度市民公共文明指数。四是做好调查成果转化。及时向社会发布调查成果，并邀请本专业领域知名专家学者进行深入解析，加强媒体宣传、扩大成果影响，增强社会知晓度和市民自我认知、自我改进、自我完善的自觉性。将研究报告及时报送市精神文明建设委员会主任、副主任及各成员单位，认清短板，增强城市文明创建和文明素养培育的主动性、针对性和实效性。做好成果交流，公开出版调查分析报告，撰写发表专题研讨论文，为推动相关领域学术研究提供丰富可靠的材料支持和经验样本。

3. 基本成效

杭州发布"市民公共文明指数"，在全国15个副省级城市中是首次，得到了全国各地、社会各界的高度关注和广泛支持。《人民日报》等国家级主流媒体，省、市主要媒体对成果发布高度关注，给予了积极的宣传报道和深入解析，在国内引起了广泛影响。目前已有近二十个省内外兄弟城市前来杭州市考察学习市民公共文明指数调查的做法。调查成果包括一项总报告和四项分报告，即杭州市民文明指数调查总报告和杭州市民文明指数调查"主评"报告、"客评"报告、外籍人士（含港澳台）评价报告及现场观测报告。调查成果既总结传播了杭州精神文明创建的成效、经验，也为职能部门的工作推进提供了事实依据、经验借鉴和理论参考，在促进薄弱环节的改进方面已有实际成效。调查工作的理论价值和实际意义也得到了本领域专家的充分肯定。浙江省社会学会会长杨建华研究员认为："这样的调查很有意义，这不仅对杭州市精神文明建设极具重大理论和实践价值，也对浙江全省公共文明建设具有启示和引领意义。"浙江工业大学公共管理学院副院长方巍教授认为："该研究具有创新性，对于科学评价城市居民的公共文明素质具有示范意义，在进一步完善之后具有推广价值。"浙江省委党校哲学部副

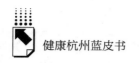
主任李一教授认为："尤为值得肯定的是，该项研究系全国省会城市中的首创之举，这样的探索本身就富于创新意义，同时也会给其他城市的研究和实践提供有益的借鉴和启示。"

（三）大力推进农村文化礼堂建设

农村文化礼堂建设是杭州市委、市政府认真贯彻落实党中央国务院、浙江省委、省政府重大决策部署，强化农村意识形态阵地建设，不断健全农村基层公共文化服务体系，改善农民文化生活，满足农民文化需求，构建农民精神家园的一项惠民工程，农村文化礼堂建设列入 2014 年市政府十大为民办实事工程，纳入社会主义新农村建设考核。全市安排农村公益金和文化事业费 2000 万元，扶持建成农村文化礼堂 400 多个。深入开展农村文化礼堂摄影比赛、村歌比赛、农民"村晚"、征文比赛、家风家训评比、经村规民约促价值观等健康文化活动，推动"掌上文化礼堂"正式上线，实施星级评定、理事会制等长效管理机制。它是杭州市建设经济富裕、精神富有社会主义新农村的重大举措，为杭州市建设健康城市的重要部分，是健康文化的全域推进的重点。

1. 基本情况

农村文化礼堂是一个新生事物，无先例可循，无经验可依，是浙江省的创举，杭州市是发祥地。截至 2017 年 10 月底，经过五年多的发展，杭州市农村文化礼堂建设边试点、边探索、边实践、边总结，已累计建成 700 余家。

早在 2013 年，浙江省委、省政府出台《关于推进农村文化礼堂建设的意见》（浙委办发〔2013〕37 号），决定在全省全面开展农村文化礼堂建设。2013 年 3 月 18 日，全省农村文化礼堂建设现场会在临安市召开，会上宣布年内在全省建设第一批农村文化礼堂 1000 个，标志着浙江省农村文化礼堂建设工作正式启动。杭州市把 2013 年作为农村文化礼堂示范建设年，在临安市先行试点建设的基础上，相继出台了《关于推进全市农村文化礼堂建设的意见》（市委办〔2013〕9 号）、《关于做好农村公益金资助农村文化"百堂工程"建设工作的实施意见》（市宣〔2013〕4 号）、《杭州市

2013年农村文化礼堂建设实施意见》（杭文化礼堂〔2013〕3号）、《关于加强农村文化礼堂示范村建设的意见》（杭文化礼堂〔2013〕5号）、《关于2013年度杭州市农村文化礼堂建设考核的通知》（杭文化礼堂〔2013〕7号）等一系列文件政策规定，初步解决了农村文化礼堂为什么建、建什么、怎么建等一系列问题，明确了组织领导体系、财政投入保障、建设内容标准、人才队伍建设、考核验收程序等一系列操作规范，为全面开展农村文化礼堂建设提供了强有力的政策支撑，为后续工作顺利推进奠定了坚实的基础。当年杭州市投入3100万元用于补助农村文化礼堂建设，带动各区、县（市）相应投入了大量建设资金，比如，富阳市市级财政保障1501万元建设资金，各乡（镇）配套260万元，行政村投入180万元，社会集资2000余万元，共计约4000余万元，全市共建成农村文化礼堂195个。

2014年是杭州市农村文化礼堂建设"提质扩面"之年。杭州市级财政投入专项资金2000万元补助农村文化礼堂建设，各区、县（市）也相应加大资金补助力度，保证每个农村文化礼堂建设补助资金不少于20万元，全年高标准建成150个农村文化礼堂，并对2013年已建成的195个农村文化礼堂进行全面提升，促进长效运行和持续发展。2014年出台了《关于进一步加强农村文化礼堂建设用地保障的通知》（市宣通〔2014〕68号），明确了农村文化礼堂建设土地指标来源、使用、申报、审批等程序，较好地解决了农村文化礼堂建设土地保障问题。2015年农村文化礼堂建设的创新部署是培育礼堂文化。杭州市结合工作实际，从打造红色阵地、弘扬核心价值观、传承优秀传统文化、突出群众主体、强化品牌规范等五个方面着力进行培育，努力实现"以德树人"和"以文化人"的礼堂文化。进一步将农村文化礼堂工作纳入对县、镇党委班子和主要领导的考核内容，增强了各级、各部门的工作主动性。全年度市、县、镇三级财政共投入约1亿元用于补助农村文化礼堂建设，其中市级财政投入1800万元、县级财政投入约6700万元、镇级财政投入约1500万元，另外社会和民间资助约2200万元，高标准建成107个农村文化礼堂。2015年出台了《关于开展"十佳农村文化公益使者"和"十佳特色农村文化礼堂"评选的通知》（杭文礼办〔2015〕8

号）、《关于全面开展"星级文化礼堂"认定的通知》（杭文礼办〔2015〕9号）、《关于在农村文化礼堂全面推广"理事会负责制"的通知》（杭文礼办〔2015〕10号）、《关于全面开展"星级文化礼堂"认定的补充通知》（杭文礼办〔2015〕12号）等文件规定，在全市开展"双十佳"认定工作，推广"理事会负责制"和"星级认定"，促进已建成文化礼堂正常运行，不断提升，有效发挥作用，为后续建立健全长效机制，探索路径、先行实践。

2016年农村文化礼堂建设是推动"建、管、用、育"一体化发展。杭州市按照"三新"（即新要求、新情况、新需求）要求，加大资源整合力度，不断提高建设标准，在按计划推进新建工作的同时，确保已建成的文化礼堂能够长效运行。面对"十三五"开局之年，杭州市专门建立农村文化礼堂数据库，内容涵盖行政村总数、中心村公布、人口分布、农村文化礼堂建成（计划建成）时间、补助资金发放和星级认定等信息，在全面摸清各区、县（市）建制行政村人口分布、经济条件和文化底蕴的基础上，印发《关于编制农村文化礼堂建设"十三五详规"的通知》（市文礼办〔2016〕5号），督促区、县（市）科学制定"十三五详规"，合理设置"十三五"期间各年的建设目标，明确资源配置方法和具体工作举措。印发《关于广泛开展农村文化礼堂"文化走亲"的通知》（市宣〔2016〕9号），在上级"送文化"的基础上，鼓励农村文化礼堂之间通过文化走亲活动，培育文化队伍，提升文化活动水平，催生文化内动力，进一步探索培育礼堂文化的新途径。2016年新建完成166个农村文化礼堂，投入资金共计约1.62亿元（分别为市级投入1600万元，县级投入4392万元，镇级投入2020万元，村级集体经济投入6878万元，民间捐助1268万元）。

2017年，杭州市围绕实现更高水平的文化小康，建设更高质量的农村文化礼堂，按照"常建常新、常态长效"的要求，狠抓提质扩面，在前期探索实践的基础上，印发《关于推进农村文化礼堂长效机制建设的实施意见》（市委办发〔2017〕45号），不断健全完善发展机制，在强化农村文化礼堂新建工作的同时，推动全市农村文化礼堂建设步入法规化、科学化、可持续化发展轨道。截至当年 10 月底，已新建完成 134 个农村文化礼堂，投入资金共计约 2.43 亿元（分别为市级投入 2700 万元，县级投入 4696 万元，镇级投入 2014 万元，村级集体经济投入 12620 万元，民间捐助 2186 万元）。

此外，为实践中央"互联网＋"精神，杭州市委、市政府创新思路、与时俱进，2014 年同步在全省率先建成杭州市"网上文化礼堂"和"掌上文化礼堂"。实践探索，理论先行，杭州市还注重发挥好理论的指导、引领、破难和聚力作用，在完成农村文化礼堂建设任务的同时，积极开展调查研究，近年来，组织撰写完成了《乡土文化的重建与创新》、《关于杭州农村文化礼堂与乡村道德建设的调研报告》和《探索四大机制促进文化礼堂持续发展》三篇有分量的理论文章，获得了省、市的表彰奖励；牵头编写完成了《杭州农村文化礼堂实录（2012～2014）》和《杭州农村文化礼堂建设巡礼》两本著作，为呈现杭州农村文化礼堂建设发展历程及其取得的成效，留存了珍贵的历史资料。

2. 主要做法和成效

自 2013 年浙江省全面启动农村文化礼堂建设以来，杭州市在丰富建设内涵、创新工作方法、组建工作队伍、探索运行模式、建立长效机制等方面进行了一系列大胆有益的尝试，走出了一条与时代相适应、与市情相融合的建设路子。

一是强化顶层设计。杭州市坚持政策制度先行，不断探索实践，提升总结水平，加强顶层设计。2012 年，批复同意临安市委、市政府下发《临安市村级"文化礼堂"建设方案》，启动文化礼堂试点建设。在临安试点建设的基础上，省、市两级发动相关领导和专家，全面开展调查研究，深入总结临安经验，提出了更为科学完善的文化礼堂建设内容、方案和体系。2013年市委"两办"依据省委"两办"文件精神，印发了《关于推进全市农村文化礼堂建设的意见》（市委办〔2013〕9 号），决定全面开展农村文化礼堂建设，同时明确了建设的总体目标、基本原则、主要任务以及工作措施。在全面总结回顾前四年建设成效的基础上，2017 年市委"两办"印发《关于推进农村文化礼堂长效机制建设的实施意见》（市委办发〔2017〕45

号），系统规范健全机制建设，促进常态长效运行。一系列政策制度的出台，为农村文化礼堂建设持续深入发展，提供了坚实可靠的政策保障。

二是强化部门协作。杭州市农村文化礼堂建设专门成立工作领导小组，将市委宣传部、市文明办、市发改委、市财政局、市文广新局、市农办、市党史办、市国土资源局、市民政局、市档案局、市园文局、市体育局、市委党校、市建委、市旅委、市团委、市社科联、市妇联、市文联、市科协、市方志办，以及市文广集团、杭报集团等23个单位的主要负责人或分管领导纳入领导小组成员，各区、县（市）也相应参照成立领导小组，形成了上下联动和部门合力的工作机制。工作领导小组全面加强统筹协调，大力整合涉农资源，明确任务分工，强化责任担当，狠抓工作落实，确保各项工作落到实处，有效推动农村文化礼堂建设。自2013年至2016年，农村文化礼堂建设作为文化惠民、文化育民的重要举措，连续四年被杭州市政府列入十件惠民实事项目，每年都写进政府工作报告。2017年，杭州市还将"推进一批农村文化礼堂建设"纳入"联百乡结千村访万户"蹲点调研活动十大重点任务之中，整合全市各级各部门（单位）的力量，借助8000多名党员干部深入农村基层之机，带着各自的资源、项目以及智力，采取"组团式"援助，"驻点式"帮扶的模式，助推农村文化礼堂建设。

三是强化建设主体。杭州市推进农村文化礼堂建设，在加强政府引导的同时，更加注重发挥行政村的主体作用，强调"村"是农村文化礼堂的建设主体，最大限度地赋予行政村自主权，尊重村民选择。各行政村可以结合自身实际，在充分听取民意，吸取明智的基础上，自行选址，自行设计，自行建设，自行管理，自行使用，确保农村文化礼堂建设既风格多样、各具特色，又能够从农民群众的实际需求出发，满足农民群众的需要，贴近农民群众的生活，切实让农民群众真正得实惠，从而引导更多的村民支持并参与农村文化礼堂建设。萧山区戴村镇大湖头村有座乾隆年间修建，因"孝"而闻名周边的"怡怡堂"，因年久失修，已破败不堪。看到周边的几个村，陆续修了文化礼堂，村民主动集资捐助了1200万元，最多的一人捐了600万元，对"怡怡堂"按原貌修葺一新，建起了文化礼堂。

四是强化建用并重。农村文化礼堂"建"是第一步的，关键在"用"，只有充分发挥农村文化礼堂的功能作用，吸引村民广泛参与礼堂活动，方能使其真正成为广大农民群众的精神家园。杭州市农村文化礼堂建设坚持"一手抓规划建设，一手抓文化挖掘"，被列入农村文化礼堂建设培育的村，从规划设计开始，就提前组织相应的队伍，围绕"五廊"和特色展陈的内容建设要求，专门从事村庄文化资源挖掘、收集和整理工作，精心提炼其中先进文化元素，通过文化礼堂这一载体充分展示出来，用发生在群众身边的先进人物和动人事迹来讲述村庄故事，增加文化礼堂的亲和力、感染力；用村庄古老悠久的历史、先贤典故以及美丽传说，提升村民的自豪感、归属感。坚持"一边推进建设，一边开展活动"，在农村文化礼堂开展建设的同时，就开始制定活动计划，组建文体活动队伍，动员村民参与礼堂活动，确保文化礼堂建成、投入使用后，第一时间就能正常运行，发挥作用。

五是强化管理保障。为确保农村文化礼堂建设有序、管理规范、保质保量完成，有效发挥作用，杭州市制定出台政策，有计划、有节奏、有程序地开展建设工作，将建设工作划分为启动、建设、检查验收、总结评比四个阶段，明确各个阶段工作时间节点、程序步骤、工作要求，持续平稳有序推进。杭州市实行市、县、镇、村四级负责制，明确市级文化礼堂建设工作领导小组及其办公室从宏观层面制定文化礼堂管理制度；区、县（市）文化礼堂建设工作领导小组及其办公室，在市领导小组及其办公室领导下，制定本区、县（市）文化礼堂管理制度；镇级政府部门负责本地区文化礼堂日常管理、安全保障、长效运行等工作事项；村级是文化礼堂管理的主体。

六是强化队伍建设。强大可靠的人才体系支撑，是农村文化礼堂建设持续推进的必要保障，农村文化礼堂活动开展的主体要依靠农民群众自身。杭州市充分发挥行政村的能动性，引导群众积极参与礼堂建设，着力加强农村文化礼堂管理员、文体团队和志愿者等三支队伍建设，确保每个农村文化礼堂日常运行有专人管理，文体活动有队伍可用，组织重大活动有志愿者协助，确保农村文化礼堂各项工作顺利开展、有序推进，确保农村文化礼堂有效发挥作用。充分利用政府和社会各类有效资源，定期组织业务培训，邀请各行

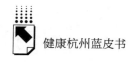
业有关的专家学者授课，不断提升"三支队伍"能力素质，打造业务熟练、战斗力强、热爱礼堂事业的人才队伍，夯实农村文化礼堂长效运行的基础。

七是强化资金投入。农村文化礼堂是公共文化服务体系的重要组成部分，必然要以政府投入为主，农村文化礼堂新建和运行又需要大量的资金，单靠政府投入又略显不足。浙江省财政每年通过以奖代补的形式，扶持农村文化礼堂建设。杭州市把农村文化礼堂建设资金列入财政年度预算，通过定向补贴、以奖代补等方式，给予每个农村文化礼堂适当的补助。各区（县、市）及乡镇财政相应跟进配套，经济条件好的行政村也从集体经济中拿出一部分用于文化礼堂建设，确保每个新建农村文化礼堂补助经费不少于 20 万元，每个已建农村文化礼堂运行经费每年不低于 2 万元（或按所服务人口数量，人均不低于 20 元），形成了五级联动投入的良好建设格局。同时积极出台扶持政策，在保证农村文化礼堂公益性质的前提下，适当探索村企合建、村民共建的模式，发动驻村企业、社会团体、外出创业成功人士积极参与文化礼堂建设，建立保障文化礼堂日常运行的社会公益基金和为村民提供志愿服务、帮难解困的爱心公益基金，形成共建文化礼堂和共享建设成果的良好氛围。

三 杭州市营造健康文化工作存在的问题及面临的挑战

（一）总体问题和挑战

一是健康城市上升国家战略给健康文化带来新机遇也预示新挑战。2014年，国务院发布了《关于进一步加强新时期爱国卫生工作的意见》，提出要结合推进新型城镇化战略，鼓励和支持开展健康城市建设。2015 年，国家卫计委出台了《关于开展健康城市建设的指导意见》，之后启动《健康中国建设规划（2016～2020 年）》编制，明确要以人的健康为中心，实施"健康中国"战略。健康城市战略地位的不断提升，标志着杭州全面推进健康城市建设将步入重要的战略机遇期，这就意味着迫切需要营造更为宽广的健康文化，但与此同时，健康文化的营造关键靠人，而做人的工作存在难度，因此，新时期需要花大力气做好人的工作。

二是全面建成小康社会提出新要求也带来了新挑战。建设健康城市，是坚持以人为本、切实维护和促进群众身心健康的科学实践，是推进以人为核心的新型城镇化的重要目标，也是打造健康中国、实现全面建成小康社会的重要内容。未来的五年将成为全面实现小康社会的决定性阶段。因此，"十三五"期间，显著提升群众健康素养和健康水平，加快构建健康社会，让城镇化成果更多惠及广大群众健康，显得更为紧迫和重要。如何在新时期契合更广大人民的美好健康文化需求就成为重中之重的任务。

三是健康理念的更新和转变带来新需求。随着经济社会的发展、生活水平的提高，人们对健康的认识和理解发生了较大变化。现代健康理念，不再是简单的"非病理"生理状态，而是身、心与社会适应的完好状态。市民的健康观念也由"重医轻防"转变为"医防并重"，更加注重预防保健、健康管理、健康生活方式、健康环境等领域。健康理念的更新，对全面建设健康城市提出更高、更新需求，要以充分满足居民健康需求为目标，全面普及健康生活方式，促进城市建设与人的健康协调发展。

（二）具体问题和挑战

从健康教育网络来看，全市健康促进与健康教育由健康办统筹后，逐步呈现了各部门各司其职、相互协作的局面，健康教育工作受到空前重视。但是目前杭州市的健康促进与健康教育仍是卫生部门唱主角，其他相关部门需要更加主动地参与到大健康事业中。健康教育网络由各级疾控中心健康教育人员、各大医院、社区卫生服务中心、学校、规模企业构成。随着健康单位网络持续弱化，以及部门之间协调的问题，杭州市的健康教育网络并没有发挥应有的活力。而且基层单位健康教育人员数量少，且技能薄弱，兼职居多，疲于应付各项任务；健康教育人员变动频繁，严重影响工作的开展和延续。

从健康素养提升来看，随着生活水平的显著提升，市民过度饮酒、不合理膳食、吸烟等不健康生活方式较为普遍，营养搭配不均衡现象突出。加上

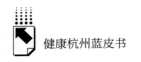

现代生活节奏越来越快，以车代步成为大多数人选择出行的主要方式，工作愈加繁忙，人们利用闲暇时间进行运动和锻炼的机会正在减少。这些因素都在影响市民的身心健康。与此同时，权威、科学、准确的健康知识获取途径尚不通畅，健康教育的针对性和有效性不强，不利于培养市民良好的健康素养。

从公共文明指数来看，一是公共卫生、公共文明水平的区域性差异依然比较突出，城区之间、城中和城郊、新城区与老城区之间的不文明现象发生率存在较大的差距，此外，由于各主要城区流动人口的激增，为进一步遏制不文明现象的发生带来了不小的挑战；二是公共卫生、公益服务等重点难点领域依然需要加强，这些都是杭州城市公共文明建设和市民文明素养培育中迫切需要补齐的"文明短板"；三是对公共文明的认知和评价存在分化倾向，主要表现在不同性别、年龄、学历、政治面貌、在杭居住年限、职业与户籍等类型的群体存在较大差异等。

从农村文化礼堂建设来看，一是对农村文化礼堂开展文化活动的深远意义认识还不足。农村文化礼堂建设经多年发展，农民群众对农村文化礼堂建设的重要性有了充分的认识，已实现了从"要我建"到"我要建"的转变，文化自信、文化自觉，在农民群众身上有了很大的体现，但对农村文化礼堂开展文化活动的深远意义认识还不足。具体表现在：第一，满足于开展一般性的文化活动，而忽视了文化的传承、精神的抚慰、道德的教化作用；第二，局限于开展与文化相关的活动，而忽视了综合效益的发挥；第三，活动开展形式单一、内容匮乏，缺乏鲜明的个性。下一步，需要各级政府部门加大宣传力度，引导广大农村干部群众认识到文化礼堂活动的开展，一方面是为了满足农民群众享受快乐，愉悦身心的需要；另一方面是为了通过寓教于乐的方式，传承优秀传统文化，潜移默化的传播核心价值观理念，进而引导村民思想和行为向上、向善；认识到文化礼堂不仅仅是个文化综合体，更需要在坚持文化本质属性的前提下，围绕村里"五水共治""三改一拆""精准扶贫""美丽庭院"等中心工作，与基层党建、法治教育、禁毒反邪教宣传以及人文关怀等活动内容相互融合，相互促进，相互发展，发挥综合性作用；认识到只有组织开展丰富多彩、富有地域特色的文化活动，吸引更多的群众参与，培育家国情怀，才能真正实现自觉抵制不良思想的渗透，巩固党在基层农村的执政基础，促进农村和谐稳定发展。二是农村文化礼堂建设工作的长效运行机制上还显不足。当前，为满足农村文化礼堂建设工作需要而建立的各类保障制度，还停留在保障完成新建任务上，没有完全转入保障长效运行上，随着文化礼堂建设工作不断深入发展，需要着力在建机制、促长效上下功夫。要在礼堂文化供给上，健全"送""种""赛"服务机制，按照农民群众需求，精准送出文化服务，避免同质化、千村一面的现象。要在礼堂文化培育上，大力培育基层文化队伍，激发乡村文化内动力，创作出更多的乡村精品节目，打造各具特色的礼堂活动品牌，彰显亮点。要健全完善农村公共文化服务体系建设，制定出台相关政策和法律，避免农村文化礼堂建设发展过程中出现重硬件轻软件、重建设轻管理、重投入轻使用、重经济轻文化等现象，确保农村文化阵地不受其他工作的影响、挤压甚至侵占。三是常态化开展活动还有难度。当前，还有部分地处偏远山区、经济基础薄弱的文化礼堂，因资金投入偏低、人口流失严重、文化人才稀缺等因素，实现全天候开门，常态化开展活动还有难度。市、县、镇三级主管部门要加大财政统筹力度，实行区域差异化投入机制，确保每个已建成文化礼堂都有足够的资金投入保障，满足日常运行。要针对乡村"空巢化"现象，深入开展调查研究，创新文化礼堂运行模式，利用好重大节假日，人员返乡等时机，适时开展活动，确保文化礼堂的作用发挥。要加快制定相关政策，努力提高文化礼堂管理人员待遇，吸引和留住优秀人才。要加大培训力度，提升文化礼堂人才队伍的业务素质，提高组织开展活动的能力，确保文化礼堂真正实现天天常开门，周周有活动，月月有主题，年年有"村晚"的建设目标。四是农村文化礼堂之间存在发展不平衡的现象。随着农村文化礼堂建成数量的增加，受村集体经济强弱、人口资源分布、村"两委"重视程度、先天资源禀赋等因素的影响，各地农村文化礼堂之间还存在发展不平衡的现象，有的差距还比较明显。

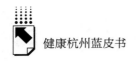

四　进一步建立和完善健康文化建设的长效机制

为确保健康文化建设全方位、多角度、立体化、深层次推进，需要我们从内涵建设（强化道德健康"内核"建设）、统筹发展（把握城乡"双翼"发展）、运行机制三方面着力，进一步优化资源配置，营造健康文化氛围，构建和谐健康文化，建立健全规范完善的制度体系，从而促进健康文化长效发展。

（一）深化内涵建设，营造健康文化氛围

1. 细分受众群体，系统普及健康知识

加强新闻舆论宣传和文化导向，增强市民健康意识。通过对基本医疗、慢性病、健康生活方式等领域进行科学指导和规范，改变市民不文明、不健康的生活方式，全面推行民族的、大众的、科学的健康文化。借助各种媒介和载体，加大健康宣传力度，倡导正确的健康价值观。每年定期组织一定规模的"健康大讲堂"，细分受众群体，系统普及健康知识。依托全市文化创意资源，开发集实用功能和健康教育功能于一体的健康知识宣传品。加大公益传播活动力度，通过精心设计各种形式公益广告，强化健康传播效果。

2. 契合健康需求，拓展自我管理内涵

培育和发展各类居民健康自我管理小组，引导市民积极开展自我健康管理，通过专业指导、自我管理相结合的形式，帮助更多市民养成健康生活方式。鼓励各社区完善健康自我管理小组运行模式和机制，提升健康自我管理能力。加强对健康自我管理小组的指导，推广中医养生、合理用药等健康生活方式。积极培育健康自我管理小组示范点，通过其经验积累和辐射带动作用，提升全市社区人群健康自我管理水平。针对不同群体的健康需求，积极拓展社区健康自我管理活动的参与对象及内涵效果。以各个健康自我管理示范建设小组为重点，探索开展健康家庭建设活动，增强居民健康自我管理活动的辐射效应。

3. 开展健康教育，提升民众健康素养

积极开展全民健康教育和健康促进活动，实施市民健康生活方式行动，不断提高居民健康素养。充分利用互联网、电视、报纸、公共场所等宣传载体和传播媒体，加大对健康素养知识与技能的普及力度，重点向公众宣传传染病和慢性病防控、妇幼健康、急救与安全、职业健康、基本医疗等理念和技能。定期开展市民健康素养监测和评估，加强重点人群和特殊人群建立健康行为和生活方式的指导和干预。引导居民建立合理膳食、适量运动、戒烟限酒和心理平衡的健康生活方式，增强群众维护和促进自身健康的能力。

（二）统筹城乡区域，构建和谐健康文化

1. 打造健康宜居环境，倡导健康生活方式

以治水、治堵、治气和提高垃圾处置能力等为重点，加强源头控制，推进环境综合整治，着力改善市民生活环境。突出治涝水和治污水，深入推进"五水共治"，严格控制水污染物排放、农村面源污染。围绕燃煤烟气、有机废气、汽车尾气、餐饮油烟及功底养成等重点领域，联合周边地区实施联防联控，全面推进"五气共治"。借助举办国际峰会、亚运会契机，大力实施空气清洁行动，发展绿色能源和清洁交通，提高绿色健康出行比率。鼓励全民参与，加强生活垃圾总量控制，建立分类投放、分类收集、分类运输和分类处置的运行体系。树立绿色、循环、低碳理念，倡导和践行节能、环保、绿色、可持续的生产生活方式。

2. 推进健康细胞工程，渗透健康生活理念

按照以点带面、点面结合方针，以健康社区、健康单位、健康场所、健康镇村为重点，深化实施健康细胞工程，筑牢健康城市建设基础。坚持整体推进、个性发展原则，重点围绕居民关注的热点和需求，广泛开展有针对性的健康促进行动，探索创新健康社区建设模式。以学校、企业、机关和事业单位为重点，加强职业有害因素、各类职业病预防，着力营造有益于健康的良好环境。结合"美丽乡村"建设，开展健康镇村建设，加大农村环境综合整治力度，引导农村居民树立健康意识，养成良好的卫生生活习惯和良好

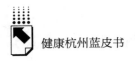

的生活方式。突出示范带动作用，推广和普及健康生活理念，推进健身步道、健康公园、健康楼宇、健康主题文化楼道等建设，积极举办健康单位、健康场所评选活动。①

（三）优化资源配置，健全规范制度体系

1. 健全完善健康文化建设推进机制

一是加强规划顶层设计。严格贯彻落实国家、省关于建设健康城市、实施"健康中国"战略的文件精神，确保健康相关内容纳入城市和经济发展规划、建设和管理各项政策中；切实围绕保障和促进人的健康这一首要目标，从营造健康环境、构建健康社会、优化健康服务、培育健康人群等角度，推动城市建设与人的健康协调发展。二是科学制定计划政策。深入学习国内外先进地区关于健康文化建设等方面的先进理念和技术，积极开展关于健康城市建设的政策研究。突出规划引导、政策扶持、项目带动，制定有针对性的干预策略和可行的阶段性目标，以及相应的工程项目和实施方案，并落实相关配套政策。三是积极创新建设模式。充分发挥广大市民的积极作用，探索健康自我管理小组、健身小组、社区健康讲堂等有效形式，动员更多市民群众关注和参与健康城市建设。丰富"健康+"，创新推进。无论是道德健康建设、市民公共文明水平提升，还是农村文化礼堂建设，不仅有"扩面"的要求，还有"提质"的要求。以农村文化礼堂建设为例，通过创建"礼堂+红色教育""礼堂+党建""礼堂+家风""礼堂+文创""礼堂+网络""礼堂+乡村游"等模式，不断提高文化礼堂建设标准。

2. 健全完善健康文化管理运行机制

推行"理事会负责制"，促进民主管理。以农村文化礼堂建设为例，"理事会负责制"是在村基层党组织领导下构建的村民自治管理模式和整合社会资源的运行机制。2014年，杭州市在建德市乾潭镇下梓村开始试点

---

① 《全国爱卫会关于印发〈关于开展健康城市健康村镇建设的指导意见〉的通知》，http://www.nhfpc.gov.cn/jkj/s5898/201608/3a61d95e1f8d49ffbb12202eb4833647.shtml。

"理事会负责制"，经过 3 年的总结完善，不断构建完善理事会框架，明确职能定位，规范管理运行制度，为村民、村企搭建共建、共享平台，吸引企业、社团组织、乡贤达人、文化带头人和热心人士等社会力量参与文化礼堂建设以及日常运行管理，现已发展成为农村文化礼堂实现村民自主管理的有效模式。"理事会负责制"实行民主管理，凸显农民群众的主体作用，集民智聚人心、集民力促长效，激发广大村民参与和监督文化礼堂的建设谋划、工作统筹、活动开展和经费管理等日常工作，实现了"汇智聚力、共建共享"的工作目标。

开展"星级评定"，促进长效管理。开展健康"细胞"工程建设。以健康社区、健康单位和健康家庭为重点，以整洁宜居的环境、便民优质的服务、和谐文明的文化为主要内容，推进健康"细胞"工程建设，向家庭和个人就近提供生理、心理和社会等服务，倡导团结和睦的人际关系，提高家庭健康水平。以农村文化礼堂建设为例，2014 年，杭州市开始试点"星级认定"。2015 年，由各区、县（市）先期试行。2016 年，杭州市对符合条件的 345 个文化礼堂，全面开展了"星级认定"，共认定"二星级"176 个、"三星级"104 个、"四星级"16 个。2017 年，浙江省出台《浙江省农村文化礼堂星级管理办法（试行）》（浙宣〔2017〕46 号），将"星级认定"改为"星级评定"，在全省全面推广杭州市"星级评定"的做法，共设置一星、二星、三星、四星、五星五个等级。"星级评定"从组织建设、内容建设、设施建设、队伍建设、文化培育、群众评价、特色项目等方面进行分级审核认定，注重以点带面，分别打造县级、市级样板，发挥典型引领作用，推动已建成农村文化礼堂不断提升。

3. 健全完善健康文化内容供给机制

一是建立"大菜单"，实现资源共享。有效整合健康文化服务资源，建立"大菜单"配送制度，合理设置服务项目和平台，发挥集聚和辐射效应，汇集形成菜单式服务体系。二是推行"互联网 +"，创新智慧发展。以农村文化礼堂建设为例，为适应信息化发展趋势，吸引更多年轻人参与文化礼堂活动，杭州市大力推进无线网络免费进农村文化礼堂服务，专门建设"网上文化礼堂",开通"掌上文化礼堂"微信公众号和"今日头条"政务头条号,打造文化礼堂移动端及文化礼堂微视频平台,坚持每周发布一期,不断充实完善内容建设,集中宣传思想理论成果、反映礼堂活动动态、普及科技文化知识、弘扬社会主流价值、展示美丽村庄形象,实时为农民群众提供丰富实用、快捷便利的信息服务,促进网上网下交流互动。三是推进"送种赛",丰富活动内容。为增强农村文化礼堂的吸引力,提高村民参与礼堂活动的热情,培养村民的文化自觉,确保农村文化礼堂实现全天候开门服务。

4. 健全完善健康文化培育机制

一是评选最美,引领健康风。评选最美是杭州市精神文明建设的创举,最美文化是培育礼堂文化的重要内容。通过广泛开展各类道德模范、最美家庭、好人好事等"最美杭州"系列评议宣传活动,设立"善行义举榜""最美人物榜"等,引导广大市民群众学习"最美"、追随"最美"、争做"最美"。通过推举优秀干部、道德模范、身边好人等时代新乡贤,规范设置"乡贤榜""文化长廊""乡村记忆馆"等展陈载体,展示先进事迹,发挥示范引领作用。二是培育家风,传承美德。"好家风"是优秀传统文化的重要载体,也是培育健康文化的重要内容。杭州市采取长辈口述、家人共议、专家提炼的形式,以及深入挖掘村史族谱、牌匾楹联、传统家规家训等内容里的先进元素,整理编写弘扬传统美德、体现时代要求的家风家训。通过开展"立家规传家训"和"好家风家庭"褒奖等活动,宣传好家风家训、讲述家庭好故事、晒家庭幸福生活,使农民群众潜移默化地感知、认同、领悟、践行,让好家风、好家训代代相传。三是崇尚礼仪,教化育人。杭州市以中华民族传统美德和社会主义核心价值观内容为核心,将传统礼仪文化与群众生产生活、地方民风民俗以及时代特征相结合,每一个礼仪活动都集中体现一个正能量主题。引导各地农村文化礼堂经常性开展礼仪活动,宣扬向上、向善的价值观,以达到以文化人、以礼育人的目的,进而引领乡风文明的改善。坚持不懈地开展道德领域突出问题专项教育和治理,坚决反对各种歪风邪气,大力推进政务诚信、商务诚信、社会诚信、司法公信和个人诚信建设,形成健康向上的社会风尚。

5. 健全完善健康文化队伍建设机制

大力开展群众性爱国卫生运动，加强健康城市、健康村镇理念宣传，提高群众知晓率和支持率，推动社会力量积极参与、支持健康城市、健康村镇建设。保障财政对医疗卫生事业的基本投入，引导和支持社会资本参与项目建设，充分发挥社会组织和志愿者作用，形成各方力量有序参与健康城市、健康村镇建设的良好格局。一是充实健康文化工作指导员队伍。在宣传文化系统、学校、科研院所、文艺院团等选拔一批规划设计、宣讲教育、文化礼仪、活动组织、民俗研究方面的专业人才，充实到指导员队伍中；不断完善专家指导员服务制度建设，明确指导员的工作职责，建立专家指导热线，引导和鼓励他们经常走进一线提供指导。二是用好宣传文化员。要进一步完善村级宣传文化员管理办法。通过提高生活待遇，吸收社会优秀人才进入管理员队伍。通过采取公开选聘，切实把懂文化、会管理、热心健康文化事业的人员选聘到宣传文化岗位上来。通过选送参加业务培训和组织学习交流，提升宣传文化员工作能力和水平。三是发展健康文化志愿者队伍。通过组建文化志愿者队伍，组建文体社团，创设工作室，帮助筹划和开展活动。在农村文化礼堂建设中，要积极引导和鼓励高校学生、大学生村官、乡村教师开展文化志愿服务。

习近平总书记明确指出："健康是促进人的全面发展的必然要求；是经济社会发展的基础条件；是民族昌盛和国家富强的重要标志；是广大人民群众的共同追求。"[1] 这四句话表明了健康在这个时代的极端重要性。在杭州市加快推进国际化，建设世界名城的背景下，健康文化建设必将与国际化接轨，创新发展理念，借鉴和吸收国际先进经验，通过文化活动的组织、内容的创新、服务的优化，将城市打造成为互教互学、互帮互助、民民相亲、邻里关爱、守望相助、同舟共济的健康共同体，给每一位民众提供安全感、幸福感和归属感，真正实现共有的精神家园。

---

[1] 《习近平在全国卫生与健康大会上的讲话》，http：//www. xinhuanet. com/health/zt/2016JK20/index. htm。

B.7
杭州市健康产业现状、发展特色
及其 SWOT 分析

马海燕　厉小菠　柯洁萍　徐忠　何雪梅*

摘　要： 发展健康产业，对推动杭州实现高起点上的新发展具有重要意义。杭州市健康产业统计监测数据表明健康产业发展良好，产业增加值增速高于 GDP 增速，企业收入平稳增长，非企业支出稳步提升，重点行业支撑明显，从业人员数逐渐增加，各区县健康产业值均呈现增加趋势。杭州居民医药保健消费意愿强，近三年全市医疗保健类支出也呈现上升趋势，老龄化人口呈现增长趋势，2017 年杭州市老龄化率为 22.16%，居民健康消费需求旺盛，健康消费基础良好，建立了以"医"为主体、以"康"为支撑、以"养"为特色、以"健"为纽带、以"药"为重点的大健康产业发展模式。运用文献复习法和 SWOT 分析法，研究其发展健康产业的优势和特色，提出目前面临的机遇和挑战，围绕打造健康产业品牌、拓展健康产业发展空间、集聚高端医疗服务机构、促进产学研教一体化发展、推动健康产业标准化体系建设、建立企业信用机制、引导创新、营造健康产业创新发展氛围等方面提出建议。

* 马海燕，杭州师范大学预防医学系教授，主要研究方向为公共卫生政策、健康服务与管理；厉小菠，杭州师范大学卫生事业管理研究生；柯洁萍，杭州市统计局社会科技处，高级工程师，处长，从事社会、科技统计工作；徐忠，杭州市旅游委员会产业促进处，副调研员，主要从事旅游产业融合工作；何雪梅，杭州市健康城市建设指导中心副主任。

关键词： 健康产业　SWOT分析　杭州

随着社会发展和人们生活水平的普遍提高，人们对健康有了更高的追求，对健康产品的总需求急剧增加。在发达国家，健康产业已经成为带动整个国民经济增长的重要支柱，成为21世纪引导全球经济发展和社会进步的重要产业。2015年，浙江省将健康产业列入全省七大万亿产业之一，作为新的经济增长点予以大力培育和扶持①。健康产业是全省重点发展的七大产业之一，具有辐射和带动产业广、吸纳就业人数多、拉动消费作用大等特点，是提升市民真实获得感的民生产业②。杭州市健康产业发展"十三五"规划明确提出健康产业涵盖人全生命周期的健康服务和产品需求，具有覆盖面广、产业链长、就业系数高、增长确定性强等特点③。健康产业对发展民生、提升人民健康品质以及扩大内需、转变国民经济发展方式有重要作用，对于推动杭州经济发展新常态，实现新时代经济转型和建成高水平小康社会有重要意义。

一　杭州市健康产业分布现状

（一）健康产业的定义与分类

健康产业作为一个新兴的产业，其所包括的内容、涵盖的范围，目前国内尚无统一规范的界定标准。浙江省委、省政府根据浙江省经济社会发展的实际提出了推进健康产业发展的重大战略部署，浙江省统计局、浙江省发展和改革委员会于2015年9月7日联合发布了《关于开展健康产业统计监测

---

① 省发改委：《打造万亿产业　浙江健康产业将有"大动作"》－浙商网－浙江在线，http：//biz.zjol.com.cn/system/2015/08/07/020774870.shtml。

② 张瑜：《嘉兴市健康产业发展研究》，《嘉兴学院学报》2016年第3期。

③ 《杭州市人民政府办公厅关于印发〈杭州市健康产业发展"十三五"规划〉的通知》（杭政办函〔2016〕115号），http：//www.hangzhou.gov.cn/art/2016/11/10/art_1230101_3918.html。

工作的通知》①，研究制定了《健康产业分类目录》，明确了浙江省健康产业统计的口径范围，确定了健康产业的定义、分类结构、监测范围、重点指标、数据来源、工作机制等，为浙江省健康产业统计监测工作提供了标准和规范。

根据《关于开展健康产业统计监测工作的通知》的界定，健康产业是指与维持健康、修复健康、促进健康相关的一系列的产品生产、服务提供和信息传播等相关产业的统称。围绕以民生为主要内涵的大健康，健康产业包括健康服务业、健康产品生产制造业和体育健身场地设施建筑业。具体包括：健康农业，健康产品制造与体育健身场地设施建设，健康服务与管理，健康产品销售、贸易代理与出租四大方面。从核算增加值方面看，健康产业又可以分为医疗卫生服务业，健康管理与促进服务业，健康保险和保障服务业，医药、医疗器材，营养和保健品的批发和零售业，健康产品制造业，种植业和建筑业等七大行业。而本文所涉及的杭州市健康产业就以此为依据来界定。

（二）杭州市健康产业统计监测数据分析

1. 增加值增速高于 GDP 增速

2016 年，杭州市健康产业占 GDP（11050.49 亿元）比重的 6.0%，增速达到 16.5%，高于全市 GDP 增速（9.5%）7.0 个百分点，增加值达到 663 亿元。2017 年，杭州市健康产业实现增加值 749 亿元，增长 10.4%，高于全市 GDP 增速（8.0%）2.4 个百分点，占 GDP（12556 亿元）比重的 6.0%。从健康产业分类来看，2016 年"健康制造业及建筑业"实现增加值 251 亿元，增长 19.1%，2017 年降至 1.9%；"健康服务业"实现稳定增长，2016 年与 2017 年分别为 14.9% 与 15.4%。在健康服务业中，"医疗卫生服务"实现增加值 236 亿元与 275 亿元，分别占健康服务业增加值比重的

---

① 国家统计局：《台州市健康产业发展现状及对策建议》，http://www.360doc.com/content/16/1219/10/35940102_615940971.shtml。

57.3%和55.9%；"健康管理与促进服务"实现增加值106亿元与136亿元，分别占健康服务业增加值比重的25.7%和27.6%，增速达到22.1%与20.3%；"健康保险和保障服务"两年内增加值维持不变（见表1、图1）。

表1　2016～2017年杭州健康产业相关指标一览

类别	2016 年		2017 年	
	增加值(亿元)	增速(%)	增加值(亿元)	增速(%)
合计	663	16.5	749	10.4
一、制造业及建筑业	251	19.1	257	1.9
二、健康服务业	412	14.9	492	15.4
其中:医疗卫生服务	236	15.1	275	14.3
健康管理与促进服务	106	22.1	136	20.3
健康保险和保障服务	14	-10.5	14	24.8
其他与健康相关的服务	56	10.3	68	9.2

资料来源：杭州市统计局。

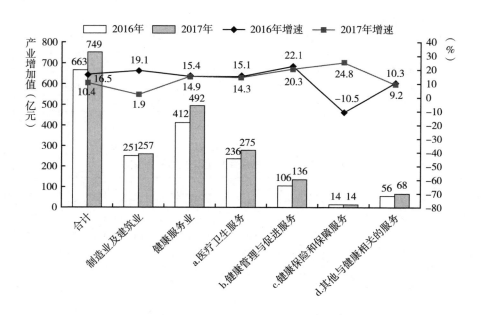

图1　2016～2017年杭州健康产业增加值变化

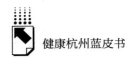

2. 健康产业发展良好

（1）收入平稳增长

2016 年，杭州市健康产业企事业单位收入合计 1553 亿元，增长 15.3%（见表 2）。2017 年，健康产业企事业单位收入合计 1757 亿元，增长 11.4%（见表 3）。健康管理促进增幅较高，达到 40% 以上，其次为医疗卫生；健康制造业的营业收入总量占比最高。

（2）非企业支出稳步提升

2016 年、2017 年均增长 12.1%，其中医疗卫生服务是主要支出，2016和 2017 年占比分别为 93.36% 和 92.82%。

表 2 2016 年全市健康产业（分层）一览

类别	企业				非企业			
	营业收入		从业人员平均数		支出（费用）		从业人员平均数	
	实绩	增幅	实绩	增幅	实绩	增幅	实绩	增幅
	（亿元）	（%）	（万人）	（%）	（亿元）	（%）	（万人）	（%）
健康保险保障	63	328.4	0.02	-3.3	2	28.9	0.03	1
健康管理促进	123	41.1	0.88	10.2	36	21.5	0.60	2.1
健康制造建筑	470	14.8	5.19	3.1	—	—	—	—
其他健康服务	849	6.8	2.42	4.8	—	—	—	—
医疗卫生服务	48	19	1.10	12.8	549	11.4	9.09	4.1
合计	1553	15.3	9.61	5.2	587	12.1	9.72	4

资料来源：杭州市统计局。

表 3 2017 年全市健康产业（分层）一览

类别	企业				非企业			
	营业收入		从业人员平均数		支出（费用）		从业人员平均数	
	实绩	增幅	实绩	增幅	实绩	增幅	实绩	增幅
	（亿元）	（%）	（万人）	（%）	（亿元）	（%）	（万人）	（%）
健康保险保障	39	-35.7	0.02	32.6	1	5.9	0.04	1.4
健康管理促进	180	43.1	1.06	11.6	45	26.6	0.63	2.6
健康制造建筑	530	13.4	5.21	0.9	—	—	—	—
其他健康服务	946	8.2	2.48	0	—	—	—	—
医疗卫生服务	62	28.9	1.32	6.7	608	11.2	9.43	4.1
合计	1757	11.4	10.09	2.5	654	12.1	10.10	4

资料来源：杭州市统计局。

（3）重点行业支撑明显

健康产业发展分行业情况看，2016 和 2017 年排在企业中营业收入居前三位的分别是批发零售业、工业、信息软件业，信息软件业增幅在 2016 年和 2017 年分别达 44.9% 和 46.9%。非企业单位中支出居前三位的行业分别是卫生和社会工作、公共管理和教育。

（4）从业人员数逐渐增加

从健康产业发展分行业情况看，企业和非企业从业人员数总体呈现增加状况，2016 年和 2017 年企业从业人员平均数分别为 9.6 万人和 10.09 万人，2016 年和 2017 年非企业从业人员平均数分别为 9.72 万人和 10.11 万人（见表 4、表 5）。

表 4　2016 年健康产业（分行业主要指标一览）

类别	企业				非企业			
	营业收入		从业人员平均数		支出（费用）		从业人员平均数	
	实绩	增幅	实绩	增幅	实绩	增幅	实绩	增幅
	（亿元）	（%）	（万人）	（%）	（亿元）	（%）	（万人）	（%）
B. 工业	470	14.8	5.19	3.1	—	—	—	—
E. 建筑业	0	0	0.00	0	—	—	—	—
F. 批发零售业	849	6.8	2.41	4.8	—	—	—	—
I. 信息软件业	108	44.9	0.45	10.3	0.18	9.7	0.002	−4.8
J. 金融业	63	328.4	0.02	−3.3	—	—	—	—
L. 租赁商务业	1	9.6	0.02	5.8	0.03	−26.4	0.001	10
M. 科技服务业	8	20.1	0.21	16.1	3	−2.6	0.09	−0.6
P. 教育	0	−12.8	0.00	0	11	7.6	0.23	5.7
Q. 卫生社会工作	49	19.1	1.15	13.7	552	11.4	9.21	4.1
R. 文化体育娱乐	5	17.3	0.15	−3.4	4	22.3	0.07	−2.6
公共管理	0		0		16	44.7	0.12	0.2
合计	1553	15.3	9.60	5.2	586.21	12.1	9.72	4

资料来源：杭州市统计局。

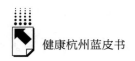

表5 2017年健康产业（分行业主要指标一览）

类别	企业				非企业			
	营业收入		从业人员平均数		支出（费用）		从业人员平均数	
	实绩	增幅	实绩	增幅	实绩	增幅	实绩	增幅
	（亿元）	（%）	（万人）	（%）	（亿元）	（%）	（万人）	（%）
B. 工业	530	13.4	5.21	0.9	—	—	—	—
E. 建筑业	0	0	0.00	0	—	—	—	—
F. 批发零售业	946	8.2	2.47	0	—	—	—	—
I. 信息软件业	161	46.9	0.58	15.2	0.19	−8	0.004	0
J. 金融业	39	−35.7	0.02	32.6	—	—	—	—
L. 租赁商务业	1	24.7	0.03	12.1	0.01	15.3	0.001	0
M. 科技服务业	10	17.7	0.26	11.3	4	10	0.09	5.1
P. 教育	0	7.3	0.00	0	14	15.1	0.26	2.8
Q. 卫生社会工作	64	28.5	1.37	6.7	611	11.2	9.55	4
R. 文化体育娱乐	6	18.5	0.16	1.2	4	−12.7	0.07	4.5
公共管理	0		0.00		23	49.8	0.13	0.9
合计	1757	11.4	10.09	2.5	656	12.1	10.11	4

资料来源：杭州市统计局。

（三）健康产业的空间分布

2017年健康产业增加值位居前三的分别是余杭区、上城区和西湖区。除滨江区和开发区，均呈现增长态势（见表6）。不同区县的健康产业发展特点也不尽相同，下面分别就余杭区、上城区和西湖区做简要介绍。

表6 2016~2017年分区县健康产业增加值一览

	2017年健康产业		2016年健康产业	
	增加值（亿元）	增幅（%）	增加值（亿元）	增幅（%）
杭州市	749	10.4	663	16.5
上城区	89	15.2	78	15.2
下城区	66	13.3	55	14.6
江干区	42	12.4	35	9.4
拱墅区	64	25.3	51	13.7

	2017 年健康产业		2016 年健康产业	
	增加值（亿元）	增幅（%）	增加值（亿元）	增幅（%）
西湖区	79	8.1	73	7.1
滨江区	55	-0.6	56	9.7
萧山区	49	8.8	43	13.4
余杭区	99	25.5	73	23.5
富阳区	62	12.1	54	23.4
桐庐县	23	12.3	19	19.8
淳安县	10	22.3	8	15.6
建德市	14	9.5	13	22.4
临安区	34	23.0	29	50.9
开发区	52	-14.8	65	14.8
名胜区	5	24.3	4	14.1
大江东	8	18.0	7	9.9

资料来源：杭州市统计局。

1. 余杭区健康产业发展特点

余杭区 2017 年健康产业实现增加值 99 亿元，增速达 25.5%。《"健康余杭"建设三年行动计划实施方案（2017~2019 年）》明确提出，健康产业规模持续扩大，到 2019 年，健康相关规上企业数量达 225 个，健康产业增加值达 125 亿元，占地区生产总值比重 7% 左右①。

（1）以生物医药为产业龙头

健康医药产业是余杭开发区支柱产业。作为见证了中国整个西药制药历史且具有 80 年历史的杭州民生药业集团有限公司，于 2008 年 9 月签约落户余杭经济技术开发区，自此开创了余杭经济技术开发区生物医药产业集群发展的路径。2014 年 1 月开发区拿下了浙江省首个生物医药高新技术产业园区称号，吸引了葛兰素史克、赛诺菲等 10 余家世界 500 强企业前来投资，贝达药业、胡庆余堂等一批国内知名药企进驻园区，近百家健康医疗企业在

---

① 《关于印发〈"健康余杭"建设三年行动计划实施方案（2017~2019 年）〉的通知》，杭州余杭政府门户网站，http://www.yuhang.gov.cn/xxgk/ghjh/fzgh/201706/t20170615_1089824.html。

此落地生根。天元生物药业、贝达药业、杏辉天力药业等医药企业在园区内得到快速发展，贝达药业和正元智慧成功上市。建立中以医疗国际健康产业园、民生药业检测平台、中翰盛泰杭州特殊物品出入境集中查验平台。贝达药业"小分子靶向抗癌药盐酸埃克替尼开发研究、产业化和推广应用"项目获得 2015 年度国家科技进步奖一等奖，凭借首个国产创新药盐酸埃克替尼，贝达一举成名，是国内肺癌靶向药市场首个销售突破 10 亿的品种；诺尔康人工耳蜗荣获 2015 年度国家科技进步二等奖。通过短短几年的努力，余杭区生物医药高新技术产业园区的综合实力得到极大提升（见表 7）。

表 7　余杭生物医药相关代表企业*

企业名称	产品范围
贝达药业	肿瘤、糖尿病、自身免疫疾病、眼科等
浙江诺尔康神经电子科技股份公司	第三类 6846 植入材料和人工器官、第二类 6821 医用电子仪器设备等
民生药业	抗心血管类、抗肿瘤类、消化道类、多维元素等
贝因美	婴幼儿食品、婴幼儿用品、育婴咨询服务、生命科学和母婴保健、育婴工程、爱婴工程
浙江普利药业有限公司	中成药、化学药制剂、化学原料药等
胡庆余堂药业	中成药、片剂、丸剂等
天元生物	出血热疫苗制造、流感疫苗制造等

    *《赶超马云！余杭大健康产业的精彩发展之道》，_搜狐财经_搜狐网，http://www.sohu.com/a/212242808_725934。

（2）以创建为抓手带动产业整体发展

以国家卫生城市创建为抓手，全面提升健康产业领域相关的创建工作绩效。新建 120 急救中心和传染病诊疗中心。获得的荣誉包括浙江省省卫生强区、省级卫生应急示范区、省级慢性病示范区、国家农产品质量安全县。余杭是杭州市首批"双创"国家食品安全城市和浙江省食品安全区省级县（区），也是全国群众体育先进单位。拥有预防接种星级门诊 14 家、儿童保健星级门诊 20 家、妇女保健星级门诊 20 家。通过各类创建，提升健康服务质量，改善健康产业发展环境，催生健康产业消费新需求，整体带动健康产业全面发展，促进产业升级①。

2. 上城区健康产业发展特点

近年来，该区围绕健康品质建设，大力推进健康产业发展，健康产业逐步成为推动该区经济发展的重要产业之一。2017年，上城区规上健康产业实现营业收入99.8亿元，同比增长23%。目前，上城区已集聚健康产业企业850余家②。

（1）打造健康产业集聚高地

以打造健康医疗城为蓝本，成立上城区健康医疗城工作领导小组，陆续出台《杭州市上城区区域医疗机构设置规划（2015~2019）》等多项措施，有效引导民营资本进入健康产业，加强对高端医疗人才引进的支持力度。2016年1月，上城高端医疗服务业集聚区正式被认定为杭州市培育类服务业集聚区，陆续有浙江广济眼科医院（浙江大学眼科医院）项目（发展国内外领先、省内一流的高端眼科医院）、佗鹊堂科技研发中心项目（北虫草产业化开发主要目标）、e+智慧医养老年工程示范社区（全国首家）等重点健康产业项目进入。通过几年的努力，预计到2020年，辖区健康类产业达到1000家，健康产业增加值年均实现增长15%以上，产业辐射总面积超过12万平方米，形成具有区域影响力的健康产业集聚高地。③以"一圆心三区域"为健康产业格局特色，"一圆心"是以红巷景区"方谷园"区域为圆心，该区以毛主席视察小营巷纪念馆等具有浓厚爱国卫生运动传统底蕴景区为依托，改造1500平方米空间，形成健康产业高端集聚中心、健康产业众创空间和健康产业体验展示平台。未来将具备智慧城区健康云服务、跨领域健康管理中心以及健康产业孵化器等功能，并形成智慧健康品牌。"三区域"是以楼宇经济、街巷经济为主要载体，利用城站大商圈交通便利与楼

---

① 戴芳丽：《杭州市余杭区健康产业发展的思考》，《统计科学与决策》2017年第7期。

② 《上城区打造健康中国"上城样本"获2017年度杭州市创新奖》，http://www.shangcheng. gov. cn/art/2018/3/9/art_ 1267764_ 15943884. html。

③ 《三大健康产业项目落户上城》，《杭州日报》，http://hzdaily. hangzhou. com. cn/hzrb/2018/ 01/21/article_ detail_ 1_ 20180121A0115. html。

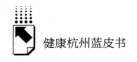

宇密集的优势，借助优质公共卫生资源，以第三方机构为主体，形成高端医疗产业聚集区。目前，已成功引进全景医学影像中心、依托彩虹鱼高端康复护理机构等，结合医养护一体化工程，形成乐活养老服务区；配合南宋皇城小镇规划，借助五柳巷南宋文化遗产，打造传统中医养生区。

（2）合理规划产业发展布局

以集"医药养护学研游"为一体、以体现国际化和现代化发展趋势的大健康产业为建设目标规划产业布局。围绕浙一、浙二、省妇保、省中医院、市一院和市三院组成的医疗服务核心区块，打造以小营地区为核心的全域化健康产业平台；围绕科创园和科创中心，打造现代健康医疗产业孵化基地，支持自主知识产权药品、医疗器械等相关健康产品的研发制造与成果转化；围绕"清河坊中医特色一条街"和"五柳巷中医药文化传承与创新产业园"，打造中医药品牌区域，鼓励中医药企业差别化、品牌化、专科化发展。重点发展高端特色医疗、第三方检测服务、高端康复护理、中医中药养生，促进健康产业多元化发展。

（3）产业融合活力竞相迸发

以服务需求为导向，推动健康产业与养老、康复、保健、文化、旅游等产业的深度融合。在"南宋皇城小镇"开发中医药健康旅游线路，培育和支持一批带动力强的养老龙头企业和大批富有创新活力的中小企业，率先在全市建立一批以"缘外缘""好地方"为代表的集养老和医疗服务为一体的社会办医养结合型机构。

3. 西湖区健康产业发展特点

伴随着杭州城市化的发展，西湖区正迈入以现代服务业为主导、高新技术产业为支撑的后工业时代。为了全面对接杭州市发展"十大产业"战略，提升完善区域现代产业体系，西湖区实施了以国际化为引领、集聚区优先发展、促进产业转型升级、形成品牌集聚优势的战略，使全区产业逐渐步入科学发展轨道。2016年2月颁发了关于《西湖区关于加快推进健康产业发展的实施意见》，明确提出重点以基因检测、健康管理为中心，以诊断服务、咨询培训、相关诊断制造、医药生产、研究孵化、产业转化、健康教育、健康旅游、生物数据资源等健康产业类企业为扶持产业①。

（1）打造健康产业特色街区

古墩路沿线集聚了一批医疗机构、医药企业、健身养生会所等，且已初具规模。一类是以医疗服务、生育健康等为主的医疗产业，代表企业有绿城心血管病医院、美中宜和妇儿医院、哼哈口腔、方回春堂城西馆；二类是以健康理疗、康复调理、养身保健为主的非（跨）医疗产业，代表企业有青春宝、修正健康等；三类是以医疗器械、健康管理、健康体检为主的产业，代表企业有艾康生物、艾迪康检测等；四类是以体育休闲、健身锻炼为主的产业，代表企业有莲花商务中心、西城广场、文新夜市等。这些具有一定规模、具有良好口碑的医疗保健养生机构，为健康产业发展奠定了良好的产业基础②。

（2）开展健康生活方式养成系列活动

通过健康生活社区示范、健康游步道打造等工作，充分发挥小区宣传阵地的作用，提高社区自我健康管理能力；设置健康教育活动室，为社区居民提供免费测量血压和体重的场所；以社区为单位组建健康联盟，开展健康促进活动，有效提升了群众的健康意识，促进了健康行为养成，为健康产业发展奠定了良好的群众基础。

二　杭州市健康产业发展特色

（一）健康消费需求旺盛

杭州市位于长江三角洲经济圈，健康需求呈现迅猛发展势头，民众健康消费基础良好，医疗保健消费 2014 年人均 1540 元，2017 年增长为人均

---

① 《关于印发〈西湖区关于加快推进健康产业发展的实施意见〉的通知》，http：//xxgk. hzxh. gov. cn/art/2016/7/6/art_ 1213845_ 2373165. html。

② 《关于打造古墩路健康产业特色街区的思考和建议》，http：//rd. hzxh. gov. cn/art/2016/5/6/ art_ 1208584_ 1374791. html。

1898 元（见表 8）。杭州市老龄化人口比例持续上升，2017 年杭州市老龄化率为 22.16%，到 2017 年末，杭州市 60 岁及以上的老年人已经有 167.18 万人，80 岁及以上老人 26.97 万人，纯老年人家庭人口 28.28 万人，失能与半失能老人 9.33 万人（见表 9、图 2、图 3、图 4）。人口老龄化促使医疗保健服务向医疗和照护并重方向发展，老年保健服务需求激增。

表 8　杭州市消费性支出情况

单位：元/人，%

项目	2014	2015	2016
消费性支出	28492	30181	31905
食品烟酒	7767	8194	8948
衣着	1912	1906	2034
居住	7534	8076	8588
生活用品及服务	1491	1468	1646
交通通信	4835	5254	4721
教育文化娱乐	2605	2731	3302
医疗保健	1540	1764	1898
其他用品及服务	808	788	768
医疗保健构成比	5.41	5.84	5.95
医疗保健增长率	—	14.55	7.60

资料来源：杭州市统计局。

表 9　杭州市老龄人口情况

年份		2013	2014	2015	2016	2017
60 岁及以上老年人口数	人口数（万人）	134.88	142.97	150.9	159.13	167.18
	占总人口比例（%）	19.1	19.98	20.86	21.55	22.16
65 岁及以上老年人口数	人口数（万人）	91.27	95.6	100.88	104.79	110.44
	占总人口比例（%）	12.92	13.36	13.94	14.19	14.64
80 岁及以上老年人口数	人口数（万人）	22.12	23.77	26.87	27.18	26.97
	占老年人口比例（%）	16.4	16.62	17.8	17.08	16.13
纯老年人家庭人口数（万人）		24.88	25.97	27.22	28.50	28.28
失能老人数（万人）		2.46	2.78	2.74	2.92	2.92
半失能老人数（万人）		5.77	6.11	5.94	6.15	6.41

年份		2013	2014	2015	2016	2017
60 岁及以上老年人口数较上年增加人数（万人）		6.99	8.09	7.93	8.23	8.05
60 岁及以上老年人口数较上年增加百分比（％）		5.47	6	5.55	5.45	5.06
老龄化程度	第一位	上城区	上城区	上城区	名胜区	上城区
	第二位	名胜区	名胜区	名胜区	上城区	名胜区
	第三位	拱墅区	拱墅区	下城区	下城区	下城区

资料来源：杭州市统计局。

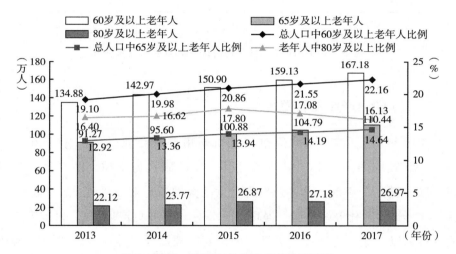

图 2　2013～2017 年杭州市老年人口变化

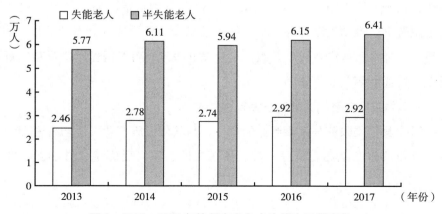

图 3　2013～2017 年杭州市老年人失能人口数变化

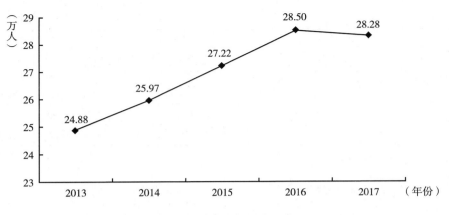

图4 2013～2017年杭州市纯老年人家庭人口数变化

（二）健康产业发展模式

2016年10月杭州市政府推出《杭州市健康产业发展"十三五"规划》，明确规定杭州市以"医"为主体、以"康"为支撑、以"养"为特色、以"健"为纽带、以"药"为重点的大健康产业发展模式。"医"为主体，形成多元化办医格局，提高中医水平，推进医疗国际化，发展第三方服务等。以"康"为支撑，培育发展康复护理及疗休养业。以"养"为特色，支持发展健康养老服务，推广中医养生保健服务，加强健康食品开发及生产，促进健康旅游业融合发展等。以"健"为纽带，加强健康体检，发展健康咨询，推动健康金融，培育健康信息业，发展体育健身等。以"药"为重点，加快医药产业转型升级，培育发展医疗装备及器械制造业和创新发展医药流通业等①（见图5）。

1. 以发展医疗及相关第三方服务为主体

医疗及相关服务是健康产业的核心，与其他健康产业发展均有密切的关系。杭州目前已经拥有浙医一院、浙医二院、省人民医院、省妇保、省儿

---

① 《杭州发布健康产业"十三五"规划》，中国文明网·杭州，http：//zjhz. wenming. cn/tt/201611/t20161101_ 2909949. shtml。

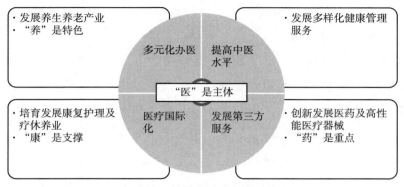

图5 健康产业发展模式

保、省中医院、市一医院等省内、国内高端医疗资源。促进医疗服务业的发展，得益于医疗、医保、医药的联动改革和公立医院综合改革的深化，以及充分发挥公立医院公益性质和医疗服务的主体作用，探索管理体制、人事编制、收入分配体制机制的创新，借此提升公立医院运行效率，加强医疗监管并开展多方研究，提高监管效能。通过科学规划促进高端优质医疗资源配置，建设医联体实现区域一体化的医疗卫生服务体系，均衡区域间卫生资源分配。鼓励社会力量办医，以出资新建、参与改制等多种形式投资医疗领域，对市场亟须的老年医疗、精神卫生、儿科、产科等非营利性专科医院，支持社会力量参与建设，充分发挥市场机制作用，以缓解该类医疗卫生服务的供需矛盾。支持社会力量举办上规模、高层次的综合医院，鼓励到新建城市相对卫生服务资源配置薄弱区域举办医疗机构，加快形成多元化办医格局，满足市民日益增长的多层次、多元化医疗服务需求。允许药品经营企业举办中医坐堂医诊所，鼓励有资质的中医专业技术人员特别是名老中医开办中医诊所，规范建设中医门诊部、中医诊所和中医坐堂医诊所，努力提升中医医疗服务水平。积极推进国际化医院试点，实施推进医疗卫生国际化行动计划。发展专业医学检验中心、卫生检测中心、影像中心和病理中心、制剂中心、消毒中心等医疗相关第三方服务，提高区域医疗服务效率。

2. 以培育发展康复护理及疗休养业为支撑

杭州市疗休养床位和接待人次居全国领先地位。康复护理及疗休养业

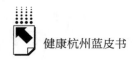

是杭州健康产业的重要组成部分。通过合理布局、积极发展各类康复机构，对康复市场进行细分，包括各类神经、肿瘤、残疾人康复等，逐步形成康复医院、社区康复、居家康复三级康复服务体系。鼓励康复机构开展多种经营方式的探索，可以以连锁经营方式输出技术、管理和品牌。发展中医特色康复服务，包括中医特色康复医疗、训练指导、知识普及、康复护理等。对特殊人群提供康复护理，包括老年护理、家庭护理、月子护理等。通过专业教育培训提高康复护理人才技能，加大康复与护理人才培养力度。针对不断增长的高端疗休养需求，利用杭州特有的优质环境资源发展疗休养行业，将疗养院作为载体，打造保健养生与休闲度假相结合的场所，提供传统康复养生和中西医结合的医疗服务，打造具有杭州特色的疗休养行业。

3. 以加快发展养生养老产业为特色

人口老龄化催生健康养老服务产业的发展。杭州市通过医养结合试点，积极推动养老服务业改革，满足多样化健康养老服务需求。在政府购买养老服务、社会参与养老机构建设方面开展积极探索，健全养老服务体系。不断完善医疗机构设置规划，鼓励综合性医院开设老年病科和增加老年病床，基层医疗卫生机构将闲置低效医疗病床开发为护理型床位，多方筹资新建或改扩建老年病医院、护理院、临终关怀医院等医疗机构，增强养老机构的医疗、康复、护理、保健等服务能力。加强医疗机构与养老机构医疗的合作联系，为养老机构老年人提供定期上门诊疗等服务。针对社区居家养老，建设社区老年人日间照料中心或医养结合居家养老服务照料中心，居家养老照料中心与医疗机构签订合作协议，或与社区卫生服务中心、乡镇卫生院、个体诊所等基层医疗机构合作，为社区居家老年人提供日常护理、健康体检、保健咨询、慢性病管理、健康教育、中医保健等服务。城乡医疗机构将医疗护理和康复等服务延伸至家庭，方便老人康复理疗，优先发展日托、中短期全托、喘息服务、助餐、助洁、助医、助行等老年人刚性服务。将智慧养老与智慧城市建设相结合，实现医养系统融合，为居家老人提供及时便利的医疗服务。推行全市统一的居家养老服务信息平台，打造线上与线下一揽子居家养老服务。释放中医养生保健服务的潜力和活力，丰富中医养生保健服务产品，提升中医养生保健服务品质。加强传统保健食品品牌建设，支持"浙八味"等地道中药材种植栽培和加工炮制，保持铁皮石斛类、蜂产品类和维生素类的产业优势。将养老产业与旅游、养生、体育、中医药等产业融合发展，开发多种类型的健康旅游产品和服务，培育富有杭州特色的健康旅游品牌。

4. 以积极发展多样化健康管理服务为纽带

一是开展健康体检及延伸服务。将健康体检作为签约服务项目，由全科医生提供健康体检评估、干预等系列健康管理服务。鼓励专业健康体检机构向综合性健康管理机构发展，提供健康体检的延伸服务，包括一般和特殊人群健康管理服务。引导商业保险机构介入健康管理服务业，构建以健康风险管理为核心的健康管理新型组织，探索建立健康管理机构的发展机制。将中医"治未病"体质评估与健康体检相结合，探索具有中医特色的健康管理与服务模式。国民体质监测与市民体检相结合，完善体质测评体系，拓展健康干预内容，构建完善的居民健康管理系统。二是发展健康咨询、教育与文化产业。利用健康咨询机构，开展健康知识咨询、心理健康辅导，提高居民健康素养和自我保健能力。充分运用智慧健康和互联网技术，搭建健康教育在线平台和网络诊疗服务平台，促进健康咨询服务的可及性，开展多种形式群众性文化活动，促进健康文化的传播。三是加快健康金融业发展。探索社会资本、商业保险与健康服务机构合作机制，鼓励重大疾病保险、特定疾病保险、长期护理保险等健康保险产品与基本医保相衔接，提供多样化保险产品以及其他金融产品，推动健康管理服务项目的普及。四是培育发展健康信息产业。围绕智慧医疗系统整体解决方案，开发系列数字化健康产品，积极构建健康信息服务产业链。深入推进"互联网＋"医疗，发展网上预约挂号、远程医疗、健康监测等健康信息服务，鼓励全科医生为签约居民提供便捷的健康咨询互动服务。五是发展体育健身相关产业。不断完善市域健康步道体系和社区体育设施，建设一批运动休闲基地，促进体旅融合、康体结合。通过群众性体育活动和体育赛事，开拓体育用品市场和赛事经济，发展体育用品制造业，提升体育用

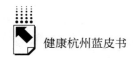

品产业整体水平。

5. 以创新发展医药及高性能医疗器械为重点

生物医药是健康产业增值的重要支柱，杭州市生物医药产业已经形成一定规模，拥有一批龙头骨干企业。在生物制药、化学制药、医疗器械、传承中药等领域已经形成了一定的优势。围绕"一核三园多点"，打造高端生物医药产业基地，"一核"指以杭州经济开发区为核心，"三园"是指余杭区、杭州高新开发区（滨江）、杭州大江东产业集聚区，"多点"指建设一批生物医药产业特色基地。

三　杭州市健康产业发展的 SWOT 分析

SWOT 分析，即态势分析法，通过调查研究，分析与研究各种主要内部优势、劣势和外部的机会和威胁等，依照矩阵形式排列，通过系统分析，把各种因素相互匹配得出系列结论。运用这种方法，可以对研究对象所处的情景进行全面、系统、准确的研究，从而得出相应的结论，而这些结论通常带有一定的决策性，主要用于研究发展战略、计划以及对策等。S（Strengths）是优势、W（Weaknesses）是劣势，O（Opportunities）是机会、T（Threats）是威胁[①]。

（一）杭州市健康产业发展优势

1. 健康产业特色载体形成一定规模

杭州健康产业起步早、发展快，"十二五"以来产业基础逐步加强，呈现快速发展态势，近几年增加值增速始终高于 GDP 增速，正在成为推动经济转型发展的支柱产业。一批规模优势突出、功能定位明晰、辐射带动有力的健康产业集聚平台已形成了一定的规模，产业集聚化发展态势明显。出现

---

① 吴金群：《楼宇经济和商务楼宇管理的 SWOT 分析：以钱江世纪城为例》，《中共杭州市委党校学报》2018 年第 4 期。

了杭州国家高新区智慧医疗产业基地、上城高端医疗服务集聚区、余杭生物医药高新技术产业园区、杭州未来科技城（海创园）生物医药产业基地等一批集聚区。各区、县（市）结合自身资源禀赋和产业基础，走差异化发展之路，如上城区以高端医疗为产业特色、江干区注重开展医养护一体化服务、西湖区以形成检验检测中心为核心产业平台、滨江区以智慧医疗为产业龙头、余杭区以生物医药相关产业为特色、桐庐主推健康养老等，已经拥有桐庐健康小镇、富阳药谷小镇、长乐创龄小镇、下沙医药港小镇、临安颐养小镇、湘湖智慧健康小镇等省、市级健康小镇。余杭、临安、建德、桐庐、淳安等区、县（市）涌现一批养老养生综合体。[①]

2. 医疗信息化、生物医药两大行业品牌显现

信息软件业增加值增幅在2016年和2017年分别达44.9%和46.9%。医疗信息化企业如微医集团、创业软件、联众医疗等，随着智慧医疗的兴起，通过"互联网+"连接医院、医生、医保和患者，进而改善医疗服务水平，同时也创新了"智慧医疗"领域技术与商业模式的融合。杭州明确优先发展生物制药、提升发展医疗器械、创新发展化学制药、传承发展中药产业的目标，建立国际领先的生物医药创新研发体系。贝达药业研制了中国第一个小分子靶向抗癌药盐酸埃克替尼，是我国首个拥有自主知识产权的靶向抗癌药，在小分子靶向药物领域有了一席之地，打破了国内市场被外企垄断的状况，标志着我国药物创新产生了质的突破；杭州微策生物技术有限公司填补了糖尿病患者家用血糖监测仪在国产医疗器械领域的盲点和空白。2016年全市生物医药制造企业一共有一千余家，其中拥有生产资质的企业有500多家，2016年总的销售收入达480亿元，利税总额105亿元[②]。

3. 形成健康产业政产学研协同创新网络

产业园区与浙江大学、杭州师范大学、杭州医学院以及科研院所共同构

---

① 杭州市发展和改革委员会课题组：《杭州市健康产业发展的创新实践》，《产经纵横》2018年第2期。

② 《浙江杭州力争打造千亿级生物医药产业_生物医药》，《医药创新，制药设备》，中国制药网，http://www.zyzhan.com/news/Detail/67077.html。

建协同创新基地，在人才培养、产品研发、项目推广等方面形成一定的优势。位于萧山信息港小镇的中国智慧健康谷，是全国首个以"中国智慧健康谷"命名的健康产业集聚区，该平台以"独角兽"微医集团为龙头，引入浙江大学睿医人工智能研究中心，建设微医国际医学中心，并整合海内外智慧健康产业链上下游资源，打造"健康硅谷"。杭州师范大学与桐庐江南养生文化村联合共建"治未病与健康管理"博士培养与创新基地。余杭区良渚国际生命科技小镇成立以浙江数字医疗卫生技术研究院为基础的"健康医疗大数据标准研究院"，致力于健康医疗领域内的大数据研究，制定相关应用标准。针对健康产业人才短缺现状，健康产业企业与在杭院校合作开展健康服务业人才培养，建立了杭州医学院艾博影像学院、杭州师范大学医学院母婴护理教学科研基地、老年护理培训基地。"彩虹鱼康复"是按照国际质量标准运营管理的医疗机构，是彩虹鱼健康产业发展（香港）有限公司旗下的国际品牌，与杭州职业技术学院合作成立彩虹鱼康复护理学院，具有从大专到国际合作本科以上教育资质，形成了较为成熟的企业托管人才培养模式，为社会输送亟须的健康管理人才提供了思路。

4. 拥有众多类型的健康旅游资源

杭州市拥有众多类型的健康旅游资源，以中医养生为核心，将乐韵、禅茶、食疗、运动养生等新兴疗休养方式与旅游有机结合，通过增强体质来预防疾病，其中，西湖区、余杭区、萧山区是各类疗休养资源集聚区，形成了围绕三江（钱塘江、富春江、新安江）、三湖（西湖、湘湖、千岛湖）的特色疗休养行业群。还拥有茶养生、禅疗养生、食疗养生等特色健康旅游资源，以建德江南春堂、杭州饮源堂、九华山庄百果园禅疗养生基地、桂语山房餐厅为代表，根据不同的人群、不同的年龄、不同的体质、不同的疾病、不同的季节，提供养生茶品、禅疗课程、养生素斋等，目前已经形成了具有杭州特色的健康养生旅游系列，成为除西湖美景之外吸引中外游客的又一亮点[①]。

---

① 《杭州健康旅游产业发展的对策和建议》，《杭州社科》，http：//www.hzsk.com/portal/n2936c87.shtml。

（二）杭州市健康产业发展劣势

1. 优质医疗资源总量不足和区域不平衡现象并存

杭州市优质医疗资源总体供给与人民群众看病就医的需求之间仍存在不适应和不匹配的情况，优质人力资源主要集中在上城区和下城区，基层医疗设备配置不全，医疗技术和服务水平有待提升。在部分城市化进程发展较快的地区，区域性医疗资源失衡的问题日益凸显，优质医疗资源无法顺利下沉到基层医院。虽然实施了优质资源下沉和共享，但医疗服务体系不健全的现状未得到根本扭转，优质医疗资源总体不足和配置布局失衡并存，城乡之间、不同区域和不同层级医疗机构之间的资源差距过大，儿科、院前急救、精神卫生、康复、老年护理等领域的资源更为紧张，服务能力更为薄弱。①

2. 健康管理服务产品和服务质量不能满足需要

截至 2017 年底，60 岁及以上老年人口已达 167.18 万人，占总人口数的 22.16%，老龄化带来的健康问题日益突出，老龄化、高龄化、空巢化、失能化问题突出，老年人对生活、照料、护理、康复、精神慰藉等方面的服务需求飞速增长，但是服务供给结构与社会期望和需求结构之间存在明显的不适应，部分服务未真正贴合老年人的实际需求，缺乏从事老年护理和照料的专业人员，产品质量参差不齐，服务项目不够丰富。

（三）杭州市健康产业发展机会

发达国家健康产业发展经验以及国内外环境与条件的深刻变化都为健康产业发展带来了重要的发展机遇。

1. 健康理念转变和收入水平提高带来发展的新契机

近年来人们对健康的认识和理解不再停留在"健康即不生病"，健康还应包括生理、心理与社会适应的完好状态，正是人们对健康的追求呈现多维度

---

① 杭州市卫生计生委：《关于印发杭州市卫生计生委绩效管理规划（2016～2020）的通知》，http://wsjsw.hangzhou.gov.cn/bmwj/44338.jhtml。

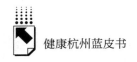
状态，引发健康需求增加，由此催生预防保健、康复护理、心理健康等健康相关的产业，同时，随着经济快速发展和人民收入水平的大幅度提高，人们的消费观念也由单纯的满足基本生理需求，逐渐转向追求高质量的生存状态，使高端医疗、健康养老、休闲养生、健康旅游等产业迎来巨大的发展机遇。

2. 政策支持优化产业发展环境

党的十九大报告将"实施健康中国战略"作为国家发展基本方略中的重要内容，将健康中国建设提升至国家战略地位，国家在健康领域的投入将会大大增加，给健康产业发展带来巨大的发展机遇。随着健康产业在国民经济中的战略地位提升，各地都将健康产业作为带动当地经济发展和转型升级的重点，浙江省和杭州市都相继出台了一系列支持健康产业加快发展的政策文件，杭州正式出台了健康产业发展"十三五"规划，从政策层面为健康产业的发展提供了保障。

3. 医药卫生体制改革深入改善产业发展条件

随着医药卫生体制改革的深入，公立医院综合改革、现代医院管理制度建设以及医联体建设、分级诊疗、药品流通等方面都将产生巨大的变化，为生物医药、医疗信息化、高端医疗以及第三方服务等领域带来发展机遇，推动企业拓展新领域、新市场。体制机制建设的完善也为企业营造了更有序、更规范的市场环境。

4. 搭建健康产业国际合作平台，优化健康产业资源布局

健康产业的巨大前景，吸引国外大型企业集团投资健康产业项目，杭州市健康需求市场巨大，未来健康产业国际合作将不断深化。如浙江省中以国际医疗健康产业园入驻余杭经济技术开发区（钱江经济开发区），园区拥有14位诺贝尔奖得主，创新研发能力举世瞩目，拥有纳斯达克上市公司逾80家，仅次于美国和加拿大，居世界第三位，在医疗健康及医药器械领域占据国际领先地位。英国国际医疗集团旗下中国品牌英慈医疗与传化科技城下属的杭州科谊公司正式签订合作协议，将共同在中英产业新城建设杭州英慈国际医院，医院总投资为8.4亿人民币。杭州英慈国际医院将通过英国国际医疗集团（IHG）输入具有国际水平的医院管理、尖端技术和人才，并对接英国国家医疗服务体系（NHS）下顶尖的医院合作资源。项目建成后将成为杭州地区唯一一家有外资背景的医院，改善当地医疗资源总体不足和不均衡，医疗技术偏低，高质量、多元化医疗资源匮乏的现状。由迪安诊断和韩国 SCL 集团合作的首个中韩医疗合作项目——韩诺健康已经在杭州顺利落地[①]。

（四）杭州市健康产业发展挑战

1. 产品和服务趋同，整体缺乏活力和效率

目前，杭州健康产业占 GDP 的比重约为 5%，与发达国家相比仍有较大差距，例如，美国大健康产业在国民经济中的占比是 17.8%，加拿大、日本等国也超过了 10%[②]。健康产业发展仍有巨大潜力。杭州的人口老龄化现象进一步加剧，老年人的相关健康服务消费需求潜力巨大，医疗保健消费逐年增加，人群健康素养水平不断提高，人们的健康需求日益增长，也为健康产业发展迎来新的机遇和挑战。健康产业数量众多，但是产品和服务大同小异，缺乏辨识度，导致产业整体活力和效率降低。要获得市场的认可度，在激烈的竞争中取得优势，对产品和服务数量与质量都将提出新的要求，突出杭州品牌特色无疑是提高产品辨识度的有效途径。

2. 健康产业人才资源匮乏，缺乏高层次专业人员

健康产业人才主要包括科研、医疗和健康管理服务三类人才。医药卫生人才具有高度的技术密集性，培养周期长，特别是高层的管理人才和创造性的高端研发人才，这类人才供给远远无法满足市场需求。健康产业科研领军人才不足，高层次人才紧缺。健康服务管理人才不仅要具有一定的医疗或健康管理专业知识背景，同时要兼具管理学、沟通、心理等方面的综合知识，该类高素质人才紧缺，难以满足社会和市场的高层次需求。这与健康管理相

---

① 《健康浙江：大健康产业迎来黄金时代！》，中国数字医疗网，http：//news. hc3i. cn/art/201710/41044. htm。

② 《我国大健康产业 GDP 占比仅为美国 1/4》，人民政协网，http：//www. rmzxb. com. cn/c/2017 - 04 - 01/1457885. shtml。

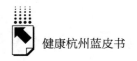

关的学科体系建设和人才培养模式不足有关，而人才资源的匮乏将影响整个区域的技术能力提升和科技创新。

3. 研发投入不足，缺乏自主创新动力

生命科学技术、新一代信息技术等不断交叉、融合发展，催生了基因检测、干细胞治疗、移动医疗、智慧医疗等新型医疗服务技术与服务模式，新型健康产业业态和新兴产业不断涌现，极大拓展了健康产业发展空间。但是健康行业仍存在单纯仿制、产品缺乏竞争力、技术基础薄弱、个性化服务不足的现象。单从生物制药业看，2017 年，A 股只有恒瑞医药（600276. SH）和复星医药（600196. SH）两家药企的研发费用超过 10 亿元，研发投入强度约占主营业务收入的 10%。对比阿斯利康、诺华、罗氏等全球知名药企，后者研发投入强度在 20% 左右①。以余杭区为例，全区生物医药与医疗器械类单位 2017 年度在研发领域的科研投入占主营业务收入的 7.4%，支出 4.71 亿元，研发投入明显偏低。研发投入不足，直接导致企业缺乏产品优势。

（五）健康产业发展建议

1. 打造健康产业品牌，带动提升健康产业整体发展水平

从基础设施建设、技术创新、投融资、营销推广等多方面重点扶持，巩固医疗信息化、生物医药两大行业品牌。推动"互联网 + 健康"，发展远程医疗、智慧医疗、云计算、大数据、物联网、移动互联网等信息技术与健康服务的深度融合，提升信息化对医疗、预防、康复等健康服务与管理模式转型升级的作用。充分发挥生物制药领域的先发优势，以及仿生医学、基因诊断、手术器械、诊断试剂等医疗器械细分领域的既有优势，发展新型生物技术类药物，提升发展医疗器械和创新发展化学制药。深入推进养老服务业综合改革，优化养老服务产业链，培育具有核心竞争力的养老产业集群。试点将保

---

① 《创新药能力不足仿制药大而不强中国医药该怎么和世界比？》，http：//baijiahao. baidu. com/s？id = 1599503062731042823&wfr = spider&for = pc。

险业、金融业与健康产业结合，拓展健康产业发展空间。依托杭州市优质旅游资源，开发独具杭州特色的健康旅游产品，形成健康旅游和休闲养生产业的品牌。鼓励社会资本进入医疗服务业，增加优质医疗资源和公共产品，更好适应患者需求。在人工智能健康管理、休闲健康养生服务、健康医疗医药智造等领域开展品牌营销。通过打造健康产业品牌，带动医药、体育产业、养老、健康旅游等健康产业整体发展水平，形成健康产业的规模效应。

2. 集聚高端医疗服务机构，促进产学研教一体化发展

以"全域开放"姿态吸引国内外高端医疗卫生资源聚集，提升医疗服务质量，带动医疗服务整体发展水平，培育医疗服务产业链。加强健康产业相关企业与研究机构、高等院校的合作，建立紧密的产学研教合作关系，在人才培养、产品创新、技术革新等方面产生聚合效应。依托医学研究和健康产业创新平台，研发具有自主知识产权的核心技术。企业与高校、科研机构密切合作，鼓励和引导科研人员从事健康产品开发和推广应用，共建协同创新机制。积极推动高等院校"健康服务与管理"专业的建设，为企业输送健康管理专业人才。激励高校和科研院所与重点企业共建培训基地，联合培养健康产业人才。由于健康产业涉及面广，对人才的素质和技能要求繁多，类别复杂，应顺应市场需求，开展心理保健、食品安全管理、老年护理、芳香理疗、美容保健、康复保健、营养指导及健康咨询等领域的培训工作。杭州作为重点发展的国际化城市以及健康旅游特色城市，健康产业从业人员要具备一定的外语能力，高等院校也可以与企业合作开展此类培训。

3. 推动健康产业品质化发展，建立企业信用机制

健康产品种类繁多、质量参差不齐，健康管理服务产品和服务质量不能满足日益增长的需要，因此提升健康管理服务产品质量，促进健康产业品质化发展成为当务之急。毋庸置疑，开展国际通用质量及技术标准体系建设，是提升产品质量的重要手段，瞄准国际标准提高水平，全面推进健康产业标准化建设，充分发挥标准化助力质量提升。同时，在政府的推动下，逐步建立和完善适应市场经济发展要求的、符合国际标准企业信用体系，通过信用体系的建设，可以让企业不良记录曝光。建立健康产业信用制度，可以加强

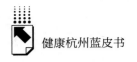

健康领域监督体系建设，建立政府监管、行业自律和社会监督相结合的监管体制，促使企业加强品质化建设，提升产品质量。

4. 强化氛围营造，助推健康产业创新

基于研发投入不足的现状，政府应出台各类奖励引导、示范补助等支持政策，对科研和产业创新活动出台多项配套政策和办法，特别是给予人才、科技成果转移转化、国企创新、科技金融、知识产权等方面的支持。企业要加大在知识产权方面的投入，尽快与国际接轨。发展大健康产业，消费者是基础，消费者的需求决定市场的容量，因此应加强健康科学知识宣传力度，将健康教育纳入国民教育体系，引导市民树立"上工治未病，中工治欲病，下工治已病"的理念，提高健康素养，产生多层次健康需求，营造健康文化，强化创新氛围，助推健康产业创新。

B.8
公共政策健康影响评价分析

张萌　马海燕　付延康*

摘　要： 公共政策健康影响试评价工具和健康城市建设部门工作指南作为实践健康优先理念的政策工具，反映出杭州市政府科学决策能力和现代化治理能力的提升。公共政策健康影响试评价旨在通过健康影响分析，在公共政策制定、实施、评估全过程中向政策制定者提供信息并影响决策，促使公共政策制定实施的过程充分考虑政策的健康意义，发挥公共政策对公众健康的导向作用，力争从政策路径、制度上、源头上做到把影响公众健康的不利因素降到最低。健康城市建设部门工作指南通过梳理政府各有关部门的职责，分解健康杭州建设任务，利用协同理论整体探讨部门协同管理配合机制，制定与健康杭州工作相关政府部门的责任清单和职责边界，形成具有可操作性的工作指南，以期进一步整合资源力量，增强部门协作能力，充分体现杭州健康优先的城市发展战略。

关键词： 健康城市　公共政策　部门职责

　　健康城市通过不断开发、发展自然环境和社会环境，扩大社会资源，使人们能够享受生命和充分发挥潜能。其从城市规划、建设到管理各个方面都

---

* 张萌，博士，杭州师范大学卫生管理系副教授，主要从事卫生管理与卫生政策研究；马海燕，杭州师范大学预防医学系教授，主要从事公共卫生政策研究；付延康，杭州师范大学健康管理研究生。

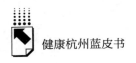

以人的健康为中心，保障广大市民健康生活和工作，成为人类社会发展所必需的健康人群、健康环境和健康社会有机结合的整体。健康城市的提出是对未来城市运行状态的美好设想和展望，其目的在于通过人们的共识，动员市民、政府和社会团体合作，以人为本，提供有效的环境支持和健康服务，从而改善城市的人居环境和居民的健康状况。

因此，建设健康城市，制定公共健康政策，创造支持性环境，不断挖掘社会资源，为公众提供保健信息和技能，提供良好的卫生服务，是社会卫生可持续发展的保证。

一　杭州健康城市的探索

在过去十余年，杭州市健康城市建设发展稳步推进。2004 年杭州市委、市政府开始探索建设健康城市的可行性，并于 2008 年正式启动了健康城市建设工作。依据《渥太华宪章》提出的健康促进三大策略和五大优先工作领域，杭州市委、市政府确定了"七个人人享有"的总体建设目标和"六大建设任务"。"七个人人享有"的总目标，即人人享有基本医疗保障、人人享有基本养老保障、人人享有 15 分钟卫生服务圈、人人享有 15 分钟体育健身圈、人人享有安全食品、人人享有清新空气、人人享有洁净饮水。"六大建设任务"，即营造健康文化、保护健康环境、优化健康服务、培育健康人群、发展健康产业、构建健康社会。在组织架构与规划编制方面，2008 年 5 月，杭州市委、市政府发文正式全面启动健康城市建设工作，并先后印发了《杭州市建设健康城市三年行动计划（2008～2010）》《健康杭州十二五规划（2011～2015）》。2013 年 11 月，杭州机构编制委员会办公室批准成立杭州市健康城市建设指导中心，负责组织全市健康城市建设技术指导工作。2016 年，"健康融入所有政策"正式写入了《杭州市国民经济社会发展"十三五"规划纲要》；2016 年 12 月，杭州市健康办组织编制了《杭州市建设健康城市"十三五"规划》；2017 年，杭州市编制了《"健康杭州 2030"规划纲要》，为全面深化健康杭州建设提供了有理、有据、有序的可持续政策支持。

为进一步整合资源力量，增强部门协作能力，根据习近平总书记系列重要讲话精神和健康中国、健康浙江战略要求，结合健康杭州建设实际，2017年杭州市委、市政府办公厅和健康杭州建设领导小组先后下发了《关于加强健康杭州6＋1平台建设建立大健康共建体系的指导意见》《健康杭州考核办法（试行）》《健康杭州"6＋1"平台管理与运行制度》等相关文件，明确"6＋1"专项组为各专项组工作的第一责任部门，将"多部门协同联动机制"制度化、规范化。经过磨合，"6＋1"平台运行良好，基本保证每月召开一次专项组组长或联络员会议以及专项组工作会议，并在《健康浙江考核指标》试评价和《健康杭州考核指标细则》制定工作中，充分发挥平台资源整合优势，在省内率先启动了《健康浙江考核指标》培训、试评价工作，完成健康杭州考核体系。

目前，杭州市健康办在国内率先探索公共政策健康影响试评价工作和开发健康城市建设部门工作指南。其中，公共政策健康影响试评价工作旨为经济社会发展规划、政策和行动等的健康影响评价开发一套程序、方法及工具，并借此对现有某几项政策对人群健康的潜在影响及此类影响在人群中的分布情况进行评估，确定其导致健康决定因素产生可能的变化，以及这些变化可能对人群健康造成的影响。旨在通过健康影响分析，在公共政策制定实施评估全过程中，向政策制定者提供信息并影响决策，促使公共政策制定充分考虑政策的健康意义，发挥公共政策对公众健康的导向作用，力争从政策路径、制度上、源头上做到把影响公众健康的不利因素降到最低，建立健康城市长效机制。

健康城市建设部门工作指南的开发根据《"健康杭州2030"规划纲要》和《杭州市建设健康城市十三五规划》的要求，以把健康融入所有政策，全方位、全周期保障人民健康，大幅提高健康水平，显著改善以健康公平为原则，梳理政府各有关部门的职责，分解健康杭州建设任务，利用协同理论整体探讨部门协同管理配合机制，制定与健康杭州工作相关政府部门的责任清单和职责边界，形成具有可操作性的工作指南，以期进一步整合资源力量，增强部门协作能力，充分体现杭州健康优先的城市发展战略。

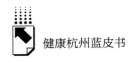

二 公共政策健康影响评价框架

第八届世界卫生组织全球健康促进大会主题为"将健康融入所有政策"。将健康融入所有政策是要求跨部门的公共政策能够系统地考虑决策对健康的影响，追求协同效应，避免有害健康的影响，以改善人口健康和卫生公平。将健康融入所有政策建立在健康相关的权利和义务的基础上，需改进决策制定者对于各级决策的健康影响的责任制度，强调公共政策对健康决定因素和卫生系统功能的影响，以及对公平性的关注。习近平总书记在2016年8月19~20日的全国卫生与健康大会上作的《把人民健康放在优先发展战略地位，努力全方位全周期保障人民健康》重要讲话中指出，"良好的生态环境是人类生存与健康的基础。要按照绿色发展理念，实行最严格的生态环境保护制度，建立健全环境与健康监测、调查、风险评估制度，重点抓好空气、土壤、水污染的防治，加快推进国土绿化，切实解决影响人民群众健康的突出环境问题。要全面建立健康影响评价评估制度，系统评估各项经济社会发展规划和政策、重大工程项目对健康的影响。要完善人口健康信息服务体系建设，推进健康医疗大数据应用"。同年，11月21日，全球100多个城市的市长就协同推进健康与城市可持续发展达成《健康城市上海共识》（以下简称《上海共识》）。《上海共识》承诺实现良好的健康治理，致力于在城市治理的所有领域中优先考虑与健康相关的政策，并评估所有政策对健康的影响。与会市长承诺遵守健康城市治理五大原则：将健康作为所有政策优先考虑，改善社会、经济、环境等所有健康决定因素，促进社区积极参与，推动卫生和社会服务公平化，开展城市生活、疾病负担和健康决定因素的监测与评估。国家卫生计生委在《关于印发"十三五"全国健康促进与教育工作规划的通知》（国卫宣传发〔2017〕2号）中提出推动落实"把健康融入所有政策"。进一步加大宣传力度，推动"把健康融入所有政策"落到实处。开展高层倡导，推动将促进健康的理念融入公共政策制定实施的全过程，积极支持各部门建立和实施健康影响评价评估制度，系统评估各项经济社会发展规划和政策对健康的影响。到"十三五"末期，实现健康影响评价评估制度以省为单位全覆盖。

建立健康影响评价评估制度，系统评估各项经济社会发展规划和政策、重大工程对健康的影响，这是协调经济社会发展与居民健康之间关系的一种制度安排。

（一）健康影响评价定义

健康影响评价于 1999 年被世界卫生组织定义为：程序、方法和工具的组合，系统地判断一项政策、计划、方案或项目对人类健康潜在的、有时是无意的影响，以及人群中这些影响的分布情况，以减少健康不平等和改善卫生的公平[①]。健康影响评价的主要焦点是人类健康，但因其广泛地涉及经济、社会、环境等领域，而这些领域大多是由卫生部门以外的部门管理的，因此有效的健康影响评价需要强有力的跨部门协作。在过去的二十年中，健康影响评价应用在全球范围内迅速扩展，它被世界卫生组织、世界银行和非洲统一组织等多个国际组织积极推广。

健康影响评价的主要目标是确保将健康影响因素考虑到有关发展的规划和决策过程的早期阶段。其目的是强调对社区当前和未来健康的潜在危害和收益，并为更好的健康结果提供建议。未能识别、评估和管理这些影响可能导致较差的卫生结果，错失改善健康的机会。

（二）健康决定因素

保持人们良好状态的因素往往不在卫生部门的直接影响范围之内，而是由一系列影响因素决定的，这些影响因素通常被称为健康决定因素。健康影响评价通过分解健康决定因素，分析政策、计划、方案或项目在这些因素上的影响，以达到影响和优化政策、计划、方案或项目的目的，并将健康保护和促进有效地融入其中。健康决定因素是多种多样的，包括生物因素、个人/家庭情境、社会环境、物理环境、公共服务和公共政策等[②]（见表1）。

[①] World Health Organ, 2004, Health impact assessment（HIA），http：//www. who. int/hia/en/.

[②] R Quigley, L Den Broeder, P Furu, etc., Health Impact Assessment International Best Practice Principles ［J］, International Association for Impact Assessment, 2006,（05）：1 –4.

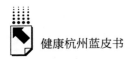

表 1　健康决定因素一览

健康影响因素的类别	健康决定因素
生物因素	年龄、性别、遗传因素
个人/家庭情境	家庭结构、教育、职业、失业、收入、冒险行为、饮食、吸烟、酗酒、滥用药物、运动、闲暇时间、出行工具(自行车/汽车)
社会环境	文化、同辈压力、歧视、社会支持(友好的邻居,社会团体或感觉被孤立)、社区、宗教
物理环境	空气、水、住房条件、工作条件、噪音、景观、公共安全、市政规划、商店(地点/范围)、通信(公路/铁路)、土地利用、废物处理、能源、地方环境特征
公共服务	医疗卫生服务机构、儿童保健、社会服务、住房/休闲/就业/社会保障服务的数量和质量、公共交通、公共安全、志愿者和社区服务机构与服务
公共政策	经济/社会/环境/健康趋势、地方/国家优先事项、政策和方案

另一种表达健康决定因素的方法是考虑人们生活的环境，例如，个人健康的生活方式和行为、住房、交通、工作、教育、文化和自然环境（见图1）。

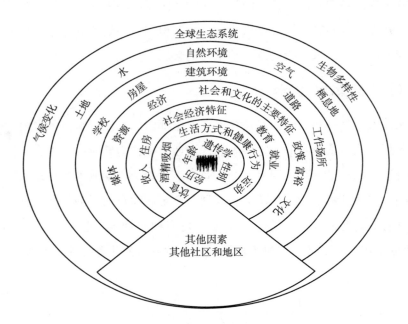

图 1　健康决定因素

健康影响评价关注的是可以被改变的健康决定因素，并在人群层面上保护或促进健康。年龄、性别和遗传等个性特征是重要的健康决定因素，但它们无法改变，因此不是健康影响评价关注的内容。图2提供了不同类型的可改变的健康决定因素的分析框架。

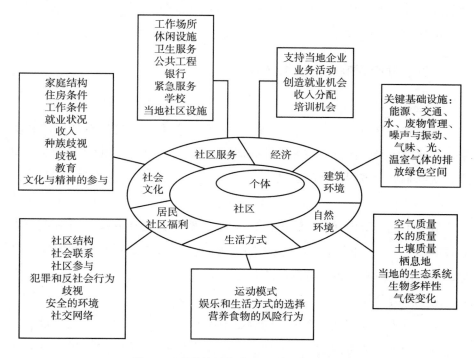

图2　可改变的健康决定因素的分析框架

（三）健康影响评价类型

健康影响评价按时序可分为预期性健康影响评价、回顾性健康影响评价和即时性健康影响评价，分别对尚未实施、已实施和正在实施的政策、计划、方案或项目进行评价①。根据应用的层面和范围等情况的差异，健康影响评价又展现出不同的模式，常见的包括桌面/微型健康影响评价、标准/中级健康

---

① 李潇：《健康影响评价与城市规划》，《城市问题》2014年第5期，第15~21页。

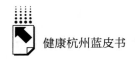

影响评价、全面健康影响评价、快速健康影响评价、联合健康影响评价。快速健康影响评价对健康影响进行初步而又简短的评估，中级健康影响评价和全面健康影响评价较为详细。中级健康影响评价要求在合理的时间段里，对现有的证据和已完成的类似政策的健康影响评价进行回顾，并收集新的证据，由焦点小组对利益相关者意见进行记录。全面健康影响评价则更为严格，需要进行几个月的现场调查，进行大量的文献检索，并详细研究每种健康的影响。

（四）健康影响评价的指导原则

1. 民主

人们有权参与影响其生活的政策、计划、方案或项目提案的制定和实施，因此健康影响评价应该涉及并邀请公众参与，了解公众的利益诉求和期望，从而影响政策制定者的决策。

2. 公平

减少不同人群内部和之间的健康决定因素和/或健康状况的可避免差异导致的不公平。应特别注意健康影响的分布和容易受到不利影响的弱势群体，并考虑受影响人群的健康改善策略。

3. 可持续发展

可持续发展原则强调发展既能满足当代人的需要，又不对后代人满足其需要的能力构成危害的发展。需要短期和长期考虑潜在的健康影响，并对其管理提出建议措施。

4. 公正地使用证据

健康影响评价要求公开透明和严谨地综合解释证据，应该利用不同学科的证据和方法，重视各个相关的证据。在坚持这个指导原则的过程中，健康影响评价应该公正地使用证据来判断影响和提供建议，不应该一开始就支持或驳斥任何建议。

5. 全面的健康方法

身体、心理和社会适应是由各方面社会因素所决定的，因此健康影响评价应该由更广泛的健康决定因素来指导。

（五）健康影响评价过程中的参与者

健康影响评价是一个共同协商和协作的过程，因此识别健康影响评价过程中不同参与者以及各自的责任具有重要意义。倡导者、公共卫生机构、决策机构、其他利益相关者和社区都可能会受到提案实施的影响。这些主要参与者的作用和责任应在健康影响评价的早期就建立起来了。

1. 倡导者

倡导者是建议进行审批的人、团体或组织。倡导者有责任确保在相关管辖范围内的影响评估过程中的要求得到满足。这些要求包括：确定需要评价的政策、计划、方案或项目；提供所有必要的细节；规定提交文件的时间框架；确保有资格和有经验的健康影响评价技术用于评价；承担相关的成本和责任；提供关于提案的公开信息；早期识别并与社区和其他利益相关者进行接触。倡导者应与当地规划部门/地方卫生行政部门联系，以便进一步处理意见。同时，应鼓励倡导者就健康影响的范围、评估风险和潜在的管理办法与卫生行政部门和其他利益相关者或相关行政部门进行协商。

2. 公共卫生机构

公共卫生机构应积极采取多条途径促进健康影响评价的发展，具体途径包括：检查健康影响评价过程的合理性、方法的适宜性、涉及的健康问题的全面性以及对健康影响评价的总体反馈；协助确定相关健康和人口数据的潜在来源；在适当的时候审查社区沟通和参与策略；审查确定评价范围草案；就公众咨询提出的问题，向倡导者和社区提供意见；向决策机构就发展的潜在健康影响提出建议；参与和所有的利益相关者的协作/协商；酌情参与健康监测和评估工作。

3. 决策机构

决策机构是指做出决定或向政府提供建议的机构。其职责包括鼓励倡导者在评价过程中的适当阶段与公共卫生部门联系；将需要评估的开发应用程序提交给相关行政部门；向卫生行政部门提供与公共卫生有关的监测和评价结果；在健康影响评价过程中向卫生行政部门提供反馈；根据需要与卫生行

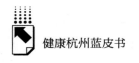

政部门和其他利益相关者保持联系；考虑向社区提供援助以获取相关专业知识和信息的可能。

4. 其他利益相关者

其他利益相关者是对提案感兴趣的个人、团体或组织，但不直接参与健康影响评价。他们可以提供与提案或社区相关的信息。他们了解在提案中包含健康的基本原理，并对项目活动进行审查；向倡导者、卫生行政部门、决策机构和社区提供细节，以满足他们对提案的要求；与社区合作来考虑和关注健康影响问题等。

（六）健康影响评价的过程

健康影响评价作为一种新兴的分析工具，评价政策、计划、方案或项目对健康积极和消极的影响。通过建议提高公共政策决策的质量，以提高预期的积极健康影响，并将负面影响降到最低。健康影响评价的过程包括筛选政策、计划、方案或项目、确定关键影响的范围、分析人口与环境现状、评价健康的"风险—收益"、管理已确定的健康影响、批准和执行建议、监测项目情况和健康结果、评价健康影响评价的过程和取得的健康结果。在整个评价的过程中需要政策、计划、方案或项目涉及的社区和利益相关者的参与。具体过程见图3。

1. 筛选政策、计划、方案或项目的评估

为了最有效地利用现有的专家资源，有必要对所从事的工作进行选择。筛选是选择政策、计划、方案或对项目进行健康影响评价的程序。筛选确保资源（资金、工作人员和组织时间）能够适当地达到最大的效果。并非每一个提案都需要进行评价。如果政策、计划、方案或项目对健康的影响是可以忽略不计，或者是众所周知并易于控制的措施，而这些措施都很容易理解和应用，因此不需要具体的调查或分析。

具体的可以从经济、结果、流行病三个方面进行筛查。

（1）经济层面

包括项目的大小和对人口的影响以及项目、方案或政策的成本和成本构成。

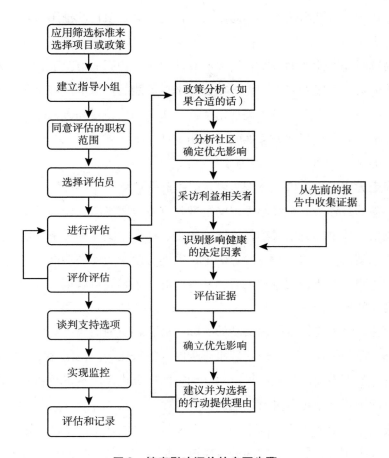

图3 健康影响评价的主要步骤

（2）结果层面

包括粗略估计该政策、计划方案和项目潜在的健康影响，对社区造成破坏的可能性和程度，以及是否存在潜在的累积影响。

（3）流行病学层面

包括健康影响风险程度、潜在健康影响的可能频率（发病率/流行率）、潜在健康影响的严重性和任何可能的健康服务影响的大小。

可以通过一个简单的矩阵来描述专家和社区对概率（即风险）、频率和影响的严重程度的认知。当专家和社区对概率（即风险）、频率和影响的严

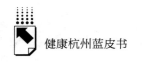

重程度认知一致性高的时候，此政策、计划方案和项目的健康影响评价的需求就越大。

筛选时需要注意的策略：①在所有其他条件相同的情况下，政策的筛选优先于方案，方案的筛选优先于项目；②在可能的情况下，健康影响评价应具有前瞻性；③需要回顾相关规划条例；④明确该项目和方案是否需要环境影响评估；⑤分析与地方其他政策的相关性。

2. 确定健康影响评价的范围

确定健康影响评价的范围是确定哪些问题应该作为健康影响评价的一部分来处理的过程。一个精心界定的范围是有效健康影响评价的关键。其首先确定政策、计划、方案或项目可能对生物、社会、文化和经济环境产生的潜在影响。其次，从这些潜在的影响中，识别对健康改变的功能。另外，确定范围的过程中需要与利益相关者和社区协商，了解其对政策、计划、方案或项目提议的关注内容。

评估的水平应符合拟议活动的实际或潜在影响的性质、规模和意义。范围和细节应与拟议发展的潜在健康影响的规模成比例。范围界定应该只确定那些具有显著潜力的影响。可以对已确定的所有决定因素进行初步的风险评估，以确定对健康影响进行评估的优先次序。

应设立一个多学科指导小组，以明确健康影响评价的功能范围，在评价过程中提供建议和支持。它的成员应该包括健康影响评价的技术专家，该政策、计划、方案或项目执行人员和评价人员，该政策、计划、方案或项目的倡导者以及受影响的社区和利益相关者。多学科指导小组可以确定应该考虑的关键问题、可能受到影响的人群、评估中使用的方法以及技术专家和利益相关者的磋商和协作范围。

具体范围内容包括：

①设计——如目的、目标、方法——包括健康影响评价内容的定义；

②健康影响评价的深度——例如基于桌面、快速、全面；

③健康影响评价的类型——例如前瞻性、即时性或回顾性；

④健康影响评价的持续时间；

⑤成本和其他资源；

⑥资金来源；

⑦人口群体——例如定义的人群/亚群可能受到的影响最大；

⑧研究的地理界限。这些可以由相关的位置来定义人口群体；

⑨时间边界，即项目开始后的时间估计哪些潜在影响；

⑩产出——例如报告、网站、期刊论文、时事通讯、视频；

⑪透明度/保密性安排；

⑫评估（相对于专家）证据和知识；

⑬监测和评估安排。

3. 分析人口与环境现状

人口与环境现状分析应提供关于人口结构、社会经济和健康状况的代表性数据以及可能需要特别关注的群体。还需要对涉及的自然环境进行简要介绍。人口与环境现状分析为政策、计划、方案或项目实施提供了基线数据，以便对未来的情况进行比较和评估。

需要收集的资料包括：

①人口特征，例如：身高、年龄和性别；密度和分布；民族；文化交流的身份和实践；社会经济地位。

②预测人口在政策、计划、方案或项目实施期间发生变化。

a. 易受伤害或处境不利的群体或地区，如老年人护理设施、学校、幼儿中心、医院及其他敏感活动等；

b. 潜在受影响人群的健康状况，如发病率和死亡率数据；

c. 经济因素，包括收入来源、类型和就业率、生活成本、住房问题；

d. 文化因素；

e. 健康行为指标，如身体活动、营养、使用有害物质（酒精、烟草、药物）；

f. 人口的环境条件。

③空气、水、土壤质量和使用变化的影响。

④道路、电力、水、交通等基础设施。

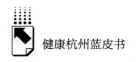

⑤房屋的质量、数量和成本。

⑥卫生服务的能力，如医院或诊所。

⑦社区服务，如警察救护车、消防及其他紧急服务、康乐服务、公共休憩用地。

⑧气候变化引起的变化。

4. 评价健康的"风险—收益"

评价健康的"风险—收益"是在确定健康影响评价的范围的基础上进行的，其目的是确定积极或消极健康影响的相对重要性。其评价结果提供的信息包括：①评价影响健康的因素的风险或收益水平；②识别、确定和响应评价参与者的需求；③建立可测量提案的基准；④提供改进建议的依据；⑤为决策者提供健康管理行动的相关信息。

评价通常采用定性和定量的方法和数据的结合。定量的方法应用于建立剂量——应答（或暴露——应答）关系以及当前和未来暴露的适应证与健康结果相关的标准建立。健康影响的定量评价被广泛应用，包括环境空气、噪音和化学污染以及与交通有关的健康影响。

定性方法可以用来评价潜在的影响。许多健康状况的评价，尤其是具有一系列复杂因素如心理健康和慢性病，往往需要运用定性方法或定性定量相结合的方法。定性方法也适合于社区和利益相关者协商和参与健康影响评价的过程。其具体可以应用于：①专家咨询，比如，德尔菲法或风险研讨会；②利益相关者分析，通过问卷、调查、焦点小组、工作组、访谈等方式了解社区和其他利益相关者的观点和看法；③建模方法，包括投入产出分析和计量经济学技术；④回顾相关文献，特别是关于类似相关政策和地区发展的资料。

（1）健康风险评价

健康风险是在特定的条件和特定的时间范围内，评估特定人群或生态系统健康受到化学、物理、微生物或心理社会有害因子影响的风险。

健康风险评价可能是定量评价、定性评价或者定量定性相结合。如果数据和证据是明确的，一些危险，如化学品和噪音，可能会受到剂量—反应评价其他的危害可能有更间接的或复杂的途径，以避免建立剂量反应关系。在这些情况下，可以考虑暴露与健康反应或结果之间的关系。

（2）健康收益评价

人们常常会从一系列社会经济决定因素的改变中受益。这些因素和健康之间的关系的复杂性通常需要定性方法。改善健康的环境决定因素也能带来健康收益，例如，提高供水质量和可靠性、新建或改善基础设施。增加培训和就业机会可以改善部分人群的健康。可以通过企业加强和支持所在地区发展的活动对相关健康收益加以评价。

5. 管理已确定的健康影响

此步骤指的是为了减少健康影响因素负面影响或加强健康影响因素正面影响所采取的管理措施。与利益相关者的沟通是管理过程的一个重要组成部分，在此过程中，应该对公众进行宣传并给予其参与评价的机会。与关键利益相关者的合作可以改进健康影响评价的实施情况。

6. 决策

政府的提案是否能够继续被采用通常是各个相关部门协商后做出的决定。评价的建议和意见由多学科指导小组提供。卫生行政部门或其他相关政府部门可根据地区行政体制，向其决策部门提出建议。建议可以是修改提案、考虑备选方案和对其实施附加条件等。

地方政府根据指导小组提供的资料做出决定，进行价值判断、考虑费用的可承受性和合理性。决策还必须考虑到在协商过程中确定的社区问题，通过社区协商程序来确定备选方案。

决策者的最终判断往往需要全面考虑政策实施的连贯性、可行性，需要政府各个相关部门共同协商决定。值得注意的是，影响评估的决策能力通常不取决于卫生行政部门。然而，卫生行政部门在评估健康影响和做出决策的过程中应起到沟通连接的作用，其基本的目标是确保健康影响的评价作为整个影响评价过程的一部分，并在决策过程中加以适当考虑。

7. 监测

监测用以提供有关评价活动进展情况的资料，以及明确这些活动的目标

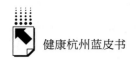

是否正在实现。对于任何已经经过理论证明能够成功的项目来说，重要的是对项目实施的条件及过程中产生的积极或消极影响进行适当的监测。即健康影响评价需要进行两种类型的监测：一是监测项目实施的条件，这一过程常常在项目建设期间和运作阶段进行；二是根据需要监测开发过程中和（或）开发后的健康影响。

需要监测的指标应在前期进行概述，明确被监测的内容达到某个预先确定的标准，将采取什么行动。

监测的关键步骤包括：①确定需要监测的参数，并确定这些参数与健康影响之间的相关性；②制定监测协议；③确保进行监测；④定期监测并评估结果；⑤根据监测结果做出相应调整；⑥回顾监测程序，确定是否继续监测。

（1）注意事项

监测应由倡导者进行，过程应公开、高效，结果向相关政府部门报告，并根据监测结果向当地居民提供建议。社区应尽可能多地参与监测，包括规划、抽样、分析和解释。

进行监测的个人和组织应该有足够的专业知识和技术，并能够独立执行而不受限制。决策机构应对监测工作进行监督。如果项目的开展有可能对健康产生重大影响，公共卫生机构应该直接参与监测，作为监测委员会的一员，只有当监测者有权力并能够根据结果采取行动以保护健康时，监测才能发挥作用。

定期对监测程序进行回顾，可能需要对监测方案进行调整使其更为合理，调整后应保持前后的监测数据的可比性。

监测计划应符合以下准则：成本合理；技术可靠；科学有效，灵敏度高，专一性强；容易解释；为人群健康提供保障；及时提供问题的反馈。

（2）监测健康影响

对健康影响的指标进行监测，而非直接衡量对健康的影响，往往更加便捷、经济、有效。在人群层面，对健康的影响往往难以评估，发病率、患病率可能与环境变化无关，其结果的产生也会有时间的滞后，而且在后果产生后再采取行动意义不大。

（3）监测卫生指标

监测卫生指标通常仅限于大型开发项目，应该考虑如下事项：①潜在的影响可能是重大的；②潜在受影响的人口规模足够大，可以为概率提供合理的可信区间；③与该区域相关的数据可以很容易地进行编译和获取；④很少或没有其他方法能够间接监测潜在健康影响；⑤社区需要保证其健康不会受到影响，且监测方法适当。

确认社区卫生状况的变化需要了解被评估人群的健康情况，特别是基线健康状况数据。缺乏基线健康状况数据会降低监测的价值。受年龄或性别影响的患病率最好与参考人口进行标准化。

8. 评价

这一步骤需要对健康影响评价的过程进行评价，包括社区参与过程、健康结果以及该过程达到促进公共卫生事业发展的程度，需要通过建立机制来证明对政府和社区的评价结果。

评价有两种类型：一是评价整个过程的效率，这需要对开展健康影响评价的过程进行评价，以确保在整个评价过程中适当考虑到健康问题。也可在实施过程中，每隔一段时间回顾其使用过程的有效性；二是评价健康结果和健康影响评价过程对改善健康结果的有效性，这需要根据监测结果评价实际的健康影响是积极影响还是消极影响，以评价该过程是否有效地维持或改善了社区的健康状况。

9. 对健康影响评价过程的总结

健康影响评价过程的总结详见表2。

表2　健康影响评价过程的总结

社区和利益相关者参与

与关键利益相关者和潜在受影响社区的协商与合作是健康影响评价的一个重要组成部分，应尽早开始，并贯穿始终，主要包括：

·建立社区和利益相关者参与计划

·关键社区和其他利益相关者的识别

·建立合作机制，纳入有关的卫生部门代表

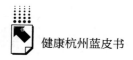
步骤1：筛选
该提案是否需要进行健康影响评价？

步骤2：范围界定
·健康影响评价的计划和时间安排是什么？
·关键的健康决定因素和其他需要考虑的问题是什么？
·潜在受影响人群的特征是什么？
·应该使用什么方法和证据？
·需要谁参与？

步骤3：分析
·受影响人群及其所处环境状况如何？
·潜在受影响人群的人口特征和健康状况如何？
·如何识别弱势群体？
·什么环境条件和服务可能对健康结果产生影响？

步骤4：评估
·潜在健康风险和收益水平的相对重要性是什么？
·在界定的范围内确定健康决定因素的证据是什么？
·暴露途径是什么？
·如何评估对健康的积极影响？
·如何评估对健康的消极影响？
·谁会受到影响？
·是否有可能产生意想不到的后果？

步骤5：管理
·风险可以避免还是最小化？
·是否有更好的选择？
·如何调和对成本和效益的不同看法？
·是否已经确定并解决了问题？
·对未来健康风险的预测是否足够可行？

步骤6：决策
·评价是否为决策提供了充分、有效和可靠的信息？
·哪些信息需要向决策者提供？
·是否存在需要解决的冲突？
·是否需要建立条件，以及如何实施？
·需要建立什么样的监测过程，以及由谁来负责这些工作？
·相关的卫生部门是否对报告进行了评估？

步骤7：监测
· 项目是否符合条件？
· 在建议实施过程中是否有需要监测的健康影响？

步骤8：评估
· 健康影响评价过程是否合适？
· 健康影响评价过程如何达到保护环境和健康的目的？

三 制定健康城市建设部门指南的探索

（一）理论研究基础

随着社会发展阶段不断地推进，人们对健康的认识也从原来感性的、单一的认识，提升到了更为全面的理性认识，进一步完善了对如何维护和促进健康的认知。在过往的认识阶段，人们将传统的卫生保健服务，定为人类健康的决定性因素，例如，医院和医护人员。1970年开始，人们才逐渐不再单一地看待健康的影响因素，而开始更有广度和深度的分析影响健康的种种决定因素。标志性的事件，是加拿大政府在1974年发布了全新的报告——《加拿大人健康的新展望》，即LaLonde的报告，该报告阐述了"健康"的概念及种种不同的健康决定因素。人群健康的决定性因素是行为生活方式、环境因素、生物因素和卫生服务系统。人们开始发现，在维护和促进人群健康的作用上，改变生活方式和环境（社会方面和物理方面）能起到更大的作用，而非对现有的卫生保健系统投入更大资金。LaLonde的报告引起了人们的广泛关注，卫生策略的重点逐渐转移到初级预防保健和健康教育，突出强调个体水平的行为改变是有效的干预策略来维护和促进健康，例如，对人群展开生活方式的干预、个体行为的干预等项目。在该时期，此模式尚未包括影响人们生活方式倾向的社会、经济和政治环境因素，从而也被认为是"责备病人"的干预模式。[①] 然而，人类健康的社会影响因素是非常复杂的，

---

① 黄敬亨、刑育健：《健康教育学》（第5版），复旦大学出版社，2011。

同时也是多方面、多层次的相互作用,它涉及人们生活和工作环境以及人们的生活方式,涉及与健康相关的经济、政治、社会政策和法规。国外研究表明,即使在发达富裕国家,低收入人群的健康指标普遍低于高收入人群,更易患病和降低期望寿命。人类健康受社会环境的综合影响越发明显,人们越来越多地认识到健康的社会决定因素与人类健康的关系。健康影响因素的特点是具有层次性和隐匿性,这意味着健康城市的效果不可能一蹴而就。城市居民的体质健康(生病)问题,是比较直观的。想要更好地对城市健康问题进行更为全面的分析,必须努力探究位于健康冰山水平面下方的各种社会经济动因。因为这些因素不仅藏匿更深,而且无法被个人掌控,它们决定着人们的生活方式和个人选择,进而从根本上决定着城市整体健康水平的优劣。健康影响因素众多,而健康影响因素相互之间的作用机制也十分复杂。健康的影响因素如同一座冰山,有些处于外部,属于显性因素;更多的影响要素则处于内部,属于隐性因素。其中,第一层次在水平面以上,主要是指那些看得见的作用因素,例如,意志消沉、精神沮丧、工作与生活压力等,这些因素能够很容易地进行识别。现代人生活节奏过快,竞争压力日渐增大,物价水平日趋增高,生活又不规律,未成年人和成年人都面临各自的压力,未成年人(儿童和青少年)需要面对学业和就业压力,成年人需要面对生活、工作、交通和住房等多方面压力,以及社会贫富差距日益扩大而引发的心理不平衡问题。由此导致的睡眠障碍、抑郁、强迫、焦虑等心因性疾患近年来也不断增多。研究表明,人的心理稳定性与人体的抗病、防病能力有密切的关联。例如,人体的免疫力降低,影响因素众多,其中精神压力、紧张的心情或长期抑郁均为重要因素,从而较容易引起精神不振、记忆力衰退、失眠多梦等亚健康现象,易感染各种传染病,从而增高了各种慢性病的发病率。第二层次位于水平面以下,但是紧邻水平面。主要包括一些与疾病和健康密切相关的因素,诸如生活方式、行为习惯等,这些因素也能够很容易地进行识别,表现为抽烟、酗酒、饮食习惯、休闲娱乐以及体质和精神方面的健康状况,可以将其称之为健康的直接影响因素。然而紧张的生活和工作节奏、较低的健康意识以及狭窄的空间导致体力活动减少(人们没有时

间、空间去锻炼身体），高速增长的私家车（杭州市 2017 年私人汽车
199.85 万辆，增长 9.4%）导致了体力活动的不足和空气污染。再往下，远
离水平面，就到达了第三层次。主要侧重心理、社会、文化、政治、经济、
信念等方面的因素，可以将其称之为健康的间接影响因素。该层次的影响因
素较为微妙，令人难以捉摸，往往被人忽略。但它们之间相互作用的机制更
加复杂，其综合效益有可能在不知不觉中逐渐强化，进而对健康产生相当深
远的影响。因此，这一层面的影响更不容小觑。政府部门的工作职责和公共
政策能对第三层次的因素，产生较大影响。合理的公共政策制定以及规划能
够极大影响第三层次的因素，通过第二层次以及第一层次的相互作用，改善
人的健康水平，做到健康促进。①

（二）制定原则②

1. 健康公平性

当注重于持续差距的起因时，就可以处理健康公平性。需要特别注意脆
弱人群。

2. 健康保护

预防疾病和促进健康是政府的关键性责任。立法、规则和条例是保护人
民免于社会、经济和环境方面健康威胁的重要工具。

3. 良好施政

公认的良好施政原则包括：以国家和国际法律授予的权利和义务为基础
的合法性；政府对本国人民负责；有更广泛的社会参与制定和实施政府的政
策和规划。

4. 可持续性发展观

必须确保旨在满足当前几代人需求的政策不会影响今后各代人的需求。

5. 合作

健康保护和促进以及健康公平性需要有合作，而且在许多情况下需要政

---

① 马祖琦：《健康城市与城市健康》，东南大学出版社，2015。
② 《WHO，促进社会和经济发展：为增进健康和健康公平采取跨部门可持续行动》，2015。

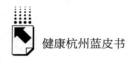
府不同的部门和层面、非国家行动者和社区的联合行动。

6. 保障公共卫生利益

为了保障这种利益，需要避免任何形式的利益冲突（无论是真实的、可见的或潜在的）造成的不当影响。

（三）健康城市建设部门重点工作领域的确定

制定健康城市建设部门指南首先是对健康城市建设部门重点工作领域进行确定，核心是分析部门工作职责与健康社会决定因素的关联，找出部门工作的重点领域（见图4）。第一步工作，是对部门工作职责进行流程分析，按照计划、组织、领导和控制概括出健康城市建设部门的工作职责。第二，分解健康社会决定因素，主要包括社会经济文化环境、社会结构因素、社会和社会影响、个人和行为生活方式，明确部门工作会在哪个层次通过哪些影响因素直接或间接的影响到人的健康。第三，在结合相关政策、法律法规、健康领域的规划文件等，初步确定健康城市建设部门的重点工作领域。第四，在初步提炼出"健康城市建设部门重点工作领域表"的基础上，进行专家咨询，结合理论与实际，改进内容。经过梳理，涉及健康杭州建设部门49个，通过理论分析与研讨，分解"健康杭州工作要素"与健康社会决定因素，厘清彼此之间的对应关系（见图5），概括出健康城市建设部门职能（见表3），界定健康城市建设部门重点工作领域（见表4）。

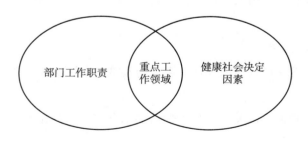

图4 健康城市建设部门重点工作领域

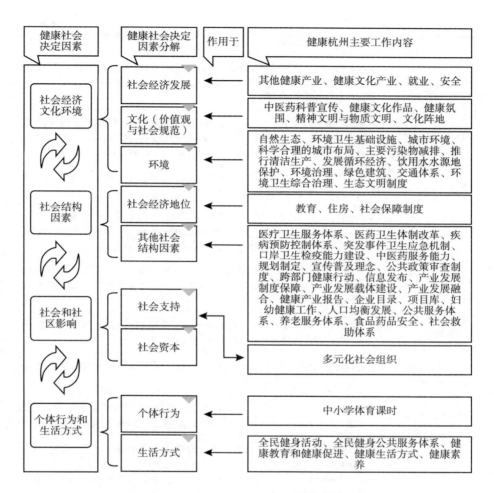

图5 "健康杭州工作要素"与健康社会决定因素分解表的匹配

表3 健康城市建设部门职能分析

部门	概括
(1)市环保局	环境保护与治理的计划制定,组织环境影响评估,指导环保技术、环保课题、环保城市和环境信息,控制环境污染
(2)市建委	城乡建设,风景区和历史名镇名村的计划制定,组织开展住宅、危房和城中村工作,指导和协调公共基础设施建设、村镇建设、建筑企业和园林绿化企业,推进建筑领域科技进步

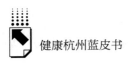
续表

部门	概括
(3)市城管委	城市管理的计划,如基础设施、停车资源和公共自行车点灯,组织开展基础设施维护,指导和协调城市管理,包括环境卫生、垃圾分类和节约用水等,指导自然灾害管理
(4)市发改委	国民经济和社会发展的计划制定,组织开展土地、经济体制、社会保障、产业发展、生态保护、交通、服务业、农产品等一系列社会经济发展,指导和协调社会经济发展,开展城乡一体化,长三角合作,金融改革,科技成果产业化
(5)市规划局	城乡规划和测绘与地理信息工作的计划制定,组织开展社会经济发展,指导城乡规划,协调历史文化地区、建设工程
(6)市经信委	经济运行、工业和信息化,工业结构的计划制定,组织开展信息化和工业化(包括国防),指导协调产业的转型升级、创新、能源利用和淘汰等,协调药品生产和储备,提供工业和信息化服务,保障工业和信息化经济运行
(7)市国土资源局	土地、矿产等自然资源的计划制定,组织开展经济运行与形势分析,统筹城乡,指导耕地保护,自然资源开发与保护,指导地质灾害预防,推进国土资源科技进步,开展对外交流
(8)市农办	农村建设发展与改革的计划制定,组织开展农村生态保护,指导农村经济、教育、能源利用、科研和产业发展等,促进农村的经济与社会发展
(9)市财政局、杭州市地方税务局	宏观经济、财政预算等的计划制定,组织政府预算,指导协调收入开支,控制好采购、预算、负债和土地开发资金
(10)市园文局	园林绿化、文物工作,西湖文化、建设、公共事务与经济发展等,组织参与旧城改造,指导协调西湖的建设、保护、财政和文化等,指导历史文化名城建设
(11)市林水局	林业、水利、生态建设、水资源、水利工程建设、农村林业等的计划制定,组织开展相关的使用与保护,推动水利科技进步,指导协调森林资源、湿地、野生动物、防汛防台抗旱、水利设施、水政执法、农村水利,林业、水利及其生态建设科技、教育等
(12)市交通局	交通运输的计划制定,指导协调综合运输体系,如:交通运输市场、道路和水路交通运输、城市地铁和轨道交通运营、交通建设投资(公路、水路和港口)和交通运输行业安全生产,推动交通运输行业科技进步,推动交通信息化、组织开展交通的节能减排与对外交流等
(13)市农业局	农业发展和生态建设的计划制定,组织开展农业行政,保障农产品安全,推进农业现代化,保护耕地质量和农业生态
(14)市卫计委	卫生和计划生育、公共卫生的计划制定,组织开展相关工作,开展食品安全监测,指导协调医疗机构、医疗服务行业、公立医院改革,协调人才建设,开展对外交流,指导协调中医药发展

部门	概括
(15)市城建投资集团公司	杭州重大城建项目的建设、城市基础设施的投融资、市政公用设施的运营,城市居民出行保障、城市居民用水及城市污水处理保障、城市居民能源(天然气)保障、城市垃圾处置保障、城市道路(桥隧)养护保障
(16)市民政局	民政、社会工作、社会救助、社会福利事业的计划制定并组织开展,指导协调烈士、离退休干部、救灾工作、农村敬老院、基层自治、婚姻等
(17)市人社局	人力资源和社会保障的计划制定并组织开展,指导协调就业创业、社会保障、人事制度改革、专业技术人员队伍、引进人才、军队专业等,稳定城市的劳动关系
(18)市安全监管局	安全生产综合监督的计划制定,组织开展安全生产相关的产业政策、资金投入、科技发展等,指导协调安全生产重大问题、工矿商贸行业、矿山企业和危险化学品、职业卫生、安全生产检测检验、安全生产宣传教育,确保建设项目的安全设施等
(19)市住保房管局	住房保障、住房制度改革、房产管理的计划制定并组织开展,指导协调保障性住房、住房制度改革、房产市场调控和房产经营、房屋产权产籍等、物业、房屋征收、补偿、历史文化街区和建筑等
(20)市公安局	公安工作、国内和社会治安的计划制定并组织开展,指导和协调社会治安秩序、消防、水上治安、道路治安、保卫、网络安全、禁毒和缉毒等
(21)市统计局	统计工作的计划制定,组织开展国民经济核算体系、统计指标体系、普查、农村统计、工业抽样、低收入调查等,指导协调国民经济、社会发展和科技进步统计、基本统计资料、社情民意调查
(22)市市场监管局	工商行政、食品药品的计划制定,指导和协调工商行政、食品药品、规范市场秩序、消费维权、广告、中介、信用体系等
(23)市商务委	贸易、粮食、外商投资和对外经济合作的计划制定并组织开展,指导和协调电子商务、商贸服务、粮食流通业、生活必需品供应、市场运行、流通秩序、进出口、外商投资等
(24)杭州市出入境检验检疫局	计划并组织开展出入境货物、交通运输工具、人员及事项进行检验检疫、管理及认证,并提供官方检验检疫证明,居间公证和鉴定证明等
(25)市教育局	教育事业的计划制定并组织开展,指导和协调教育改革、现代化、学校党建工作、意识形态、教育宣传、招生、教师工作、教育经费、语言文字工作、校园安全等
(26)市残联	残疾人工作与发展的计划制定并组织开展,指导和协调为残疾人创造良好环境和条件,如教育、康复、就业等
(27)市红十字会	计划并组织开展救灾、卫生救护、防病、献血工作、社会救助、青少年身心健康、志愿者、社会福利、募捐等

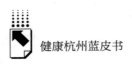
续表

部门	概括
(28)市体育局	体育发展的计划制定并组织开展,指导协调全民健身、体育公共服务、体育竞赛、体育产业、体育彩票、公共体育设施、体育宣传和科研、健身气功等
(29)市科协	计划并组织开展学术交流、宣传科普、尊重人才、推广和咨询、继续教育、国际科技交流等
(30)市关工委	关心下一代,并组织开展革命传统教育,指导如何保护青少年健康成长
(31)市总工会	保障党和政府与职工群众的联系,为职工谋福利
(32)市妇联	团结妇女,投入改革和现代化事业,提升妇女素质,保护妇女利益
(33)团市委	青少年事业发展的计划制定并组织开展,指导青少年思想动态,做好党建工作
(34)市文广新局	文化艺术、广播影视、新闻出版权等的计划制定并组织开展,指导协调创作生存、艺术研究、群众文化艺术、公共文化设施、出版物审读、人才队伍建设、对外合作交流等
(35)市文明办	群众性精神文明建设活动的计划制定,提升公民道德素质,开展精神文明建设工作
(36)市社科院	社会科学规划的制定,组织开展社会科学知识普及、成果应用推广、学术交流,指导学术团体业务等
(37)杭报集团	新闻舆论工作、文化艺术工作、传媒事业与产业发展的计划制定并组织开展,把握舆论导向,促进新媒体与传统媒体融合发展,深化文化体制改革,指导集团思想教育
(38)杭州文广集团	广播电视宣传、文化艺术、产业发展的计划制定并组织开展,指导协调技术应用、安全播放、文化体制改革等
(39)杭州市委党校	组织开展干部队伍建设,对重大理论问题和现实问题进行理论研究,开展公务员培训,开展市统一战线系统干部培训等
(40)市旅委	旅游业的计划制定并组织开展,指导协调旅游业经济运行、旅游安全,旅游资源普查、开发和保护,国内外旅游市场开发,对外交流,行业管理,市场秩序和服务质量等
(41)市科委	科技、知识产权和防震减灾,科技体制改革和科技创新的计划制定并组织开展,指导协调科技创新载体、成果转化推广等
(42)市质监局	质量技术监督的计划制定并组织开展,指导标准化、计量、合格评定、生产领域产品质量监督、特种设备安全监督执法、科学技术等
(43)市经合办	有关区域发展、扩大对内开放的计划制定并组织开展,指导协调国内招商引资、外地来杭投资企业、区域经济合作、杭州都市经济圈发展等
(44)杭州商贸旅游集团	商贸流通、文化旅游、食品生产、公共服务、教育健康和金融投资

续表

部门	概括
（45）市法制办	法制建设、立法工作的计划制定,牵头开展行政协调,组织实施推进全市依法行政工作等
（46）市考评办	综合考评(目标管理、社会评价、领导考评等)的计划制定并组织开展,研究开展过程中的问题并提建议
（47）市编办	行政管理体制、机制改革和机构编制的计划制定并组织开展
（48）市信访局	信访(人民给市委市政府的来信来访)工作的计划制定,组织开展人民建议征集和处理工作等
（49）市司法局	司法行政的计划制定并组织开展,指导协调普法教育、法律法务、司法鉴定、行政系统队伍建设和思想建设等

表4 健康城市建设部门重点工作领域

部门	健康城市建设相关部门工作要素摘要 *	重点工作领域
（1）市环保局	自然生态、环境卫生基础设施、城市环境、科学合理的城市布局、主要污染物减排、推行清洁生产、饮用水水源地保护、环境治理	健康环境
（2）市建委	自然生态、环境卫生基础设施、城市环境、科学合理的城市布局、主要污染物减排、饮用水水源地保护、住房(住房保障)、突发事件应急、环境治理(治气治霾、五水共治)、绿色建筑、健康氛围(健康科普传播平台建设)	健康环境、健康社会、健康文化
（3）市城管委	自然生态、环境卫生基础设施、城市环境、科学合理的城市布局、主要污染物减排、环境治理(减少废水排放、加强污水处理、五水共治)	健康环境
（4）市发改委	健康产业规划、实施方案、发展政策、准入标准和搭建平台等,深化体制机制改革	健康环境、健康社会、健康服务、健康产业、保障支撑
（5）市规划局	自然生态、环境卫生基础设施、城市环境、科学合理的城市布局、主要污染物减排、推行清洁生产、发展循环经济、饮用水水源地保护、环境治理、绿色建筑、交通体系、环境卫生综合治理、医疗服务体系、医药卫生体制改革	健康环境、健康服务、健康文化
（6）市经信委	环境治理、主要污染物减排、推行清洁生产、发展循环经济、突发事件应急、医药及医疗器械、健康管理产业	健康环境、健康社会、健康产业

297

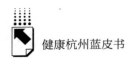

续表

部门	健康城市建设相关部门工作要素摘要 *	重点工作领域
(7)市国土资源局	环境治理(五水共治、土壤污染防治)、自然生态、环境卫生基础设施(城乡污水处理)、城市环境、科学合理的城市布局、饮用水水源地保护	健康环境
(8)市农办	自然生态、环境卫生基础设施、城市环境、科学合理的城市布局、推行清洁生产、环境治理(减少废水排放、加强污染处理、五水共治、土壤污染防治)	健康环境
(9)市财政局、杭州市地方税务局	健康杭州建设财政支持	健康环境、健康社会、健康服务、健康产业、保障支撑
(10)市园文局	自然生态、城市环境、文化遗产	健康环境、健康文化
(11)市林水局	自然环境、环境卫生基础设施(城乡污水处理)、主要污染物减排、推行清洁生产、饮用水水源地保护、环境治理(五水共治)	健康环境
(12)市交通局	城市环境、科学合理的城市布局、主要污染物减排、推行清洁生产、突发事件应急、环境治理(治气治霾、五水共治)、智慧交通体系	健康环境、健康社会
(13)市农业局	自然生态、环境卫生基础设施、主要污染物减排、推行清洁生产、发展循环经济、环境治理	健康环境
(14)市卫计委	环境卫生基础设施(公共厕所)、饮用水水源地保护、医疗服务体系、突发事件应急、社会保障制度(基本养老、基本医疗保险、社会互助)、食品药品安全、产业发展(健康养老建设、中医药养生建设、疗养休、健康管理产业、康复护理产业、医药及医疗器械)、环境治理(五水共治)、健康素养、中医院科普宣传、妇幼健康和计划生育服务工作、人口长期均衡发展、健康教育、健康生活方式	健康环境、健康服务、健康人群、健康文化、健康产业、保障支撑
(15)市城建投资集团公司	自然生态、环境卫生基础设施(城乡污水处理、垃圾无害化处理场)、城市环境、主要污染物减排、推行清洁生产、发展循环经济、饮用水水源地保护、环境治理(治气治霾、减少废水排放、加强污水处理、五水共治)	健康环境
(16)市人社局	医药卫生体制改革(基层卫生人才、医疗保障制度、药品供应保障制度)、就业(就业保障)突发事件应急、社会保障制度	健康社会、健康服务

续表

部门	健康城市建设相关部门工作要素摘要*	重点工作领域
(17)市民政局	突发事件应急、社会保障制度(基本养老、社会互助)、社会救助体系(慈善事业发展)、智慧健康养老建设	健康社会、健康服务
(18)市安全监管局	疾病预防控制体系(职业病防治)、就业(职业健康)、安全(职业安全、安全生产)、突发事件应急	健康社会
(19)市住保房管局	突发事件应急	健康社会、健康文化
(20)市公安局	安全(社会安全保障)、突发事件应急、食品药品安全、交通体系	健康社会
(21)市统计局	健康相关的评价与评估	健康社会、健康产业、保障支撑
(22)市市场监管局	医药卫生体制改革(药品供应保障制度)、突发事件应急、食品药品安全	健康社会、健康产业
(23)市商务委	突发事件应急、食品药品安全	健康社会、健康产业
(24)杭州出入境检验检疫局	突发事件应急、食品药品安全、口岸卫生检疫能力建设	健康社会
(25)市教育局	突发事件应急、重点人群健康服务、教育(基础教育优质均衡)、健康素养、中医院科普宣传、全民健身活动、全民健身公共服务体系、中小学体育课时、健康教育、健康生活方式	健康服务、健康人群、健康文化、健康产业
(26)市残联	社会救助体系(慈善事业发展)、重点人群健康服务	健康服务
(27)市红十字会	社会救助体系(救护、社会培训、AED放置等)	健康服务
(28)市体育局	健康体育产业建设、全民健身活动、全民健身公共服务体系、健康教育(居民应急救护能力)	健康人群、健康产业
(29)市科协	健康文化作品、健康氛围(健康科普传播平台建设)、健康教育、健康生活方式	健康人群、健康文化
(30)市关工委	妇幼健康和计划生育服务工作、健康教育、健康生活方式	健康人群
(31)市总工会	健康素养、中医药科普宣传、健康文化产业、健康文化作品、健康氛围(健康科普传播平台建设)、妇幼健康和计划生育服务工作、全民健身活动、全民健身公共服务体系、健康教育、健康生活方式	健康人群
(32)市妇联	健康素养、中医药科普宣传、健康文化产业、健康文化作品、健康氛围(健康科普传播平台建设)、妇幼健康和计划生育服务工作、全民健身活动、全民健身公共服务体系、健康教育、健康生活方式	健康人群

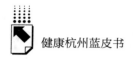

续表

部门	健康城市建设相关部门工作要素摘要*	重点工作领域
(33)团市委	健康素养、中医药科普宣传、健康文化产业、健康文化作品、健康氛围(健康科普传播平台建设)、全民健身活动、全民健身公共服务体系、健康教育、健康生活方式	健康人群、健康文化
(34)市文广新局	健康素养、中医药科普宣传、健康文化作品、健康氛围(健康科普传播平台建设)	健康文化
(35)市宣传部(市文明办)	健康素养、中医药科普宣传、健康文化作品、健康氛围(健康科普传播平台建设)	健康文化
(36)市社科院	健康理念传播、健康社会科学研究	健康文化、健康保障支撑
(37)杭报集团	健康素养、中医药科普宣传、健康文化作品、健康氛围(健康科普传播平台建设)	健康文化
(38)杭州文广集团	健康素养、中医药科普宣传、健康文化作品、健康氛围(健康科普传播平台建设)	健康文化
(39)杭州市委党校	健康理念传播	健康文化
(40)市旅委	健康旅游业、健康产业(疗养休产业)	健康产业
(41)市科委	健康领域科技发展	健康产业
(42)市质监局	健康产业质量监督	健康产业
(43)市投资促进局	引进或扶持具有区域核心竞争力的健康产业	健康产业
(44)杭州商贸旅游集团	发展健康旅游业	健康产业
(45)市法制办	会同市健康办试点运行公共政策健康审查机制	保障支撑
(46)市考评办	"健康入万策"创新机制和公共政策机制、健康影响评价评估制度,考核、监督问责机制	保障支撑
(47)市编办	体制机制改革、健康杭州建设编制设置	保障支撑
(48)市信访局	监督问责	保障支撑
(49)市司法局	考核、监督问责	保障支撑

* 表中体现关键词或句。

四 部门指南范例——健康交通

（一）交通对健康的影响

交通运输行业对健康的影响是多方面的，发展交通系统可能有益健康，也可能增加健康风险。居民较为熟悉的健康风险包括机动车噪声排放、道路交通伤害风险。较易忽略但也十分重要的是，若进行一定量的体力活动，如骑车或步行，可实现促进健康的目的。

1. 环境综合治理

在自然环境圈层，各式各样的交通工具，都会造成一定程度的空气污染，同时也是温室气体的主要贡献者。如果没有合理的土地利用，例如，扩建道路系统往往刺激能源密集型的出行方式，造成更多的空气污染和水污染，压缩公共空间。不合理的道路设计，会限制街道活动和社会交往，影响步行区域和绿色走廊，间接导致非主动交通、持久坐姿的生活方式和空气污染。

2. 城市交通

居民外出就业、教育、医疗卫生服务和娱乐，都需要交通，所有这些都会影响健康状况和健康权益。若改进某一种出行方式，尤其是机动交通，可能会给其他出行方式如火车、城市公共交通、骑自行车或步行等造成障碍，会导致居民获得医疗服务、教育、就业、食物选择上的不平等，并限制部分人群的流动性，而这些都会对健康产生影响。

道路和噪声会对人的健康产生影响。噪声会造成压力水平和血压升高，增加心血管疾病的风险，对心理健康有负面影响，引起烦恼、睡眠障碍等。从道路塑造城市街道社区的结构的方式上说，交通对健康和健康公平的影响可能更为间接。如交通繁忙的道路切断街区，限制街道活动和社会交往；扩展城市道路和停车空间牺牲潜在的步行区域和绿色走廊，居民失去了健康活动的空间，特别是儿童、妇女和老人，随着时间的推移，当城市的低密度扩

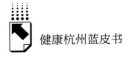

张，以修建机动车道为导向的模式发展时，污染、车辆对健康造成直接影响，体力下降、公共开敞社交活动空间的减少对健康造成间接影响。

合理的通勤方式能增加人的运动消耗，社会资源的获取难度则意味着交通对健康的间接影响。例如，步行、自行车出行方式属于体力出行方式。公共交通方式，一般为"步行＋公交""自行车＋公交"的出行方式，也意味着需要部分采用体力出行方式。交通出行方式，影响居民获取医疗服务、教育、就业、食品选择。

3. 公共安全

道路交通安全，是公共安全的重要组成部分。"安全"的前提条件是道路空间分配、慢行过街道（设施）、慢行（行人、自行车）道和残疾人交通设施等满足行人的安全；道路行车安全需要多方面的设计达标，例如，道路线形（平、纵、横）、交叉口、交通信号等；道路交通平稳运行和防灾应急需要系统性的考虑道路路权分配、交通系统管控、路网交通组织等。生命是居民作为权利主体而存在的物质前提，生命权一旦被剥夺，其他就无从谈起，更不用谈健康。而且，道路交通的安全性不高，也是阻碍居民采取体力出行的巨大障碍（见表5）。

表5　交通相关健康影响因素

社区	社交网络:主动交通多的地区,居民区有更强的社会凝聚力
	社会资本:低交通量、可步行性好的居民区,有更强的社会资本
活动	通勤方式:步行、自行车出行方式属于体力出行方式;公共交通方式,一般的要素组合有"步行＋公交""自行车＋公交"的出行方式,同样会部分采用体力出行方式
	社会资源的获取:交通出行方式,影响居民获取医疗服务、教育、就业、食品选择
建成环境	噪声:噪声会造成压力水平和血压升高,增加心血管疾病的风险,对心理健康有负面影响,引起烦恼、睡眠障碍等
	道路:不合理的道路设计,会限制街道活动和社会交往,影响步行区域和绿色走廊。间接导致非主动交通、持久坐姿的生活方式和空气污染
自然环境	温室气体:交通是温室气体排放的主要贡献者
	土地利用:不合理的土地利用
道路交通安全	居民生命安全
	阻碍居民步行、骑车者出行

（二）健康交通指导思想

健康交通是构建健康城市的必要条件，目标是形成科学合理的健康交通系统，其建设的基本路径是以人的健康为中心，以城市的环境承载力为先决条件，引导低污染、低能耗、低排放的低碳经济，重点建设公共交通系统和慢行系统，推动智能交通发展，不断提高绿色交通方式出行的比重，逐步完善绿色交通为主的健康交通系统。形成鼓励人们选择健康的交通出行的城市交通策略，从而保障城市人群能有良好的状态进行工作、学习、娱乐和出行。

（三）健康城市建设交通部门工作职责

1. 将健康融入规划与战略，创建健康交通发展

会同环保局、市建委、市发改委、市卫计委、市规划局，在涉及全市综合运输体系的规划协调工作以及全市交通运输行业发展战略时，应将健康作为重要的考虑因素。通过合理的规划，使居民接近其潜在的目的地，缩短出行距离，减少机动交通，改善使用非机动交通的可能性。交通运输行业的发展与项目，将环境保护作为重要因素，尽可能降低影响。推进治气治霾的工作进展。

2. 合理组织全市公共交通设施建设与完善，引导人们采取体力出行方式

会同市发改委、市规划局等优化机动车单行道系统和公交专用道系统，完善非机动车、步行及残障人士的通行环境。

3. 协同推进绿色低碳交通，形成健康环境

协调市发改委、市规划局等，进一步打造人行步道、自行车道、沿江沿河绿道等慢行系统，倡导绿色出行。推广应用新能源和清洁能源公共汽车、出租汽车，建设与新能源汽车应用相匹配、适度超前的充电桩网格。

4. 指导交通运输行业科技进步和交通运输信息化建设，引导新技术，降低诸如噪声等危险因素对人体健康的损害

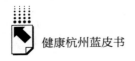

5. 加强道路交通安全，保障居民公共安全

组织开展公路安全生命防护工程，发现并消除公路安全隐患。在道路运输安全管理方面，提高企业安全自律意识与能力，贯彻落实运输企业安全生产主体责任，并且提高车辆安全技术标准，提高机动车驾驶人和交通参与者综合素质。

（四）将健康融入交通——构建绿道网为抓手，助力杭州健康城市建设

随着社会经济的快速发展和人民生活水平的不断提高，健康已成为越来越多的人关注的话题，人们的健康理念也在不断地更新。随着中国的城镇化速度加快，杭州市为服务保障 G20 峰会和承办亚运会，其城市化更以惊人的速度进行着。然而城市化进程中，需要面对热岛效应、空气污染与水污染等一系列生态环境问题，这不仅威胁城市人群的健康，也限制了城市的可持续发展。城市化也推动了道路系统的完善，扩大了交通工具的需求，机动车数量日趋增多，由此带来的尾气污染物加重了城市的空气污染、噪声污染，汽车出行的静态出行方式严重危害居民的生理健康。

绿道，是一个在欧美国家兴起不到百年却备受推崇的理念。所谓绿道，是一种线形绿色开敞空间，通常沿着河滨、溪谷、山脊、风景道路等自然和人工廊道建立，内设可供行人和骑车者进入的景观游憩线路，连接主要的公园、自然保护区、风景名胜区、历史古迹和城乡居民聚居区等。一般城市中所谓的绿带、林荫大道、公园道及两侧建有步行系统的休闲性城市道路都属于绿道。从广义上讲，绿道是用来连接的各种线形绿色开敞空间的总称。包括从社区自行车道到引导野生动物进行季节性迁移的栖息地走廊；从城市滨水带到远离城市的溪岸树荫游步道等。[①] 在城市中，绿道主要由人行步道、自行车道等非机动车游径和停车场、游船码头、租还车点、休息站、旅游商

---

① 徐文辉：《杭州市绿道规划建设探索与实践》，《中国城市林业》2010 年第 3 期，第 15 ~ 18 页。

店等游憩配套设施及一定宽度的绿化缓冲区构成。

综合型绿色通道网建设成为建设健康城市的重要路径之一。倡导绿色通道和引导居民选择绿色交通的最佳出行方式无疑是在有限的城市空间面临日益堵塞的交通环境的情况下的重要举措。2015年10月29日，中共十八届中央委员会第五次全体会议通过《关于制定国民经济和社会发展第十三个五年规划建议》指出，"推进交通运输低碳发展，实行公共交通优先，加强轨道交通建设，鼓励自行车等绿色出行"。绿色通道的建设和完善，正是必要条件。城市居民对健康的需求，须以硬件支撑生活品质的提升，改善健康环境和促进锻炼两种路径的结合，建设完善的绿道网正是良好的选择。

（1）杭州综合型绿道建设轨迹

杭州市委、市政府高度重视健康城市建设和城市绿道规划与建设，从2008年全面开始建设健康城市，作为全国唯一一个建设健康城市的省会试点城市，如何建设健康城市成为民众经常关注的话题。杭州市一直致力打造"建设健康城市，共享品质生活"行动。基于前期工作的积累和人们对健康需求的不断增加，2014年，杭州市规划局出台了《杭州市城市绿道系统规划》，在市区范围内，规划了23条绿道线路，涵盖了西湖、拱墅、江干、上城、下城、萧山、滨江、余杭8个城区。在市域范围内，延伸到建德、临安、桐庐、富阳、淳安等5个县（市），规划了市域范围内的9条绿道。这一系列举措，为编织一个能网住新鲜空气和推动健康出行的"大网"，这张网就是绿道网。①

杭州市绿道网的建设发展历程，可以追溯到2003年市区河道整治中的慢行系统建设，实施市区河道整治工程中，明确通过绿化带内铺设慢行道引入人的活动，充分体现人与"蓝天、碧水、绿色、清静"和谐理念。2007年结合河道综保工程建设，专门制定绿道网建设的1个总规和5个专项规划。2011年出台《杭州市城市河道综保工程设计导则》，明确要全面系统化设计滨河绿道绿廊、慢行道、服务设施等，以此作为河道景观绿化设计的重

---

① 金云燕：《健康城市建设下杭州市建立自行车城市绿色通道的现状分析》，《当代体育科技》2017年第32期，第130~132页。

要内容。2014 年专门出台的《杭州市城市绿道系统规划》，确定"一轴四纵三横"布局，明确总体密度达到 1 公里/平方公里，最终建成总规模为 3100公里的杭州市绿道网。2016 年按照杭州市总规提出了"以美丽中国先行区为目标，充分发挥历史文化、山水旅游优势建设重要的旅游休闲中心"的目标任务。现在，经过近 15 年的发展，杭州市已完成各类绿道 2000 多公里。2018 年，结合"拥江"发展和迎接"亚运会"，着手编制绿道系统建设完善方案，同时再建成 162 公里绿道，全力打造杭州绿道网"金名片"。①

杭州市绿道建设成效显著。2011 年，杭州市启动实施"三江两岸"生态景观保护与建设工程，绿道建设是其中的重点。2011 年，杭州市旅委出台了《杭州市"三江两岸"绿道规划》，计划自杭州市区钱塘江两岸最东端，向西沿江拓展到淳安千岛湖，连接上千岛湖环湖绿道。这条绿道线，将沿途的 30 个城镇、80 多处景点和 100 多个乡村旅游点有机地串联起来。浙江绿道网规划总体特色是"山水为体，人文为魂"，沿江临水，环湖而建。新安江、富春江、钱塘江，现阶段，杭州"三江两岸"绿道，在市域范围（市区及各县市）都建有精品绿道，满足了居民健身的各种需求。2013 年，杭州市规划 9 条绿道将杭州景点连一起，即：三江画卷绿道（兰江—富春江—钱塘江）；历史遗产传承绿道（京杭运河、萧绍运河）；养生休闲绿道（江海湿地）；休闲养生绿道（千岛湖—寿昌江）；深度探游山水绿道（临安—淳安）；山水人文绿道（天目溪—分水溪）；休闲养生绿道（千岛湖—新安江）；娱乐养生绿道（淳安—桐庐）；山水休闲绿道（富阳—临安）。根据《关于加快推进绿道网建设的实施意见》，2016 年开始，浙江计划每年增加各类绿道至少 1000 公里；到 2017 年，各市要建设完成 3 条以上精品示范绿道；到 2020 年，"万里绿道网"建设目标要提前全部完工。其中杭州的绿道网建设总体规模为 3100 公里。杭州市的城市绿道由 5 个部分组成，包括：①以人工或自然绿化带为基底形成的绿廊系统；②由步行道、自行车道或综合慢行道组成的慢行系统；③由停车设施、交通接驳设施等形成的交通衔接

---

① 浙江省住房和城乡建设厅：《杭州市以建设绿道网为重点提升城市生活品质》，2018。

系统；④由各类市政、安全、商业等设施组成的服务设施系统；⑤各类导引、警示等组成的标识系统。

杭州绿道建设的特点，是坚持"一道一方案一特色"。以充分体现历史遗产传承、特色文化呈现、生态休闲康乐、都市风情体验为目标，建成例如杭钢怀旧河道绿道、胜利河舌尖上的河道绿道和余杭塘河健康夜跑河道绿道等，构建了以西湖风景名胜区为绿芯，钱塘江、运河绿地为绿带，河流、道路沿线的绿地为绿脉，各级公园绿地和绿化广场为绿点，通过点线面形成的城区绿道系统。在杭州市绿道系统建设中，一方面注重因形就势，不搞大拆大建，不挖山砍树，最大限度地保护和利用现有的自然风貌和人文环境，突出绿道所具备的生态、游憩及社会文化等特点；另一方面，注重生活品质建设，在沿河、环湖、滨江、穿湿地设置绿道，通过河水、植物、绿道体现了江南水乡的灵动特色。使城市与乡村、自然与人文，传承和保护串成一线，实现互联、互通、互享①。

（2）绿道建设推动低碳交通并促进公众健康

杭州市综合型绿道建设，对于公共健康、低碳环保都有着非常重要的意义，推进了整座城市的健康运行。杭州市综合型绿道的建设与不断完善，其影响体现在居民的出行交通工具的选择上，改变了交通出行结构，进而成为促进居民选择体力出行的重要因素。早些年，在绿道建设全面展开的初期，杭州市主城区绿道的用户多为锻炼身体的老年人，其使用时间为清晨和傍晚，使用时长一般为1小时以上。绿道的使用者对其评价总体较好，但是对绿道周边的水质、运动器材和休息座椅等的评价较低。使用者的性别、年龄、受教育程度、使用方式和停留时间不等，评价结果存在显著性差异②。近年"居民"对健康生活方式理念的改变，尤其是"慢行"出行方式逐渐深入人心。理念的改变，是"软件"的更新，离不开"硬件"的支持，杭州市通过综合多部门对三江两岸的生态环境进行了全面整改治理，从而构建"天堂绿道品质生活"的概念。整治内容包括"保护水源水质、促进产业转

---

① 浙江省住房和城乡建设厅：《杭州市以建设绿道网为重点提升城市生活品质》，2018。

② 金云燕：《健康城市建设下杭州市建立自行车城市绿色通道的现状分析》，《当代体育科技》2017年第32期，第130～132页。

型、完善基础设施、开发人文旅游、整治两岸环境、修复岸线生态"6大任务29项，在市域内的城乡统筹和沿线产业转型升级工程中，属于最大的工程项目。并且，"五水共治"的推进足有成效，让更多的人愿意选择步行、自行车或者公交出行。绿道的特点是线性、高连接性和高可及性，因此，绿道便成为居民步行、骑车等工作出行路线。由于绿道往往是沿着小溪、河流两岸而建，进一步提升了它们的景观美感及游憩吸引力，从而为一些活动的开展提供了场地保证，成为居民运动游乐的合适载体。

绿道通过内部连续的、生态的慢行道为人们提供更加绿色、健康、生态的慢行交通方式，在真正的意义上提高居民的生活质量。对于大部分非体力劳动的居民而言，采用步行或自行车出行方式，可以作为体力出行的补充、作为锻炼身体的过程，对于身体健康十分有益。对于城市整体而言，居民的体力出行方式比例增高，能缓解城市交通拥堵带来的环境污染问题，节约汽车驾驶者的出行时间，对于双方都是有益的；绿道，往往与公共交通站点配套，进一步补充了体力出行方式，形成了诸如"步行+公交""自行车+公交"的出行方式，也需要部分采用体力出行方式，同样可起到锻炼身体的作用。

杭州市综合型绿道，与其自行车的推广相辅相成。杭州市是国内首个开展城市公共自行车建设的大城市，将公共自行车网络覆盖到了全城，突出了旅游城市特色，推动了居民出行方式的改善。近年，杭州市相继推出了《杭州市慢行交通系统规划》《杭州市河道慢行系统战略规划》《杭州市公共自行车专项规划修编》等。慢行系统的建设优化和公共自行车网点的全面铺开，为杭州市绿色低碳出行建设、进一步提升杭州市健康城市生活环境品质、构筑城市绿道网络体系提供了有力的保障。同时，共享单车在杭州的全面发展，大街小巷均可方便借租到自行车，为解决居民出行的最后一公里提供了大大的便利，促进了居民选择绿色出行。

（3）绿道建设助力构建健康城市的社会文化体系

绿道的线性特征决定了绿道具有独特的连接功能。绿道可以将城市中的公园绿地、城市公共设施、居住区、游憩资源、历史人文节点等有机连接，通过提供更加绿色便捷的通道，提升各个连接点的可达性和便捷性。

绿道还可以对那些具有保护意义的公园、名胜、遗址等景点进行连接，使之免受机动交通及人类开发的干扰。遗产廊道便是一种线形文化景观的绿道，是绿色通道和遗产保护区域化结合的产物，对自然和文化遗产的保护起着促进作用。绿道也能提供学习机会，成为知识的来源。体验自然，不管是积极的、剧烈的游憩活动，还是被动的观赏与思考，或是更高级的观察和研究，都会有助于人们获得一种理解与尊重自然的意识。而且从中所学的知识可能比书上所学的更有价值，同时还可以加深对人与自然关系的理解。①

杭州市京杭大运河（杭州主城区段）绿道缓冲区内游憩资源，有三堡船闸、浙江自然博物馆、浙江省科技馆、杭州书画社、浙江省京杭运河陈列馆和运河天地艺术文化园区等，大约 70 个左右的景点。三江两岸绿道杭州主城区段缓冲区内游憩资源，有江干区体育中心、CBD 公园、杭州大剧院、钱江新城森林公园、茅以升先生像、钱塘江大桥纪念馆和六和塔景区等，大约 36 个左右的景点。② 杭州市综合型绿道建设，充分利用杭州的历史积淀与独特的文化资源，不仅很好地连接了景点，形成了一条连续性的景观路线和历史路线，更是通过点串成线，由线织成面，形成杭州独特的点线面结合的社会文化体系。

（4）绿道建设有助于生态保护和催生经济产业功能

城市绿道网的连接性，充分有效地将城市公园绿地、单位附属绿地、道路广场绿地、庭院绿地和风景林地融入绿道网络，并和风景名胜区、乡村绿地关联，把现状分散的生态板块有机地结合起来，不仅加强了城市生态系统的稳定性，而且加深了城市与周边郊区环境的联系，增强了整块区域生态环境的协调性。从更深远的角度来看，它在连接破碎的自然空间、重组自然生态系统上具有重要战略意义。

推行绿道建设战略，在体现生态、社会效益的同时，通过巨大的经济利

---

① 徐文辉：《杭州市绿道规划建设探索与实践》，《中国城市林业》2010 年第 3 期，第 15 ~ 18 页。

② 陈帷韬：《杭州市游憩型绿道建设现状调查与对策研究》，浙江农林大学，2016，第 139 页。

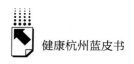

益，成为后工业时代的新型重大经济产业。实践证明，那些重视生态过程的绿道建设，强调自然环境的恢复、提倡生物多样性的线形绿地空间，一般能恢复到无须人为管理的自然状态，节约大量绿地后期养护经费。另外，不同类型的绿道在推动旅游产业的发展以及防污、治污、防洪等方面作用显著。美国从 20 世纪 80 年代起，把绿道作为重大的经济产业进行建设，形成许多政府措施及法规，如 GAP 分析项目、千禧道项目、国家步道系统、1991 年的交通效率法案等，促进了产业的繁荣发展。

　　绿道建设推动了健康产业的建设。杭州市为增强绿道网的休闲健身功能、绿色出行功能、生态环保功能、社会文化功能和旅游经济功能等，从宏观的"面"，如国家级风景名胜区、旅游景点，国家历史文化名镇，国家森林公园，与微观的"点"，如驿站、旅游码头，使之不仅成为一条生态文化长廊，而且成为旅游产业经济带。如杭州市区结合河道综合整治，目前已建成约长达 760 公里的沿河绿道，成为杭州绿道网中重要组成部分，并成为与市民百姓出行、生活联系最紧密的生态环保基础设施。如桐庐县响应深澳、狄蒲、芦茨等村民关于开发旅游经济的呼声，建设 8 条绿道带动乡村旅游，促进农民增收。建德市和富阳区通过绿道连接新沙岛、富春山居、梅城古城、玉泉寺等一批旅游景区，促进了当地历史文化旅游的发展。淳安县将淳杨线、汾线绿道、排岭半岛绿道和城市绿道组成了全程无缝隙对接的形式，形成的环湖骑行绿道，大约 140 公里，通过持续举办国际公路自行车赛、中国自行车骑行联赛，打响淳安绿道骑行的品牌，提高千岛湖旅游的影响力和美誉度。

　　杭州市的综合型绿道网建设，全方位体现了将健康融入交通的理念，在改善健康环境、构建健康社会、营造健康文化、发展健康产业等方面都起到了积极作用，为持续推进健康城市奠定了基础。

附　　录

Annex

B.9

附录一　杭州市健康学校评估指标

杭州市健康学校评估指标（2008～2012）[*]

项目	指标	内容	赋分
一、健康管理与制度建设	1. 组织健全	（1）建立"健康学校"领导小组，有一名主要校领导负责（1分） （2）组织健全，有经费投入（1分） （3）制订并实施"健康学校"规划、年度计划，落实"健康学校目标责任制"（2分） （4）制订相关健康制度；了解健康影响因素，制定健康干预规划（3分） （5）每600∶1学生比例配备卫生保健人员（1分） （6）学生每日学习时间（包括自习）小学不超过6小时，中学不超过8小时（1分） （7）保证学生每天有一小时体育活动（1分） （8）根据《全国学生常见病综合防治方案》制定学生防治工作计划，至少包括：防治工作目标、采取的措施、防治效果的评价（2分） （9）制定传染病（包括艾滋病）防制政策（1分） （10）有保证学生能接受免疫接种的政策（1分） （11）有校园内发生传染病和中毒事件的应急措施（1分）	20分

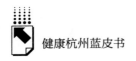

续表

项目	指标	内容	赋分
一、健康管理与制度建设	1. 组织健全	(12)学校制定措施确保男女平等,并预防暴力和欺弱行为的发生(1分) (13)制定膳食营养政策,有开展营养餐或课间餐的措施,平衡膳食食谱(1分) (14)制定校内禁止吸烟和使用非法药物的规定及措施,禁止学生饮酒;校园有明显的禁烟标志,学生控烟率100%(1分) (15)有安全和急救措施,有交通安全措施(1分) (16)健康促进学校章程,承诺和保证做到的事在积极落实之中;在学校显著位置展示(1分)	20分
二、学校物质环境	2. 设施与卫生管理	1. 学校建筑、设备、设施安全、符合有关卫生标准并取得卫生部门许可,如:教室人均面积、课桌椅、黑板、采光、照明、微小气候、环境噪声等(2分) 2. 学校有具体计划,通过改建或扩建逐步使学校建筑及设备符合国家有关标准(2分) 3. 男厕所蹲位40∶1,女厕所蹲位25∶1,厕所无异味、尿池无尿碱(1分) 4. 有安全清洁的饮用水(2分) 5. 校园环境整洁,排水系统畅通,无坑洼、积水(1分) 6. 食堂有卫生许可证,从业人员个人卫生好,有健康证,从业人员有培训证(1分) 7. 落实除四害措施,四害密度达标(2分) 8. 食堂环境清洁,做到生熟分开,食品储存条件好(1分) 9. 校园不出售无卫生许可证企业生产的食品或过期变质食品(1分) 10. 教学楼走道、楼梯进出口通畅,如发生意外便于疏通(2分)	15分
三、学校社会环境	3. 文明与和谐	1. 学校有良好校风的校训;社会环境和谐、互助、关爱(2分) 2. 教师无对学生体罚、辱骂现象,学生之间无打架、斗殴行为(2分) 3. 提供学生参与学校管理的机会(1分) 4. 为各民族的风俗活动提供方便;通过班会、校会等向学生提供学习各民族风俗、差异的机会(1分) 5. 学校掌握特殊困难(包括残疾)学生的名单,并有支持帮助的措施(1分) 6. 学校掌握学习困难学生名单并有耐心帮教措施(1分)	15分

续表

项目	指标	内容	赋分
三、学校社会环境	3. 文明与和谐	7. 设心理辅导室,对有心理需求的学生提供帮助,有经过心理培训的教师,了解并努力解决学生中存在的主要心理问题(2分) 8. 开展多种以健康为中心的课外活动(2分) 9. 对教师进行关于理解并尊重学生个人差异的教育;学校建立各种业余爱好小组(1分) 10. 专门设置健康教育专栏,内容定期更换,加强宣传;针对学生需求,开展各种利于健康成长的主题教育(2分)	15分
四、社区关系	4. 健康共建	1. 将"健康学校"计划和活动通知社区,争取社区的支持和参与(2分) 2. 每学年至少组织学生到社区开展1次健康促进活动(2分) 3. 通过定期召开家长会或开办家长学校的形式向家长传递"健康促进学校"活动信息(2分) 4. 鼓励学生家长参与校园建设等活动,学校健康促进实施小组中有家长代表参加(1分) 5. 家长为培养孩子的良好健康行为提供必要的家庭条件(2分) 6. 学校门口50米范围内不设立商摊(1分) 7. 交通和公安部门有计划地为学生交通安全和校园治安提供服务(1分) 8. 社区努力创造条件保证学校不受污染和噪声影响(1分)	12分
五、健康技能	5. 健康素养培育	1. 每两周有一节健康教育课;任课教师有教案;学生有课本和听课笔记;学校有必要的辅助教具;并对学生进行健康知识考核(2.5分) 2. 学生每学期至少参加一次健康教育课外活动(讲座、主题班会等)(2分) 3. 学生掌握拒绝和劝阻他人吸烟、饮酒的技能(2.5分) 4. 每学年至少有80%的学生参加学校组织的向家庭或社区进行健康教育宣传的活动(2分) 5. 师生知晓"健康"、"健康城市"、"健康促进学校"和"健康学校"的概念(3分)	12分

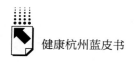

项目	指标	内容	赋分
六、健康服务	6. 疾病预防控制	1. 学生和教师每年一次预防性体检,建立师生健康档案(至少达95%)(2分) 2. 常见病防治覆盖率100%,患病率逐年下降(0分)肠道蠕虫感染率(农村)控制在5%以下;贫血患病率控制在10%以下;营养不良检出率控制在10%以下;肥胖检出率控制在5%以下;12岁学生(小学六年级)恒牙龋均控制在0.5%以下;15岁学生牙龈炎患病率控制在30%以下,学生龋齿充填率达60%;沙眼患病率控制在5%以下;学生近视率得到控制;防龋率达90%(2分) 3. 计划免疫率达100%(1分) 4. 控制肝炎等传染病,有针对性地进行免疫接种(1分) 5. 教师和保健人员每学期至少接受一次有关部门的学校卫生培训(1分) 6. 学校有卫生防疫、保健机构和健康教育部门提供的健康教育资料(1分)	8分
七、综合评估	7. 知识技能与身体状况	1. 中小学生健康知识知晓率≥95%、健康行为形成率≥90%(2分) 2. 行为正确率:10项卫生行动(每项查10人,6人及以上符合要求记1分)(2分) 3. 教职工了解"中国公民健康素养"内容(2分) 4. 积极参与健康"一二一"活动,35岁以上者知晓自己的血压、血糖、血脂及预防三高知识人数≥90%(3分) 5. 形态合格率:按全国计算,85%及以上学生合格5分(83%~85%合格记3分)(3分) 6. 机能合格率:(计算标准同上)(3分) 7. 体育合格率:(计算标准同上)(3分)	18分

*注:1. 得分≥90分且没有下列情况的可通过:

(1)发生集体食物中毒;(2)发生传染病暴发流行;(3)发生饮用水污染事故;(4)组织学生参加各种活动中,因责任事故致使学生残疾或死亡。

2. 健康行为正确率中查的10项卫生行为是:早晚刷牙、饭后漱口,不用别人的水杯和餐具,食前用肥皂洗手,生吃瓜果要洗净,不吸烟,不饮酒,注意用眼卫生,坐姿正确,服装整洁,定期洗澡、理发、剪指甲。

附录二 "健康杭州2030"规划纲要

"健康杭州 2030" 规划纲要

(2017 年 3 月 20 日)

前 言

健康是促进人的全面发展的必然要求，是经济社会发展的基础，是民族昌盛和国家富强的重要标志，是广大人民群众的共同追求。健康杭州建设是事关全市更高水平全面建成小康社会、更快一步建成具有独特韵味、别样精彩的世界名城的重大战略任务。为贯彻落实《"健康中国 2030"规划纲要》《"健康浙江 2030"行动纲要》，全力推进健康杭州建设，提高人民健康水平，特制定本行动纲要。本纲要是建设健康杭州的行动纲领，是党委、政府履行相关职责的重要依据，是引导健康相关领域市场主体行为的重要指南。

第一篇 战略背景

20 世纪 80 年代，面对城市化问题给人类健康带来的挑战，世界卫生组织倡导开展以建设健康城市为重点的全球性战略活动。健康城市作为卫生城市升级版，是从城市规划、建设到管理各个方面都以人的健康为中心，自然环境、社会环境和健康服务充分保障广大市民健康需求，健康人群、健康环境和健康社会有机结合的发展整体。

工业化、城镇化、人口老龄化的加速以及疾病谱、生态环境和生活方式

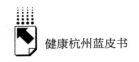

等健康影响因素的转变，给维护和促进人群健康带来一系列新的挑战，健康服务供给总体不足与需求不断增长之间的矛盾依然突出，健康领域发展与经济社会发展的协调性有待增强，这必然要求在大卫生、大健康理念的统领下，在更全方位、更高层次、更宽领域的统筹下，持续推进健康城市建设，全面提高人民的健康水平，促进人民健康与经济社会和自然生态的协调发展。

杭州市委、市政府历来高度重视人民健康，特别是改革开放以来，杭州市在吸收国内外健康城市建设的先进经验和做法基础上，结合国情、省情和市情，以"将健康融入所有政策"为统领，以"项目推进"为载体，坚持"政府主导、部门协作、社会共同参与"的工作机制，围绕人人享有基本医疗保障、基本养老保险、15分钟卫生服务圈、15分钟体育健身圈、清新空气、清洁饮水和安全食品（以下简称"七个人人享有"）的总体目标和六大建设任务，探索并形成了健康城市建设的杭州模式，健康领域改革发展取得显著成就。城乡环境面貌明显改善，全民健身运动蓬勃发展，医疗卫生服务体系日益健全，人民健康水平和身体素质持续提高。2015年，环境空气质量优良天数占比66.3%，细颗粒物浓度57微克/每立方米。市控以上断面水质达标率85.1%，生活饮用水水质监测合格率达94.28%。人均公园绿地面积14.55平方米，人均体育设施用地面积1.65平方米，基本实现15分钟体育健身圈和15分钟卫生服务圈，城乡居民基本医疗和养老保障分别已达98%、97%以上，基本做到"老有所养、病有所医"。全市人均预期寿命已达81.85岁，婴儿死亡率、5岁以下儿童死亡率、孕产妇死亡率分别下降到2.32‰、3.00‰和6.94/10万，国民体质监测合格率93%，总体上已经达到发达国家平均水平。

第二篇 战略思路

第一章 指导思想

深入学习贯彻党的十八大和十八届三中、四中、五中、六中全会和习近平总书记系列重要讲话精神,以马克思列宁主义、毛泽东思想、邓小平理论、"三个代表"重要思想、科学发展观为指导,坚持"创新、协调、绿色、开放、共享"五大发展理念,围绕"保障和促进人的健康"宗旨,实施"将健康融入所有政策"策略,持续改善健康环境、优化健康服务、构建健康社会、营造健康文化、培育健康人群、发展健康产业,切实提高广大群众的健康素养和健康水平,建成具有独特韵味、别样精彩的世界名城,以健康杭州建设助力高水平全面建成小康社会,全力打造"健康浙江新标杆"和"健康中国示范区"。

第二章 基本原则

坚持健康优先,统筹协调发展。以促进人的健康为城市发展的首要目标,综合运用各种促进方式,规范公共健康行为,将健康融入城市规划、建设和管理的各项政策中并保障落实,确保实现好、维护好、发展好人民群众的健康权益。

坚持政府主导,动员社会参与。充分发挥政府在健康杭州建设中的主导作用,有效整合各职能部门和专业机构的行政资源和技术资源,创新协作联动机制,鼓励、组织和支持社会力量参与健康杭州建设,形成全民参与的良好氛围。

坚持公平公正,促进均衡发展。拓展和延伸健康杭州建设范围,深入推进新型城镇化,在优化农村环境、推进健康镇村、美丽乡村建设等方面加大力度,不断扩大优质公共服务资源覆盖面,缩小城乡差距,实现健康服务和健康管理均等化。

坚持改革创新,展示杭州特色。充分发挥市场机制作用,加快关键环节改革步伐,冲破思想观念束缚,破除利益固化藩篱,清除体制机制障碍,发挥科技创新和信息化的引领支撑作用,形成具有杭州特色、促进全民健康的制度体系。

坚持科学发展,注重问题导向。围绕影响群众健康的主要因素和群众

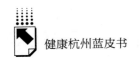

迫切需要解决的健康问题，针对不同区域、领域和人群，制定科学解决方案并组织实施，定期开展年度和阶段性评估，有序推进健康杭州建设和发展。

第三章 战略目标

到 2020 年，"七个人人享有"目标基本实现，健康杭州建设的各项指标任务继续位居全国前列，健康优先的制度设计和政策体系日趋完善，健康环境、健康社会和健康人群协调发展进一步实现，打造成为社会和谐、环境友好、安全宜居、人群健康的"健康浙江新标杆"和"健康中国示范区"。

到 2030 年，全面巩固提升丰富"七个人人享有"目标，健康杭州建设的各项指标任务领先国内，接轨国际，完善健康优先的制度设计和政策体系，打造成全球健康城市建设的典范。

到 2050 年，建成与现代化国际大都市相适应的健康城市。

到 2030 年具体实现以下目标：

1. 人居环境更加健康。生态环境质量明显改善，主要污染物排放总量大幅减少，全市水环境质量总体改善，水生态系统功能基本恢复，全面消除劣 V 类断面和建成区黑臭水体。市区环境空气细颗粒物（PM2.5）浓度年均值低于省下达指标。市控断面 Ⅰ－Ⅲ类水质比例≧90%。县以上城市生活集中式饮用水源地水质达标率达到 98% 以上。国家及省级健康乡镇覆盖率达到 30%。建成国家生态文明先行示范区，让杭州的天更蓝、地更净、水更清、山更绿。

2. 公共服务更加均衡。健康保障、社会保障、住房保障、教育公平、食品安全等公共服务体系更加健全，优质公共服务资源覆盖面进一步扩大，基本消除全市健康保障水平的城乡、区域和人群差异。到 2030 年，个人卫生支出占卫生总费用的比重下降到 25%，群众体育活动丰富多样，经常参加体育锻炼的人口比例达到 45%。群众体育活动丰富多样，人均体育场地面积达2.5平方米。加强食品药品安全监管，食品、药品质量安全抽检合格率分别维持在97%和99%，基本实现流通领域无假冒伪劣食药品。稳步推进公共租赁住房货币补贴，加快公共租赁住房分配入住，实现居者有其屋。

3. 健康服务更加完善。健康服务资源更充裕，服务体系更完善，服务能力全面提升，服务内涵更加丰富，满足群众多元化多层次健康服务需求，服务供给更高效。到2030年，基本形成以医疗卫生、预防保健、健康管理、养老服务为重点的覆盖全生命周期的健康服务体系，每千人口执业（助理）医师数达5.9人，每千名老年人拥有社会养老床位维持在50张以上，落实卫生资源下沉，基层社区高级职称比例增加5%，建立基于实际医疗工作需要的基层职称评审制度。公共卫生防控干预取得明显成效，人均抗生素使用量逐年下降，达到发达国家平均水平，城乡居民健康水平显著提高。

4. 人民健康水平持续提升。广大群众主要健康指标在国内同等城市处于领先水平，健康素养和健康水平全面提升，2030年人均期望寿命≥83.7岁，孕产妇死亡率和婴儿死亡率分别控制在6/10万和3‰以下；健康生活行为方式广泛普及，健康知识、技能进一步普及，居民健康素养水平达到40%。

5. 健康产业结构更加优化。到2030年，全市健康产业增加值达到2000亿元以上，占地区生产总值的10%左右，成为地区国民经济重要支柱产业。做强做大一批业内领先的健康产业龙头骨干企业，打造一批具有较高知名度的健康品牌和产业集群，健康产业规模不断扩大，基本建立覆盖全生命周期、内涵丰富、形式多样、结构合理的健康服务业体系和发达的健康产品制造体系，打响"健康服务之都"新名片。

6. 健康发展监测评估机制更加完善。重点领域和关键环节改革取得突破和决定性成果，健康影响评估制度、健康杭州推进考核制度等政策体系更加成熟，形成"将健康融入所有政策"的多元健康审查机制。每年发布一次全市健康白皮书。

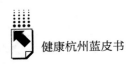
表1　健康杭州建设主要指标

类别	指标名称	单位	领域	2015 年	2020 年	2030 年	属性
健康人群	（1）人均期望寿命	岁	市域	81.85	≧82.3	≧83.7	预期性
	（2）婴儿死亡率	‰	市域	2.32	3.5 以下	3 以下	预期性
	（3）5 岁以下儿童死亡率	‰	市域	3	5 以下	4 以下	预期性
	（4）孕产妇死亡率	/10 万	市域	6.94	7	6 以下	预期性
	（5）重大慢性病过早死亡率	%	市域	—	低于全省平均水平	低于全省平均水平	约束性
	（6）法定报告传染病发病率（甲乙类）	/10 万	市域	190.41	187.31	180	约束性
	（7）居民健康素养水平	%	市域	16.95	27	40	预期性
	（8）经常参加体育锻炼人口比例	%	市域	40.20	42	45	预期性
	（9）国民体质监测合格率	%	市域	93	95	95 以上	预期性
健康环境	（10）空气质量优良天数比率	%	市区	66.3	省下达指标	省下达指标	约束性
	（11）市控断面Ⅰ-Ⅲ类水质比例	%	市域	85.1	≧87	≧90	约束性
	（12）城市生活污水处理率	%	市域	94.28	95 以上	97	约束性
	（13）农村生活污水有效治理覆盖率	%	农村	—	90	98	约束性
	（14）县以上城市集中式饮用水水源地水质达标率	%	市域	100	94 以上	98 以上	约束性
	（15）城市生活垃圾无害化处理率	%	市区	100	100	100	约束性
	（16）农村生活垃圾分类覆盖率与减量处理率	%	农村	—	80/50	80/50 以上	约束性
	（17）县以上城市建成区绿地率	%	建成区	—	40	41	约束性
	（18）国家卫生乡镇创建率	%	市域	3.85	20	30	约束性
健康服务	（19）县域内就诊率	%	市域	—	90 以上	90 以上	预期性
	（20）智慧医疗覆盖率	%	市域		80	90	约束性
	（21）城乡居民规范化电子健康档案建档率	%	市域	90	90 以上	95	约束性
	（22）责任医生城乡居民规范签约率	%	市域	25	35	50	约束性
	（23）每千名老年人口拥有社会养老床位数	张	市域	40	50	50 以上	约束性

续表

类别	指标名称	单位	领域	2015 年	2020 年	2030 年	属性
健康社会	(24)个人卫生支出占卫生总费用的比重	%	市域	30	28	25	约束性
	(25)城乡居民、城镇职工基本医疗保险政策范围内住院补偿率	%	市域	—	75/85	75/85 以上	约束性
	(26)主要食品、药品、食用农产品质量安全抽检合格率	%	市域	96.54	食品:96 以上;药品:98 以上;食用农产品:97	食品:97;药品:99;食用农产品:97	约束性
	(27)注册志愿者人数占常住人口比例	%	市域	10.17	13	15	约束性
健康文化	(28)城市阅读指数		建成区	75.98	80	85	预期性
健康产业	(29)健康产业增加值	亿元	市域	502.06	1000	2000	约束性

第三篇　改善健康环境

第四章　全面开展环境综合治理

第一节　持续推进"五水共治"

加快推进工业污水、城镇生活污水截污纳管和达标排放，实施城市河道综合整治和生态治理，消灭城市断头河，全面消除黑臭河和省市控劣Ⅴ类水质断面，确保实现区县（市）全域可游泳、城区污水零直排、农村生活污水治理设施全覆盖。实施强库、固堤、扩排工程，加快钱塘江、苕溪流域干流治理和海塘加固，推进钱塘江两岸城市排涝工程及管网建设，实现城区十年一遇、重点区域二十年一遇防涝标准。强化饮用水源安全保障，严格控制钱塘江、苕溪上游地区重污染高风险行业准入，完成杭州第二水源千岛湖配水工程，开展城区分质供配水管网建设，完成闲林水库和湘湖备用水源扩建工程，推进滨江白马湖备用水源工程建设，加速供水管网改造提升，继续实施农村引水安全提升工程，改善城乡居民饮水条件。到2030年，县以上集中式饮用水水源地水质达标率98%以上，农村安全饮水达标率90%，城市水体水质达到水功能区要求。贯彻"渗、滞、蓄、净、用、排"六字方针，建设自然积存、自然渗透、自然净化的海绵城市，完成滨江区海绵城市试点区域建设工程，其他各区、县（市）建成区面积的50%完成海绵城市改造。

第二节 全面推进治气治霾

深入实施大气污染防治行动计划，统筹推进燃煤烟气、工业废气、车船尾气、餐饮排气、扬尘灰气治理，有效改善空气质量。强化城市通风廊道和生态带规划控制，防止过度削弱大气污染物扩散能力，缓解城市"热岛效应"。开展西湖景区近零碳排放区试点。加大工业企业污染防治力度，严格节能环保准入，对二氧化硫、氮氧化物、挥发性有机物实施更加严格的减量替代政策，加强工业烟粉尘、挥发性有机废气治理，深化脱硫、脱硝、除尘，开展热电企业超低排放改造，推进大气重污染企业关停搬迁。加强机动车污染防治，切实做好车、船用油品提升工作。控制施工和道路扬尘，控制餐饮油烟、装修和干洗废气。健全重污染天气监测、预警和应急响应体系，完善大气复合污染立体监测系统，积极参与长三角地区大气污染区域联防联控。到2030年，细颗粒物（PM2.5）浓度年均值低于省下达指标。

第三节 统筹实施固废治理

推进生活固废、建筑固废、污泥固废、有害固废、再生固废治理，着力提升垃圾处置能力。统筹布局建设固废收集、运输和处置设施，建成九峰环境能源、医疗废物处置、第三工业固体废弃物处置中心、水泥窑协同处置固体废物等重点项目。加快推进建筑垃圾可再生资源化利用，推进垃圾分类减量物流综合体（转运站）建设，促进垃圾全分类、资源全回收、原生垃圾零填埋。推动垃圾强制分类，深化落实生活垃圾"三化四分"，逐步扩大垃圾分类覆盖范围,加快推动垃圾分类收集回收向乡镇延伸。到 2030 年,生活垃圾焚烧处理率达 70% 。

第五章 加强自然生态保护

第一节 有效保护"六条生态带"

坚持保护优先,严格保护现有的生态空间,加强生态带之间、生态带与大型自然斑块之间的关键区域生态恢复,对生态带内已被占用的生态空间建立有序退出机制。坚持系统保护,科学划定"六条生态带"的具体四至范围,推动生态带概念规划及控制性规划修改完善,形成并固化空间管理一张图。坚持依法保护,启动生态带保护立法。坚持严格管控,原则上在禁止开发区域内不再新建项目,经严格评审把关后允许适度发展旅游观光、郊野型绿道、简朴驿站等;在限制开发区域内积极发展生态农业和生态林业的开发利用,在确保环境容量的前提下,适度发展环境友好型的旅游休闲、信息经济等项目。

第二节 深化生态屏障建设

以淳安县、建德市、桐庐县、临安市和富阳区境内海拔 200 米以上地区、千岛湖湿地等为重点,强化天然林保护,完善钱塘江、苕溪等饮用水源区水源涵养林和水土保持林的建设,保护和恢复千岛湖湿地及河流水系,深入建设西部生态安全屏障区。以新安江—富春江—钱塘江、天目溪、东苕溪、京杭运河和浦阳江等沿江沿河生态廊道以及沿绕城高速公路、都市区高速公路等重大交通通道两侧的辐射性绿色廊道为重点,构建多层次多体系生态廊道体系。以自然保护区、风景名胜区、旅游度假区、饮用水源保护区、湿地保护区和森林公园以及重要湿地、小种群生境等为载体,保育关键生态敏感点。支持天目山、千岛湖创建国家公园。

第三节 深入推进生态修复

深入推进"城市增绿"行动,全面深化城市绿化、山区绿化、平原绿

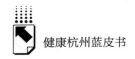

化和村庄绿化建设，提高森林覆盖率和林木蓄积量，增强森林碳汇能力。以重点河流、湖泊、水环境功能区为关键，深入推进水生态环境修复，促进水体自净能力和污染物降解能力稳步提高。加强坡耕地及小流域林地水土流失综合治理，控制水土流失面积。积极开展土壤污染排查，加强工业废弃地、垃圾堆放场、科学实验场的土壤修复，推进农用地土壤持久性有机污染物和重金属的综合防治，改善土壤环境质量。积极开展废弃矿山、湿地、滩涂的环境治理和生态修复。

第六章　促进绿色低碳发展

第一节　持续推进节能、节地、节水、节材

推广节能低碳技术、产品和商业模式，开展全市重点用能单位节能监控，深入推进工业、建筑、交通等重点节能工程，提高建筑节能标准，合理控制能源消费总量，提高能源利用效率。全面推动结构减排、管理减排和工程减排，确保实现主要污染物排放的削减目标。实施最严格的耕地保护制度，合理控制新增建设用地规模，建立节约集约用地激励和约束机制，全面提高土地利用效率。完善水资源有偿使用机制，实施节水示范工程，打造节水型社会。推广可再生材料、新型墙体材料、绿色建材等新材料应用，鼓励节材包装。

第二节　全面建设低碳社会

实施重大低碳技术研发工程，大力发展低碳经济。积极发展低碳农业，推进林业碳汇发展。鼓励和发展低碳设计，探索推行低碳产品标准、标识和认证等制度。鼓励碳金融市场发展，加快开展碳排放交易。继续开展低碳城区、低碳县、低碳乡镇、低碳社区、低碳家庭、低碳农村和低碳园区试点示范，加大推广发展力度。传播普及低碳文化，围绕衣、食、住、行、游等生活环节，推广低碳建筑、低碳交通出行、低碳办公、低碳消费等模式，引导市民养成绿色低碳、文明健康的生活方式。

第三节 优化能源消费结构

严格控制煤炭消费总量，主城区全域和三区四县（市）建成区全面建成"无燃煤区"，并逐步向外围扩展。以工业、服务业、建筑和交通领域为重点，制定实施能效提升计划，提高清洁能源使用率。积极推进工业园区、产业集聚区集中供热。强化移动污染源环保管理，全面推广应用新能源和清洁能源公共汽车、出租汽车，建设与新能源汽车应用相匹配、适度超前的充电桩网络。探索开展城市能源互联网试点，推进智慧能源管理平台、智慧能源监测中心等建设。到2030年，全市煤炭消费占全社会能源消费比重下降至20%以下，非化石能源占一次能源消费比重提高到15%以上。

第四节 强化资源综合利用

探索开展资源产出率统计研究。推动生产者落实废弃产品回收处理等责任。推进种养业废弃物资源化利用，促进种养业有机结合、循环发展。研究制定再生资源回收目录，对复合包装物、电池、农膜等低值废弃物逐步实行强制回收。制定完善资源分类回收利用标准。推动资源再生产品和原料推广使用，推行绿色制造，限制一次性用品包装和使用。

第七章 推动城乡一体化发展

第一节 改善城乡人居环境

积极开展城市环境提升工程，重点加强城市道路、建筑立面、城市绿化、户外广告、灯光夜景等方面的设计和整治。大力推进城中村改造，到2020年基本完成主城区城中村改造，并积极推进三区四县（市）城中村改造工作。持续推进"三改一拆"工程，完善违建防控长效体系，基本实现区、县（市）无违建。围绕打造"国内最清洁城市"目标，优化城市社区

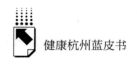

和居住小区环境，实施危旧房、背街小巷等改善工程，完善洁化绿化亮化序化长效管理机制。

第二节　巩固国家卫生城市成果

深入推进国家卫生城镇创建，统筹治理城乡环境卫生问题，建立城乡环境卫生治理长效机制。加强卫生创建技术指导和监督管理，严格评价标准，改进评价办法，采取约谈、通报、排名、黄牌警告等方式，加强动态管理，完善退出机制，巩固扩大卫生城镇建设成果。到 2020 年，全市国家卫生乡镇比例达到 20%，省级卫生乡镇比例达到 60%，市级卫生乡镇比例达到 100%；到 2030 年，全市国家卫生乡镇比例达到 30%；省级卫生乡镇比例达到 85%，省级卫生村比例达到 90%。

第三节　推进健康城镇建设发展

以中心镇、特色镇和"美丽乡村"建设为载体，科学编制村庄规划，推动乡村规划全覆盖，优化乡村建设布局，以加强农村基础设施建设，加大环境综合整治力度，按照"一镇一方案"的原则，积极引导卫生村镇向健康村镇发展，打造卫生村镇升级版，促进各地持续改善健康的支持性环境和健康服务的可及性。研究制定健康城镇发展规划和建设指标体系。建立健全健康城镇建设工作机制，确定有针对性的干预策略和可行的阶段性目标，制定相应实施方案，落实部门职责，分阶段、分步骤完成工作目标。到 2030 年，所有国家卫生城市（县城）开展健康城镇建设，50% 以上的国家卫生乡镇、20% 以上的省级卫生村镇开展健康村镇建设。

第四节　实施"健康细胞"培育工程

以健康社区、健康学校、健康机关、健康企业等健康单位和健康家庭为重点，深化实施"健康细胞"工程，筑牢健康杭州建设基础。坚持整体推进、个性发展原则，重点围绕居民关注的热点和需求，广泛开展有针对性的健康促进行动，加强各类健康有害因素预防，倡导健康生活行为方式，着力营造有益于健康的良好环境，探索创新"健康细胞"工程培育模式。以健身步道、健康公园、健康楼宇、健康主题文化楼道为重点，突出示范带动作用，推广和普及健康生活理念，推进健康支持性环境建设。积极推进健康单位、健康场所建设。结合旅游国际化提升计划，将健康促进融入国际化街区创建计划，建设一批具有健康元素的国际化特色街区。

第八章　健全生态文明制度

第一节　构建市场化生态保护机制

推进排污权、用能权和碳排放权初始分配制度，实行最严格水资源管理制度，健全"谁污染、谁付费"的排污权市场化机制，实施以单位生产总值能耗为基础的用能权有偿交易制度，开展以总量争取、配额分配为重点的碳排放权交易体系建设，深化东苕溪（杭州段）用水总量控制和水权制度改革试点建设。发展绿色金融，推广实施排污权质押贷款，完善环境信用评价制度，探索建立环境污染责任保险制度。培育环境治理和生态保护市场主体，实施环境污染第三方治理试点，开展合同能源管理和合同节水管理。

第二节　完善生态补偿机制

建立健全对重点生态功能区的生态补偿机制，开展地区间建立横向生态补偿机制研究，完善生态保护、环境管理绩效与资金分配挂钩的激励约束机制。实施全区域生态补偿，加大对钱塘江、苕溪两大流域上游地区生态补偿的力度，配合推进国家新安江水环境补偿试点。

第三节　建立生态环境保护管理制度

坚持严格的"总量、空间、项目"环境准入制度，推进能源和水资源

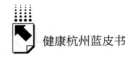

消耗、建设用地等总量和强度双控管理，完善最严格的水资源管理制度。推行重点监管企业主要污染物刷卡排污制度，建立覆盖所有固定污染源的企业排放许可制。探索建立大气污染综合治理区域联动机制。严格实行生态环境损害赔偿制度。落实环保机构监测监察执法管理体系的垂直管理改革。

第四节　探索生态文明绩效评价和责任追究制度

探索自然资源资产产权制度，开展水流、森林、山岭、滩涂等自然资源确权登记，探索建立自然资源资产台账体系，适时启动编制自然资源资产负债表，逐步建立资源环境承载力评价与监测预警机制。研究将资源消耗、环境损害、生态效益等指标纳入经济社会发展综合评价体系，继续推进淳安县"美丽杭州"实验区综合考核评价制度。建立领导干部自然资源资产离任审计和生态环境损害责任终身追究制。

第四篇　构建健康社会

第九章　完善社会保障体系

第一节　健全社会保险体系

实施全民参保计划，建设全市统一的社会保险管理信息系统，基本实现法定人员全覆盖。完善职工基本养老保险、基本医疗保险和城乡居民基本养老保险、基本医疗保险"2 + 2"城乡统筹社保杭州模式。稳妥推进机关事业单位工作人员养老保险制度改革。全面推进各类医疗保险制度统筹整合，健全大病保险制度，鼓励发展补充医疗保险和商业健康保险。统筹提高退休人员基本养老金待遇和城乡居民基础养老金标准。发展企业年金、职业年金、商业养老保险，探索建立长期护理保险制度。

第二节 完善住房保障体系

构建以棚户区改造、拆迁安置房和公共租赁住房为主体的住房保障体系。全力推进棚户区改造,按需建设拆迁安置房,逐步加大棚改货币化安置力度。稳步推进公共租赁住房货币补贴,推进保障方式从以实物为主向实物与货币并行转变。大力推进城镇危旧住宅房屋改造。加快改善困难群众居住条件,着力解决城镇人均可支配收入线以下住房困难家庭、新就业无房职工和符合条件的外来务工人员公共租赁住房保障需求,力争基本实现"住有所居"目标。加强保障性住房管理,实现保障房全面、规范和动态监管,提高住房保障资源利用效率。

第三节 深化社会救助体系

完善社会救助政策体系,扩大社会救助覆盖面,稳步提高城乡居民最低生活保障标准和生活补助标准。到 2030 年,在实现全市最低生活保障标准城乡统筹的基础上,推进并完善精准救助体系。健全灾害、医疗、教育、住房、司法等专项救助体系,加大临时救助力度。建立完善全市社会救助家庭经济状况核对和协查网络信息平台,实施救助家庭动态监管。鼓励社会力量提供就业指导、技能培训、创业支持、法律援助等救助服务,积极开展志愿服务活动。大力发展社会福利和慈善事业,拓宽社会福利保障范围,加快推进杭州市救助管理站等福利设施建设。

第十章 加强食品药品安全保障

第一节 完善食品药品安全监管体系

健全食品安全全程管控体系,创建国家食品安全城市试点。强化政府主导作用,建立政府食品安全目标管理责任制,严格贯彻新《食品安全法》,形成政府总负责、部门各负其责、企业负首责的安全监管责任网。健全监督

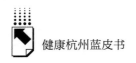
检查、监督抽查、突击检查、行政约谈等监管措施，推动信息归集共享和联动监管。加强药品动态监管和风险控制，建立药品质量定期抽验、监督检查和不良反应记录备案制度，加大对网络销售药品等新生业态的监管力度。健全基层食品药品监督管理体系，构建上下联动、区域联防、部门配合的监管执法体系，确保不发生重大食品安全事故或影响恶劣的食品安全事件。

第二节　建立风险防控技术支撑体系

健全食品药品检验检测体系，构建"市级为龙头、县级保基本、基层重快检"的三级检验检测体系，加强食品药品检验检测机构建设，确保各级政府具备常见指标的实验室检验能力和现场定性速测能力。加快市级食品药品检验能力建设，使之成为能满足监管技术保障要求、特色检验检测能力明显、突发事件检验反应快速的具备较强技术研究、技术创新和指导能力的区域检验检测机构。支持农产品批发市场建设食品安全检测室（站），实施农产品检测室免费开放工程。加强药品、医疗器械不良反应（事件）市、县两级监测机构和队伍建设，形成集收集、分析、评价、上报、预警等功能为一体的较为科学的监测体系，不断扩大监测覆盖面。运用大数据研究的方法提高数据综合评价能力，有效发挥不良反应（事件）监测在药品、医疗器械风险管理中的预警作用。建立从生产源头到餐桌的全过程风险管理制度，构建全过程风险防控体系。加快食品安全电子追溯体系和追溯系统建设，确保95%以上的城区农贸市场建成使用农产品追溯体系。

第三节　健全突发事件应急体系

加快建立食品药品安全事故应急处置的指挥组织和应急指挥平台，构建指挥有力、反应灵敏、协调有序、处置高效的应急处置体系。建立食品药品安全突发事件风险评估、防控和应急处置制度。建立舆情监测处置机制与信息共享平台，妥善处置食品药品安全社会舆论事件。加强应急管理、应急处置和专家咨询队伍建设，配备标准化应急装备，提高事故防范和应急处置能力，有效防范重大食品药品安全事故（件）。

第十一章 完善城市交通体系

第一节 加快城市交通基础设施建设

全面实施"畅通西部"三年行动计划，继续加大轨道交通建设力度，规划建设现代有轨电车。优化路网结构，加快形成"二绕四纵五横三连十一延"快速路网。加快停车设施建设，推进公共停车场产业化发展。实施中心城区拥堵节点改造工程，科学布设人行立体过街设施，优化街坊路和住宅区内道路系统。打造人行步道、自行车道、沿江沿河绿道等慢行系统，倡导绿色出行。坚持公交优先战略，完善公交快速通勤系统，优化轨道交通、公交车、出租车、公共自行车、水上巴士"五位一体"公交体系，提高换乘便捷性，有序推动市域公交一体化运营，建设国家绿色交通发展示范城市和国家"公交都市"。

第二节 提升交通管理和服务水平

合理控制机动车保有量，继续实行小客车"双限"政策。运用经济手段，制定实施更有力度的差别化停车收费政策，降低机动车使用强度和主城区交通流量。推动交通管理资源整合，提高交通管理智慧化水平和交通运行服务品质，提升交通引导组织能力。加强交通需求管理，完善机动车单行道系统和公交专用道系统，改善非机动车、步行及残障人士的通行环境。规范设置各类道路的指示路牌。依法治理交通违法违规行为，规范停车秩序，培育交通文明。

第十二章 完善公共安全体系

第一节 强化安全生产和职业健康

加强安全生产，加快构建风险等级管控、隐患排查治理两条防线，切实

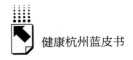

降低较大以上事故发生频次和危害后果。强化行业自律和监督管理职责，推动企业落实主体责任，推进职业病危害源头治理，探索实施安全生产负面清单，加大道路交通、消防安全、建筑施工、危险化学品、烟花爆竹、水上交通、矿山、输油气管网等事故多发易发领域的隐患排查，严格防范重大事故发生。开展职业病危害基本情况普查，健全有针对性的健康干预措施。进一步完善职业安全卫生标准体系，建立完善重点职业病监测与职业病危害因素监测、报告和管理网络，遏制尘肺病和职业中毒高发势头。建立分级分类监管机制，对职业病危害高风险企业实施重点监管。开展重点行业领域职业病危害专项治理。强化职业病报告制度，开展用人单位职业健康促进工作，预防和控制工伤事故及职业病发生。加强全国个人辐射剂量管理和放射诊疗辐射防护。

第二节　促进道路交通安全

加强道路交通安全设施设计、规划和建设，组织实施公路安全生命防护工程，治理公路安全隐患。严格道路运输安全管理，提升企业安全自律意识，落实运输企业安全生产主体责任。强化安全运行监管能力和安全生产基础支撑。进一步加强道路交通安全治理，提高车辆安全技术标准，提高机动车驾驶人和交通参与者综合素质。到2030年，力争实现道路交通万车死亡率下降30%。

第三节　预防和减少伤害

建立伤害综合监测体系，开发重点伤害干预技术指南和标准。加强儿童和老年人伤害预防和干预，减少儿童交通伤害、溺水和老年人意外跌落，提高儿童玩具和用品安全标准。预防和减少自杀、意外中毒。建立消费品质量安全事故强制报告制度，建立产品伤害监测体系，强化重点领域质量安全监管，减少消费品安全伤害。

第四节　加强社会安全保障

创新完善立体化社会治安防控体系，深化"平安网格"建设，建设区县（市）、乡镇（街道）两级综合指挥平台。加强"智慧安防"建设，完善"电子围墙"信息监管服务系统，建立网上网下维稳联动机制。推行社区矫正执法标准化管理。加强城市安全、保密、禁毒等工作，做好市民安全宣传教育与培训。

第五节 提高突发事件应急能力

加强全民安全意识教育。建立健全城乡公共消防设施建设和维护管理责任机制，到 2030 年，城乡公共消防设施基本实现全覆盖。提高防灾减灾和应急能力。完善突发事件卫生应急体系，提高早期预防、及时发现、快速反应和有效处置能力。建立包括军队医疗卫生机构在内的海陆空立体化的紧急医学救援体系，提升突发事件紧急医学救援能力。到 2030 年，建立起覆盖全市、较为完善的紧急医学救援网络，突发事件卫生应急处置能力和紧急医学救援能力达到发达国家水平。进一步健全医疗急救体系，提高救治效率。到 2030 年，力争将道路交通事故死伤比基本降低到发达国家水平。

第六节 健全口岸公共卫生体系

建立全球传染病疫情信息智能监测预警、口岸精准检疫的口岸传染病预防控制体系和种类齐全的现代口岸核生化有害因子防控体系，建立基于源头防控、境内外联防联控的口岸突发公共卫生事件应对机制，健全口岸病媒生物及各类重大传染病监测控制机制，主动预防、控制和应对境外突发公共卫生事件。持续巩固和提升口岸核心能力，创建国际卫生机场（港口）。完善国际旅行与健康信息网络，提供及时有效的国际旅行健康指导，建成国际一流的国际旅行健康服务体系，保障出入境人员健康安全。

提高动植物疫情疫病防控能力，加强进境动植物检疫风险评估准入管理，强化外来动植物疫情疫病和有害生物查验截获、检测鉴定、除害处理、监测防控规范化建设，健全对购买和携带人员、单位的问责追究体系，防控

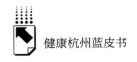

国际动植物疫情疫病及有害生物跨境传播。健全国门生物安全查验机制，有效防范物种资源丧失和外来物种入侵。

第十三章　打造"信用杭州"

第一节　打造全国社会信用体系建设示范标杆城市

以创建社会信用体系建设示范城市为契机，以信用信息资源共享和推广应用为抓手，加快建立以统一社会信用代码为基础的信用标准体系。全面构建以信用为核心的行业和市场监管体系，全面发挥守信激励和失信惩戒联动奖惩机制作用，在政务诚信、商务诚信、社会诚信和司法公信四大领域建设上取得明显进展。培育规范信用服务市场，激发信用产品需求，依法推进信用产品市场化运作。以"诚信有价、信用惠民"为主旨，探索打造"信用＋城市"新模式。加强信用宣传、诚信教育和人才培养，努力营造诚实、自律、守信、互信的社会氛围和经济秩序，使我市社会信用体系建设始终走在全国前列。

第二节　构建城市信用大数据平台

以杭州市公共信用信息平台为基础，建立互联、决策、服务、开放四大系统，构建城市信用大数据平台。广泛征集社会信用数据，推动各地区、各行业、各相关企业组织信用信息系统的信息共享，实现与国家、省信用信息共享平台的互联互通。加强信用大数据的汇聚整合和关联分析，建立区域信用评估模型，加强对城市和行业信用状况的监测、预测、预警，提升信用体系的决策支撑和风险防范作用。建立信用服务系统，增强平台社会服务和互动能力，推动全民体验、全民遵守、全民监督的城市信用应用创新。建立信用开放系统，合理有序开放信用数据，带动社会公众和专业机构开展信用数据的公益性、增值性开发。

第十四章 促进社会包容和谐

第一节 创新社会治理模式

推进社会治理精细化,完善党委领导、政府主导、社会协同、公众参与、法治保障的社会治理体制。以城市社区、城乡接合部和"撤村建居"型社区、农村流动人口比较集中地区为重点,分类探索社会治理新模式,推进网格化管理。夯实社会治理基层组织,制定推进基层参与民主协商的指导性意见,建立基层协商民主长效化机制。深入推进"我们圆桌会"、"湖滨晴雨"工作室、"街道民主协商议事会"等基层协商民主形式,继续推行社区民情恳谈会、民主听证会、民情沟通日等机制。坚持和发展"枫桥经验",加快修订和制定村规民约、社区公约,健全乡镇(街道)、村(社区)、企事业单位公共事务协商治理服务体系。

第二节 培育多元化社会组织

重点培育、优先发展行业协会商会类、科技类、公益慈善类、城乡社区类社会组织,建立社会组织规范运行、监督管理和评估评价机制。完善社会组织登记管理制度,试行行政审批专员制,深化社会组织登记管理制度改革。加大对社会组织扶持力度,实施社会组织扶持发展专项计划。探索建立社会组织参与城市重大公共事务的工作机制。加强社会工作者队伍建设,健全社会工作发展保障体系,推进社会工作专业化、职业化。到2030年,全市社会组织专(兼)职从业人员数达10万人,注册志愿者人数占常住人口比例达15%。

第三节 大力推进智慧应用

强化市民卡、智能终端(机顶盒)、阿里云等载体作用,构建涵盖个

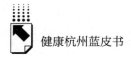

人、家庭、社会等多层面、多领域的智慧应用平台，推进智慧城市标准化建设，推广集成应用模式，建设国内领先的智慧应用城市。推进数字杭州地理空间框架建设，加快城建城管、交通、环保、气象、管网、防灾减灾等智慧应用，推进城乡公共治理智慧化。围绕医疗、教育、养老、就业、社会保障等民生领域，加强智慧应用和示范推广，实施"物联网进家庭"计划，建设杭州市中小学生饮食健康大数据管理中心，努力建成覆盖城乡、全民共享的智慧民生服务体系。推进信息惠民国家试点城市建设，促进信息消费，增强民生领域信息服务能力。

第五篇　优化健康服务

第十五章　优化医疗服务体系

第一节　优化医疗服务空间布局

根据杭州"中心提升、新区集聚，拥江布局、一体发展"的空间导向，合理设置各级各类医疗机构布局。中心城区不再新建公立综合性医院，加快在建的市中医院丁桥分院和之江医院项目进程；鼓励和引导中心城区医疗资源向新区、产业集聚区延伸、转移；萧山、余杭、富阳三区根据融入主城区的实际进程，科学调控医疗机构数量、规模、床位、人员等资源指标，完善服务设施和服务功能。其他四县（市）要适应当地经济社会发展格局，协调均衡医疗机构布局，完善区域医疗资源配套。

第二节　完善医疗服务功能设置

明确各级各类医疗机构的功能定位，引导医疗机构根据功能定位规划其发展；对于功能定位不明确、发展前景不明朗的医疗机构，加快推进其实施转型，鼓励向康复医院、专科医院方向发展。加强儿童、妇产、精神、传染病、肿瘤、护理和康复等专科医院和中医医院建设。市本级加快在建的市儿童医院新医疗综合楼、市老年病医院和市七医院精神科病房改扩建等项目建设，筹划并推进市七医院浙西分院、市三医院制剂中心和市西溪医院二期建设。

第三节 筑牢医疗服务基层网底

各区、县（市）政府在每一个乡镇办好一所乡镇卫生院，在每一个街道或3万~10万居民范围为办好一所社区卫生服务中心。各地可以根据地理、交通、人口等因素，结合中心镇（小城市培育试点镇）建设规划，选择三分之二左右的乡镇卫生院提升其服务能力和水平，使之具备较为完整的中心卫生院功能，鼓励引导中心卫生院与县医院开展多种形式的合作，推动县乡一体化发展。中心卫生院原则上按1.2张床/千人服务人口设置床位。基层医疗卫生机构建设达标率达到100%。

第四节 促进社会办医

合理控制公立医院的规模扩张，逐步减少公立医院的特需医疗服务项目，到2030年按每千人常住人口不低于2张床位，为社会办医预留空间，力争到2030年社会办医疗机构床位数占总床位数的40%。鼓励和引导社会资本举办上规模、高层次、达到二级甲等医院以上建设标准的综合医院和老年病、护理、康复等有特色的专科医院，引导社会办医疗机构参与提供公益性医疗服务，形成与公立医院的有序竞争，满足人民群众多层次的医疗服务需求。

第五节 推进医疗卫生国际化

实施推进医疗卫生国际化行动计划，以人才队伍建设为核心，以项目引进为载体，健全机制、多措并举，构建国际化医疗服务体系。加快推进国际化医院试点，依托省、市重点医院，引入国外知名医疗机构和国际化医院管理团队，设立国际化医疗中心和国际化医院，促进临床医疗、人才队伍建设、医药研究等领域国际合作。打造国际化院前急救服务体系，为120用户提供在线双语支持、医疗急救费用担保等全流程国际医疗保险绿色通道服

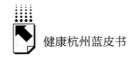
务；探索建立国际医疗急救转运体系，加强与国际 SOS 组织的紧密合作，提升航空医疗救援水平。积极推动市属医院与国际知名保险机构深化合作，建立与国际医疗保险机构费用结算相衔接的支付体系。建立国际赛事活动医疗保障机制，着力做好大型国际活动的医疗保障工作。

第六节　培育发展医疗相关第三方服务

大力发展专业医学检验中心、卫生检测中心、影像中心、病理中心、制剂中心、消毒中心等医疗相关第三方服务。推动医疗机构、科研院所开展药学研究、临床试验等生物医药研发服务外包。支持医疗设备第三方服务、医疗信息化外包、健康云平台、第三方医疗服务评价、健康市场调查和咨询、医药科技成果转让、专利信息服务等相关健康中介服务机构发展。利用开展服务贸易创新发展试点机遇，将健康产业的服务贸易纳入全市服务贸易创新发展总体战略，扩大健康服务的对外投资和贸易，打造国际健康服务贸易品牌。支持第三方服务上市企业利用资本市场，通过资产重组、定向增发、吸收合并等手段，吸纳优质资产、优势项目，进一步做强做大。鼓励其他骨干企业加强与国内外知名医疗机构的技术合作与交流，进一步延伸产业链、提升价值链，做大第三方服务市场规模。

第十六章　健全公共卫生服务体系

第一节　健全组织协调机制

强化各级政府在公共卫生体系中的领导职能和责任，强化公共财政对公共卫生工作的保障，建立公共卫生工作长效投入机制。充分发挥各级公共卫生委员会的作用，协调和组织有关部门，落实公共卫生职责，提高社会动员能力，促进公共卫生服务均等化，提升公共卫生政策和举措的成效。

第二节 加强基础设施建设

继续加强市、区县（市）两级公共卫生机构基础设施建设。按照原卫生部有关疾控、监督、妇幼保健等公共卫生机构基础设施建设、设备装备、监测能力等标准和要求，重点加强支撑突发公共卫生事件应急处置、食品安全风险监测相关的实验室基础设施建设和设备装备，达到标准要求并适度领先，确保监测检验和服务项目的正常开展。

第三节 强化院前急救体系

贯彻《杭州市院前医疗急救管理条例》，落实政府责任，建立与经济社会发展水平相适应的经费保障体制及管理运行机制。推动建德、淳安、临安建立独立建制的急救分中心，建设合理高效的院前急救空间布局网络，推进急救中心、急救站点标准化建设，按标准配置急救车辆设备；积极探索建立空中、陆地、水上相结合的立体化医疗急救网络。推动公共场所急救设施建设。

第四节 推动精防体系建设

建立健全以专科医院、仁爱家园工疗站为核心的市、区县（市）、街道（乡镇）三级康复体系，推动未设精神卫生专科医院的区、县（市）加快专科医院建设，在区、县（市）级及以上综合性医院、中医院、中西医结合医院、妇保院均设立精神科（心理科）；各城区至少培育1家具有精神障碍诊治能力的社区卫生服务中心；多数街道（乡镇）建有1家由街道（乡镇）办事处（政府）举办的仁爱家园工疗站，或乡镇联合建立健全区域性仁爱家园工疗站，满足精神残疾人日间照料需求。

第五节 完善职业病防治体系

健全职业病预防控制工作网络，强化市职业病防治院技术支撑地位，重点强化县域职业病防治体系建设，完善职业健康检查与职业病诊疗服务机构布局，鼓励具备条件的医疗卫生机构开展职业健康检查、职业病诊疗等工作，基本职业卫生服务范围覆盖至街道、乡镇。推进职业病定点救治医院建设。启动市职业病防治院迁建项目规划建设。积极发挥服务政府、服务社会、服务行业和服务会员的优势作用。

第十七章　充分发挥中医药独特优势

第一节　提升中医服务能力

以特色优势明显、管理规范的中医（中西医结合）医院为龙头，以学术创新水平和临床服务能力领先的学科（专科）为载体，进一步发挥中医药特色优势，提升中医药服务综合实力。建立和完善适合中医药发展的评价、标准体系。健全中医药医疗保健服务体系，加强基层中医药服务能力，推广中医药适宜技术，100% 的社区卫生服务中心（乡镇卫生院）建立中医馆，100% 的社区卫生服务站（村卫生室）具备中医药服务能力。强化中医药防治优势病种研究，发展中医非药物疗法，突出中医药防治常见病、多发病和慢性病的独特作用。提高急危重症、疑难复杂疾病的中医诊疗服务能力，到 2030 年，建成国家级重点学科 6 个、省级中医药重点专科 30 个、基层中医药优势病种 30 个，争创国家、区域和基层中医药专科专病诊疗中心 1~2 个。加强中医药应对突发公共卫生事件能力建设，完善中医药参与突发公共事件应急网络和应急救治工作协调机制。

第二节　强化中医药传承与创新

以杭州市中医药优势病种项目申报工作为抓手，挖掘、培育、建设市级中医药优势病种。针对具有中医特色且有疗效，人才梯队相对薄弱或技术濒临失传的中医临床专科、专病和中医药防治传染病等方面工作进行重点培育和扶持，挖掘、整理院内外名老中医的临床经验和特色方剂，优化完善临床诊疗技术和方法，鼓励开发和应用院内中药制剂，推广适宜的中医临床诊疗技术。构建中医药预防保健服务体系。

第三节 强化基层中医药能力建设

巩固全国基层中医药服务工作先进单位建设成果。在乡镇卫生院、社区卫生服务中心建设中医临床科室集中设置、多种中医药方法和手段综合使用的中医药特色诊疗区，规范中医诊疗设备配备。加强基层医疗卫生机构非中医类医生、乡村医生中医药适宜技术培训。继续实施城乡中医药适宜技术推广项目，针对部分基层常见病种，推广实施中药验方，规范中药饮片的使用和管理。

第十八章 建立全生命周期健康服务体系

第一节 加强妇幼保健服务

坚持计划生育基本国策，落实一对夫妇可生育两个孩子政策。深入实施优生促进和优生"两免"政策，多途径加强出生缺陷干预，综合治理出生人口性别比偏高问题。建立市级优生监测重点实验室，全面提高全市高危孕产妇救治水平以及妇幼保健的服务和管理水平。继续深入实施"母婴保健工程"和"妇女健康促进工程"，提高孕产妇、儿童系统保健水平。完善婚前医学检查和孕前检查网络，加大出生缺陷监测力度，规范产前筛查、诊断和新生儿疾病筛查、治疗、新生儿疑似残疾信息监测工作，提高出生人口素质。定期开展城乡妇女妇科病普查，扩大宫颈癌和乳腺癌筛查的覆盖面。完善计划生育特殊家庭和伤病残家庭扶助政策，妥善解决生活资料、养老保障、大病医疗、精神慰藉等方面的问题。

第二节 培育健康管理与促进服务

鼓励和支持健康体检机构向健康管理机构发展。以健康教育与培训、健康咨询、心理咨询与辅导、精神康复为重点，培育一批专业化、规范化健康管理与促进机构。积极发展新型健康管理服务业态，支持社会资

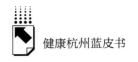

本运用健康信息技术提供合法的移动医疗、动态健康监测、网络诊疗咨询等新型健康管理服务。积极引进专业康复护理机构，筹划康复社区建设。加大专业康复护理人才培训机构招引力度，加强专业康复护理人员教育培训。

第三节　加快发展养老服务

大力发展老龄事业，积极推进全国养老服务业综合改革试点，扩大养老服务供给，全面建成以居家养老为基础、社区养老为依托、机构养老为补充、医养相结合的城乡养老服务体系。加快社区养老和居家养老服务设施建设，形成完善的城市社区步行 15 分钟、农村社区步行 20 分钟的居家养老服务圈。健全家庭养老服务支持和养老评估补贴制度，到 2030 年，全市 6% 以上的老年人享有养老服务补贴。支持医疗卫生资源进入各类养老服务机构、社区居家养老服务照料中心，建立以医疗、护理、康复为基础的医养护一体化服务模式。鼓励社会力量兴办养老机构，搭建全市统一开放的社会化智慧养老服务平台，到 2030 年，社会办养老机构床位比例达 70% 以上。

第四节　保障重点和特殊人群权益

重视妇女、儿童和青少年身心健康，建立健全农村留守儿童、妇女、老人关爱服务体系，切实保障妇女儿童合法权益。健全残疾人社会保障和服务体系，完善残疾人扶助政策，建成并运行杭州市残疾人特殊康复中心（杭州康复医院），提升残疾人服务水平。加强流动人口管理和服务，鼓励来杭人员参与社区的公共事务和管理，创造条件促进来杭人员全面融入城市。

第十九章　推动基础教育优质均衡发展

强化学前教育公共服务职能，加快配套幼儿园"三同步"建设，鼓励普惠性幼儿园发展，加大等级幼儿园建设力度。强化义务教育标准化建设，推进区、县（市）域内义务教育公办学校教师校长交流。深化普通高中课程改革，推进培养模式多样化。完善特殊教育保障体系，促进特殊教育全纳型持续发展。扩大优质教育资源覆盖面，深化名校集团化办学和教育共同体建设，推进主城区优质教育资源向三区四县（市）延伸。

第六篇 培育健康人群

第二十章 全面提升健康素养水平

第一节 倡导全民健康生活方式

制定实施国民营养计划，深入开展食品营养功能评价研究，全面普及膳食营养知识，重点解决微量元素缺乏、部分人群油脂食盐摄入过多等问题。实施临床营养干预，二级以上医疗机构全面配备营养师。加强对学校、幼儿园、养老机构等单位的营养工作指导。充分发挥中小学膳食营养专家委员会作用，制订并出台杭州市中小学膳食营养标准，研究并推荐200套以上适合中小学生的营养套餐。推进《杭州市公共场所控制吸烟条例》修订，实施室内全面禁烟，加强公共场所控烟执法检查力度，强化戒烟服务，鼓励引导各类无烟单位和无烟环境创建工作。加强限酒健康教育，控制酒精过度饮用，减少酗酒。加强重点人群性教育，减少不安全性行为。加强居民毒品危害教育，健全戒毒医疗服务体系，最大限度减少毒品危害。

第二节 加强心理健康促进

健全精神卫生防治体系，积极推进临床心理护理服务。加强心理健康问题基础性研究。推进专业心理咨询服务机构建设和发展，积极探索创新第三

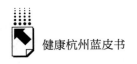
方专业机构服务机制的形成，在学校、社区、机关、企事业单位和流动人口聚集地推广设立心理咨询室。关注儿童、青少年、妇女、老年人、流动人口和不同职业群体心理健康问题，普及心理健康知识，提供心理咨询服务。加强青少年网瘾预防与控制。加强心理健康专业人才培养。加快组建专业化、社会化心理救援队伍，加强灾害和事故心理危机干预机制建设。加强严重精神障碍患者管理，推进精神障碍社区康复服务，建立完善持证困难重性精神障碍患者免费治疗政策。到 2030 年，心理卫生知识知晓率达到 90%，社区心理咨询开设率达到 100%，精神障碍社区康复规范开展率达到 90%，重大突发事件心理干预水平显著提高。

第三节　普及全民应急救护技能

加大居民生存与应急救护基本知识培训和技能演练，使社会公众掌握基本必备的应急自救互救知识与技能，促进自救互救，及时有效挽救生命，降低、减少二次伤害。增强全社会残疾预防意识，针对主要致残因素、高危人群，实施重点防控，可比口径残疾发生率处于全国各市较低水平。支持、鼓励居民家庭自备医疗急救包，有条件的地区可向居民免费发放医疗急救包。完善公共场所急救设施设备配备标准，在学校、机关、企事业单位和机场、车站、大型商场、电影院等人群密集场所配备急救药品、器材和设施。到 2030 年，全市公共场所每万人自动化体外心脏去颤器（AED）配备率达到 1~2 台。

第二十一章　普及全民健身行动

第一节　加强全民健身场地设施建设

统筹规划体育场地设施建设，并纳入当地城乡规划、土地利用总体规划，新建居住区和社区按室内人均建筑面积不低于 0.1 平方米或室外人均用地不低于 0.3 平方米的标准配套建设群众健身设施。有效开发利用城镇低效用地，积极改造旧厂房、仓库、老旧商业设施，充分利用郊野公园、城市公园、公共绿地及城市空置场所等建设体育场地设施。推进基层社区文化体育设施共建共享。合理布局大型体育场馆，大力发展社区多功能运动场，因地制宜建设便民基层体育设施，城市社区和有条件的农村构建"15分钟健身圈"，改善各类公共体育设施的无障碍条件。全面推进公共体育设施、学校体育场地设施、企事业单位体育场地设施向社会开放，实现公共体育设施和符合条件的学校体育场地设施100%向社会开放。

第二节 健全全民健身社会组织

按照分类指导、分步推进的原则，积极稳妥推进体育社团社会化、实体化改革，提升体育社会组织的自我运转能力。大力发展体育社会组织，实施体育社会组织培育工程，有序推动政府职能向体育社会组织转移，健全完善体育社会组织扶持政策措施。加强体育社会组织骨干培训，引导鼓励体育类社会组织参加社会组织评估。到2030年，实现每万人拥有体育社会组织3个。

第三节 广泛开展全民健身活动

深入实施《杭州市全民健身条例》，积极开展群众性体育活动，重点打造杭州国际马拉松、杭州（国际）毅行大会等全民健身品牌活动。大力发展具有民族和地方特色的体育运动。大力开展全民健身推广普及，实施"残疾人体育健身计划"等重点人群健身计划，推动职工、农民、妇女、老年、青少年、幼儿及残疾人体育活动开展。实施青少年体育活动促进计划，基本实现青少年掌握1项以上体育运动技能，确保学生校内每天体育活动时间不少于1小时。积极推广健身跑（走）、骑行、登山、游泳、球类、广场舞等群众喜闻乐见的运动项目，实现全民健身活动经常化、多样化、生活化。到2030年，全市经常参加体育锻炼的人数比例达到45%。

第四节 提升全民健身指导服务水平

不断提高全民健身科学化水平、现代化水平。加强体育科研，加快推进"互联网＋"全民健身发展。促进体医融合和非医疗健康干预，完善运动处方库和健康风险评估制度，研制推广体育健身新项目、新方法。加强卫生、体育、社保等部门配合，积极构建体医融合的杭州模式，切实做好市民体质测试服务，实现每年3‰人口的体质测定。定期开展国民体质监测，向社会公布监测结果。加强社会体育指导员队伍建设，实现街道、乡镇体质测试网点及社区、行政村社会体育指导员全覆盖。到2030年，国民体质监测合格率达到95％以上，每千人拥有社会体育指导员3人以上。

第五节　提高体育赛事承办能力

深入实施"奥运争光计划"，完善竞技体育项目布局，做强游泳、射击、皮划艇、体操等优势项目。办好2017年学生运动会、2018年世界短池游泳锦标赛、2022年亚运会等大型赛事。积极承办国际国内大型体育赛事和专业体育赛事，引导培育建立体育经纪人和经纪公司，加强与国内外体育组织等专业机构的交流合作，提高办赛能力。通过全力办好各类大型体育赛事和专业体育赛事，激发广大群众参与体育活动热情。扎实推进足球改革，深化竞技体育职业化改革，促进竞技体育转型发展。积极创新体育赛事的开发和推广模式，鼓励企业和社会组织承办各类体育比赛。

第七篇　营造健康文化

第二十二章　建设历史文化名城

第一节　倡导社会文明风尚

培育和践行社会主义核心价值观，深入学习中国特色社会主义理论体系，特别是习近平总书记系列重要讲话精神，持续深化以中国梦为主题的中国特色社会主义宣传教育。以"道德健康"为重点，弘扬中国优秀传统文化和美德，加强社会公德、职业道德、家庭美德、个人品德建设。深化开展"我们的价值观"主题实践活动，实施《杭州市培育和践行社会主义核心价值观深入打造"最美现象"精神文化品牌行动计划（2015～2020）》。深入实施"市民文明素质提升工程"，广泛开展各类群众性文明创建和道德主题教育活动。加强未成年人思想道德教育，广泛开展学雷锋志愿服务，着力建设青少年德育平台。加强网上思想文化阵地建设，发展积极向上的网络文化，净化网络环境。倡导科学精神，加强人文关怀，注重通过法律和政策传导正确价值取向。

第二节 着力打造学习型城市

巩固学习型城市建设成果，深入实施"满城书香"工程，创新学习载体，办好全国数字阅读大会、杭州学习节、西湖读书节等一批重点学习活动。围绕广大市民群众日常学习需求，加强杭州市悦学体验点、漂流书亭、学习地标、第二课堂等学习阵地建设。繁荣社会科学，深入开展"杭州市社科普及周"活动，充分发挥"市社科普及基地"在社科宣传普及中的积极作用。充分利用联合国教科文组织等国际平台，推动与国际城市之间开展学习对话，积极投身于"全球学习型城市网络"建设与理念推广，努力营造"人人皆学、处处能学、时时可学"的城市学习氛围。

第三节 加大文化遗产保护力度

建立多层次文化遗产保护体系，巩固提升西湖、大运河世界文化遗产保护水平。健全文物古迹分级保护制度，打造"一河四遗址"五大传统文化名区。加大历史文化名城名镇名村、历史建筑、工业遗存、文物、古树保护力度。实施"杭州城市记忆工程"，延续历史文脉。深入挖掘民间艺术、传统工艺和古老传说等非物质文化，加强非物质文化遗产的有效保护和活态传承，对濒危项目实施抢救性保护。健全以国家级名录为重点的梯次结构名录建设体系，开展非遗乡镇级名录试点。加强文化生态保护，推进市非物质文化遗产保护中心建设。

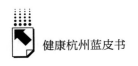

第二十三章　加强文化阵地建设

第一节　完善公共文化设施网络

完善市、区县（市）公共文化场馆布局，加快新城、新建大型社区等人口密集地区文化设施建设。推进城市文化公园、农村文化礼堂、高校文化校园、网上文化家园、特色文化小镇等建设，实施重大文化设施项目，打造一批省市级文化标志平台。整合基层宣传文化、党员教育、健康教育、体育健身等设施，建设综合性文化服务中心，实施乡镇（街道）综合文化站提升工程。推动智慧图书馆和智慧文化馆建设，开展数字资源推广计划，加快建设"市民文化书屋体验点"。

第二节　推动公共文化服务均衡发展

合理配置公共文化服务资源，实施重大文化惠民工程，打通"最后一公里"，传播健康理念和倡导健康生活方式。制定实施《杭州市基本公共文化服务标准》，促进基本公共文化服务标准化、均等化。积极开展"合理膳食、适量运动、戒烟限酒、心理平衡"方面的健康公益性文化服务活动，推动城市优质文化资源更多地向农村、基层、边远地区倾斜，切实保障群众公平享受基本公共文化生活的权益。繁荣基层文化，实施万场文化活动下基层、健康教育进万家、社区文化行、全民阅读行、城乡电影行、送戏下乡、广播电视对农节目等工程，到2030年，农村有线数字电视实际入户率达98%以上。

第三节　促进文化艺术繁荣兴旺

深入实施地方戏曲振兴、美术书法创作、影视精品打造、基层文艺繁荣等计划，推出更多群众喜闻乐见的文艺精品。加强创新型艺术团队建设，深入实施"名家、名团、名企"工程，加大青年文艺人才和创作型人才培养力度，努力建设德艺双馨的文艺队伍。精心办好新年音乐会、"西湖之春"

艺术节、杭州国际戏剧节等重大文化品牌活动。积极发展健康向上的网络文艺。加强文艺评论和文艺研究，打造具有地方特色的文艺评论体系。

第四节 创新文化体制机制

按照政企分开、政事分开、管办分离要求，深化文化管理体制改革，理顺党政部门与其所属文化企事业单位关系，推动政府由办文化向管文化转变。完善文化国有资产监管体系。鼓励社会力量参与文化事业，支持投资兴办文化企业，切实保障不同所有制文化机构享有公平投资机会的权益。积极发展各类文化产品和要素市场，创新文化管理机制，构建统一开放、有序竞争的现代文化市场体系。探索筹建文化艺术品保税仓库。

第二十四章 完善全民健康教育体系

第一节 健全学校健康教育体系

以中小学为重点，加强学校健康教育，将健康教育纳入国民教育体系，把健康教育课作为所有教育阶段素质教育的重要内容。加大健康教育师资培养力度，将健康教育纳入在职教师职前教育和职后培训内容，鼓励学校利用社会教育资源，建设一支专兼结合的健康教育师资队伍。持续开展健康促进学校创建，深入实施百万学生饮食放心工程，全面推广阳光饮食信息化服务平台应用，加强学校师生食育教育。到2030年，健康教育按要求受训率达100%，学生基本健康知识掌握率达到100%。

第二节 共享健康科普传播平台

健全市、区县（市）二级专业健康教育体系，完善社区、机关、企事业单位、学校和媒体协同的健康教育网络。将健康教育内容纳入杭州科普大讲堂、科普下乡、杭州图书馆市民大讲堂等系列讲座的重要内容，全面普及健康科普知识。建立健康素养和行为生活方式传播、监测体系，推进全社会

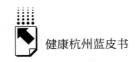

的健康教育与促进工作。充分发挥全媒体在健康教育中的重要作用，推动开设健康类栏目，加大健康类公益广告宣传力度，完善新型公众健康教育平台。建立健康知识和技能核心信息发布制度，教育居民对自身健康进行针对性管理和预防。全面实现全市科普基地的共建共享。加强对健康科普信息和医药广告的监测与监管，加大对虚假信息的打击查处力度。

第八篇　发展健康产业

第二十五章　培育发展康复护理及疗休养产业

第一节　加快发展康复与护理服务

合理布局、积极发展各类康复机构。重点培育神经康复、肿瘤康复、骨科康复、风湿性疾病康复、工伤类康复及残疾人康复等细分康复市场，构建由康复医院、社区康复、居家康复组成的三级康复服务体系。推动各级各类医疗机构开展中医特色康复医疗、训练指导、知识普及、康复护理等辅具服务，依托街道（乡镇）社区卫生服务机构开展残疾人社区康复站建设，促进中医特色康复服务发展，提升中医特色康复服务能力。积极引入社会资本举办各种类型的康复机构，探索建立社会资本举办的康复机构与大型公立医院之间的转诊机制。鼓励康复机构以连锁经营方式输出技术、管理和品牌。鼓励发展康复护理、老年护理、家庭护理、月子护理、"三瘫一截"成年重度残疾人等适应不同人群需要的护理服务。引入专业教育培训机构，加大康复与护理人才培养力度。

第二节　支持发展疗休养产业

利用优美的自然环境资源，结合中西医医疗技术和传统康复养生手段，为人们提供保健养生和休闲度假相结合的场所和服务，打造具有杭州特色的疗休养行业，满足不断增长的高端疗休养需求。着力在三江（钱塘江、富春江、新安江）、三湖（西湖、湘湖、千岛湖）规划布局一批特色疗休养机构，形成特色疗休养产业群，形成集湖滨疗休养、风景疗休养、山地疗休养、森林疗休养于一体的多元化疗休养行业发展格局。创新思路，突破体制障碍，探索军民融合发展疗休养产业模式。

第二十六章　加快发展养生养老产业

第一节　支持发展健康养老服务

推进医养结合和护理型养老体系建设。以医养护一体化签约服务为载体，促进医疗卫生和养老服务资源有序共享。建立以市和县（区）级医院为技术支撑的"1＋1＋X"模式的紧密合作医养结合联合体，即一家市属医院（县域是县级医院）＋一家社区卫生服务中心（或乡镇卫生院）＋辖区内X家养老机构，由结对的医疗机构为养老机构开展医疗、护理、康复等医疗服务提供技术支撑或支持；支持100张床位以上、500张床位以下的养老机构设置医务室，提供医疗服务。支持500张床位以上的养老机构设置独立的医疗机构。推进面向养老机构的远程医疗服务，推动有条件的二级以上综合医院开设老年病科，增加老年病床数量，做好老年慢性病防治和康复护理。加快推进护理型养老机构建设，建立适合我市发展实际的长期护理保险制度，有效解决失能老年人长期护理需要和护理型养老机构的正常运行；鼓励基层医疗卫生机构通过资源整合利用闲置低效医疗床位开发护理型床位。到2030年，护理型床位比例不低于养老床位的60%；每百名老人拥有护理型床位2张，其中80%为以长期照护为主辅之以医疗护理的养老机构护理型床位，不少于20%为以医疗护理为主兼顾长期照护的老年护理机构床位。

提升居家健康养老服务水平。依托社区卫生服务中心、乡镇卫生院等基层医疗机构，通过医养护一体化签约服务，为自愿签约的社区居家老年人提供日常护理、健康体检、保健咨询、慢性病管理、健康教育、中医保健等服

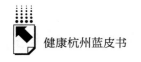

务。重点针对社区居家养老服务，加快社区老年人日间照料中心建设，引导城乡医疗机构将医疗护理和康复等服务延伸至家庭，推动为签约的失能、半失能老人设立"家庭病床"。结合智慧城市建设，加大养老服务领域智慧应用，加快构建安防急救、主动关怀、亲情通话和生活服务"四位一体"的智能养老服务网络。

鼓励社会资本参与健康养老服务业。支持社会资本以新建或改扩建形式举办老年病医院、护理院、临终关怀医院等医疗机构，增强养老机构的医疗、康复、护理、保健等服务能力。支持和规范老年地产发展，鼓励社会力量参与老年住宅、老年公寓等老年生活设施建设。

第二节　推广中医养生保健服务

支持中医养生保健机构发展。推进中医特色预防保健服务能力建设，健全中医预防保健服务体系，实施"治未病"健康计划。支持社会力量举办规范的中医养生保健机构，培育一批技术成熟、信誉良好的知名中医养生保健服务集团或连锁机构，打造清河坊历史街区、桥西历史文化街区等中医养生特色街。鼓励中医医疗机构发挥自身技术人才等资源优势，为中医养生保健机构规范发展提供支持。

规范中医养生保健服务。加快制定中医养生保健服务类规范和标准，推进各类机构根据规范和标准提供服务，形成针对不同健康状态人群的中医健康干预方案或指南（服务包）。推动传统型中医师培养项目，培养一批读经典、跟名师、勤临床的中医临床骨干力量。

丰富中医养生保健服务产品。运用云计算、移动互联网、物联网等技术开发智能化中医健康服务产品，为居民提供融中医健康监测、咨询评估、养生调理、跟踪管理于一体，高水平、个性化、便捷化的中医养生保健服务。

第三节　加强健康食品开发及生产

重点围绕增强免疫功能、缓解体力疲劳、辅助降血脂等功能类型，开发新一代功能保健食品。支持"浙八味"等地道中药材种植栽培和加工炮制。

加强传统保健食品品牌建设，做大做强铁皮石斛类、蜂产品类、保健酒类和维生素类等区域特色优势产业。培育发展特殊膳食用食品市场。

第四节 促进健康旅游业融合发展

以十大特色潜力行业培育、乡村旅游产业集聚区和省级运动休闲、老年养生示范基地创建为抓手，促进旅游业与农、林、牧、渔、中医药、体育、养生、养老、化妆、婚庆、摄影等相关产业的融合发展，培育发展多种形式的健康旅游。鼓励优质医疗机构、疗休养机构和旅游服务机构、旅游休闲基地（目的地）加强合作，开发多种类型的健康旅游产品和服务，推出杭派养生之旅、中医养生之旅、智慧养生之旅、生态养生之旅等特色体验活动，大力培育富有我市特色的健康旅游品牌，不断拓展国内外健康旅游市场。鼓励针对不同消费需求，积极开发温泉养生、中医药养生、游乐养生、美食养生等特色养生产品。重点开发针对老年人和亲子的健康旅游细分市场，打造一批老年和亲子健康旅游优质品牌。加快建设一批健康旅游特色小镇、街区、主题酒店、示范基地。

第二十七章 积极发展多样化健康管理服务

第一节 加强健康体检、监测和综合管理

深化全科医生签约服务，扩大签约服务覆盖面和服务项目，提供个性化的健康管理服务。支持引进国际高端健康体检机构和品牌，培育高端健康体检市场。鼓励和支持专业健康体检机构开展加盟连锁经营和拓展健康管理服务产业链，并积极向综合性健康管理机构发展。发展以商业保险机制为支撑，以健康风险管理为核心的健康管理新型组织，提供形式多样的健康管理服务。制定中医健康状态评估方法，丰富中医健康体检服务。将中医药优势与健康管理相结合，以慢性病管理为重点，以"治未病"理念为核心，探索中医健康管理新模式。将国民体质监测与市民体检相结合，整合体卫器械

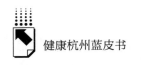

与技术力量，深入推进国民体质测试"两报告、三处方"试点工作，探索可学、可推广的"体卫合作"新模式，构建完善的居民健康管理系统。

第二节　支持发展健康咨询、教育与文化产业

培育专业化健康教育、培训以及营养、疾病等方面咨询机构，深入社区和单位开展各类健康咨询服务。重视市民心理健康，鼓励举办各类心理咨询机构和心理治疗诊所、门诊部。支持运用智慧健康技术开展在线健康教育、健康知识宣传、网络诊疗咨询等新型健康管理服务。加强健康文化传播与交流，支持创作健康文化精品，举办健康促进论坛、群众性健康文化活动，培育发展健康文化产业。加强各类社会公益性健康教育平台建设。积极挖掘、利用中医药文化资源，加强中医药文化基地、宣传网络建设，采用讲堂、论坛等群众喜闻乐见的形式，开展中医药文化和科普知识宣传。

第三节　推动健康金融业加快发展

积极引进国内外大型健康保险机构，并引导其加强与健康服务机构合作，鼓励重大疾病保险、特定疾病保险等与基本医保相衔接的健康保险产品以及长期护理保险、失能收入损失保险、医疗责任险等多样化保险产品供给。探索建立由政府、社会、个人多方筹资的长期护理保险制度。探索有序推进并规范商业保险机构承办城乡居民大病保险。加大政府购买服务力度，通过招标等方式，鼓励探索有资质的商业保险机构参与各类医疗保险经办服务。引导社会资本设立或参与设立健康产业投资基金。

第四节　培育发展健康信息产业

深入推进"互联网＋"医疗，创新发展互联网医院、远程医疗等新型业态，探索线上线下结合发展模式。积极发展网上预约挂号、在线咨询、交流互动、网上支付、健康监测等健康信息服务业态。鼓励签约医生利用所在单位的云医院、网络平台、健康咨询热线、手机及电视终端等多种途径，为

签约居民提供便捷的健康咨询互动服务。整合联通海量数据,大力推动医疗健康大数据挖掘、分析和应用产业发展。以提供智慧医疗系统整体解决方案为核心,以数字化健康产品的研发设计、软件开发、信息系统集成、信息技术咨询、数据处理和存储、数字内容服务为关键环节,积极构建健康信息服务产业链,打造健康信息产业集群。

第五节 加快发展体育健身相关产业

充分发挥体育产业和体育事业良性互动作用,促进群众体育与竞技体育全面发展,不断满足人民群众日益增长的体育健身需求。

加强体育健身设施建设和管理。进一步完善富阳、淳安、建德、临安、桐庐、余杭等地的水上运动、山地运动、户外拓展运动设施,加快完善市域健康步道体系和社区体育设施,建设一批特色运动休闲基地,促进体旅融合、康体结合。运用"互联网+"体育场馆资源,提升体育健身服务智能化水平。鼓励社会资本参与体育健身场馆及设施的建设与管理,将赛事功能需要与赛后综合利用有机结合,增强复合经营能力。促进体育场地设施工程施工行业发展。

加强体育健身活动的推广和宣传。立足当地实际,积极组织开展群众参与面广、操作性强、喜闻乐见的群众性体育活动。以绿道骑行、跑步、水上运动、广场舞等为重点,加强群众性体育健身活动品牌的塑造和推广。通过优势项目、大型赛事和知名运动员带动,鼓励开展符合群众需求的游泳、球类、轮滑、滑冰、登山等体育项目培训,培育一批品牌优、效益好、信誉佳的体育培训机构。鼓励和支持各类体育运动学校(含业余体校)、社会组织、俱乐部等开展社会足球、青少年足球、篮球、排球等体育培训活动。推广太极拳、健身气功、太极导引功等中医传统运动。

大力发展赛事经济。以成功申办亚运会、2018年世界短池游泳锦标赛及世界游泳大会等大型国际体育比赛和国家取消商业性和群众性体育赛事活动审批为契机,运用市场机制,积极引入社会资本承办各类体育赛事。

355

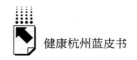

大力发展高端体育用品制造业。以赛事活动推动体育用品制造业发展，鼓励企业开发具有自主知识产权、科技含量高的运动器材装备，重点发展可穿戴智能运动装备、健身器材、体育训练竞赛器材、运动服装、水上运动产品、船艇等用品和装备。支持体育用品制造企业加强品牌建设，打造名牌产品和著名商标，打造特色体育用品产业集群。

第二十八章　创新发展医药及高性能医疗器械

第一节　加快医药产业转型升级

以满足群众健康需求为导向，坚持"仿创结合、以创为主"战略，重点推进化学制药、生物制药、现代中药、生物技术等药物领域的创新研发和产业化推广，不断提升企业自主创新能力和产品质量管理能力。围绕恶性肿瘤、心脑血管疾病、代谢性疾病、自身免疫性疾病等重大疾病防治需求，积极研制符合国际药品标准的化学药及其高端制剂，重点推进靶向抗肿瘤创新药物和新制剂的产业化。积极发展用于重大疾病和多发性疾病治疗的重组蛋白质多肽药物、单克隆抗体药物、核酸药物、防治疫苗、联合疫苗等药物。发展个性化治疗和精准治疗药物，开发精准靶点筛选技术，建立从基因检测到个体化精准免疫治疗技术体系。坚持传承与创新并重，加强传统名优中成药和具有中医临床特色疗效的名医名方、专病专方的开发。围绕重大疾病领域，推进一批临床优势突出的创新中药研发和产业化。发挥胡庆余堂、方回春堂等老字号品牌效应，扶持发展优质中药饮片。加快中药国际化步伐，争取部分中药产品进入国际主流医药市场。提升中药工业装备制造水平，加速中药生产工艺、流程的标准化、智能化、现代化。加大化妆品行业的资源整合力度，增强创新能力、培育自主品牌。

第二节　培育发展医疗装备及器械制造业

主动适应智能化、数字化、精确化、多元化发展趋势，围绕预防、诊断、治疗、手术、急救、康复等需求，加快医疗装备及器械产业链培育建设，主攻产业链短板，招引一批现代医疗设备龙头企业，突破一批共性关键技术和核心部件制约，研发一批拥有自主知识产权的高精尖医疗设备。加强多学科技术集成创新，开发超声影像、核磁共振、CT、数字化X射线机、生物分子核医学显像等大型医学诊断设备。顺应智能化、便捷化发展趋势，积极开发可穿戴设备、家用便携式诊疗与康复设备等新型设备。鼓励开发人工关节、牙种植体、植入性智能假肢、人造皮肤、人工骨等组织工程产品。进一步做强内窥镜、注射器、微量泵、医用导管、护理设备等特色产品，打造完整产业生态链。

第三节 创新发展医药流通业

鼓励大型药品流通企业通过并购、重组和企业内部资源整合等方式，打造面向全省、辐射全国的药品现代物流配送中心。推动药品流通企业物联网系统建设，建立智慧物流体系，提升药品物流的信息化、智能化和标准化水平。完善医保定点药店布局，鼓励医药零售业规模化、集约化、连锁化经营。支持老字号药店、著名商标、知名商号加强与电子商务平台合作，开展网上交易。发展健康产品会展服务，打造健康产品会展平台。整合医药企业和电子商务平台资源，规范发展 B2B、B2C、O2O 等形式的医药电子商务，推动药品电子商务、现代物流和互联网金融有机结合，不断创新医药流通商业模式和业态。

第九篇 健全保障支撑体系

第二十九章 深化体制机制改革

第一节 把健康融入所有政策

健康杭州作为一项系统社会工程，需要城市规划、建设、管理等多个部

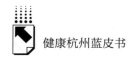
门的共同推进。必须坚持政府主导、部门协作、社会参与的长效工作机制，加强各部门各行业的沟通协作，形成多主体协同促进健康的合力。全面建立健康影响评价评估制度，系统评估各项经济社会发展规划和政策、重大工程项目对健康的影响，健全监督机制。畅通公众参与渠道，加强社会监督。

第二节 深化医药卫生体制改革

加快推进公立医院综合改革，建立现代医院管理制度和法人治理结构。鼓励社会力量举办医疗机构，落实非营利民营医院和公立医院同等办医等政策。引导社会办医特色化、规模化、高端化发展。深化优质医疗资源"双下沉、两提升"工程，加快建立社区首诊、双向转诊、急慢分治、上下联动的分级诊疗制度，逐步推广医养护一体化全科医生签约服务。完善集中采购和自主采购相结合的药品采购新机制。深化医保支付方式改革，实现公立医院和医疗服务全覆盖。完善医疗纠纷处理机制。到2020年，建立覆盖城乡居民、体系完善、功能健全的医疗卫生制度。

第三节 创新健康促进筹资机制

健全政府健康领域相关投入机制，调整优化财政支出结构，加大健康促进领域投入力度，履行政府保障基本公共服务需求的责任。建立结果导向的健康投入机制，开展健康投入绩效监测和评价。充分发挥财政资金的杠杆放大作用，激发社会投资活力，推动健康杭州建设发展基金、健康促进项目发展基金的建立和运作。积极推广健康促进领域政府和社会资本合作模式（PPP），加快实施一批健康促进PPP项目，形成多元化健康促进筹资机制。

第四节 完善公共政策支持体系

推进健康相关部门依法行政，推进政务公开和信息公开。加强重点领域立法工作，完善地方性法规和政府规章，探索城市规划、建设和管理健康影响因素前置审查机制，健全健康领域标准规范和指南体系，在依法治理能力现代化上走在前列。依托"互联网＋"政务建设和政务云平台，实现健康信息跨层级、跨部门共享和业务协同，打破"信息孤岛"。按照事前指导、宽进严管、全程服务的要求，强化政府在医疗卫生、食品、药品、环境、体育等健康领域的监管职责，建立政府监管、行业自律和社会监督相结合的监督管理体制。加大环境保护、公共安全、资源开发利用、能源消耗、安全生产、食品安全等领域的监管力度。

第五节　建立健全环境与健康监测、调查和风险评估制度

逐步建立健全环境与健康管理制度。开展重点区域、流域、行业环境与健康调查，建立覆盖污染源监测、环境质量监测、人群暴露监测和健康效应监测的环境与健康综合监测网络及风险评估体系。实施环境与健康风险管理。划定环境健康高风险区域，开展环境污染对人群健康影响的评价，探索建立高风险区域重点项目健康风险评估制度。建立环境健康风险沟通机制。建立统一的环境信息公开平台，全面推进环境信息公开。

第三十章　推进智慧健康管理

第一节　整合和推进健康信息平台建设

整合和完善现有信息资源，实现信息共享，建成包含杭州市居民健康服务综合信息网门户、医养护业务服务平台和医养护技术支撑平台的杭州市医养护一体化信息平台。80％以上的杭州市医疗卫生机构接入医养护信息平台。建成市、区县（市）两级人口健康信息平台，建设以电子病历为核心的医院信息平台，建立平台实时数据交换系统，全面实现数据交换和业务协同。构建支持区域医联体的分级诊疗信息平台。

第二节　深化智慧医疗便民应用

进一步拓展深化杭州市智慧医疗在优化诊疗流程方面的项目和内涵，到

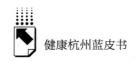

2020 年，实现二级以上医疗机构推行同城同质的智慧医疗服务项目，政府办医疗机构智慧医疗全覆盖。提升基层医疗机构信息化水平，通过云技术和平台技术相互结合，全面建成区域 HIS、区域影像、区域临床检验、区域体检等区域化新型医疗服务模式，促进数据向上集中，服务向下延伸。

第三节　发挥智慧医疗决策支持作用

强化信息互联和共享，加强技术研发和大数据应用，进一步探索信息化技术在提升医疗技术水平、突发公共卫生事件监测处置、卫生计生事业管理上的决策支持作用，进一步丰富和拓展智慧医疗的内涵。

第四节　加强标准和信息安全建设

开展区域卫生和医院信息标准符合性测试，推进信息标准应用落地。构建健康医疗数字认证服务体系和身份识别管理系统，按需开展执业医师和执业机构的 CA 认证服务。强化信息安全，保持卫生计生重要信息系统信息安全等级保护工作常态开展，加大数据安全和个人隐私保护，确保自主、安全、可控。

第三十一章　推进健康领域供给侧结构性改革

以慢性病作为医疗服务业供给侧改革的重点突破口，通过出台相关激励政策，进一步开放医疗服务市场，促进社会办慢性病服务机构，提高医疗服务的有效供给。在此基础上，加快推动健康养老产业人才和机构升级发展，进一步加大对生物技术与生命科学的扶持，积极推动国产医疗器械产业创新发展。

第三十二章　加强国际交流与合作

加强与欧美及亚太地区的健康城市先进国家和地区间的交流，采取高层论坛、市长论坛、健康城市对话、健康城市联盟等形式，探索建立相对固定的沟通交流机制，分享经验，提高健康杭州建设水平。同时，加强与国际健康城市机构和组织的联系，推动建立长期稳定的合作机制。特别是要针对健康杭州建设实践当中的重点、难点问题，如健康城市指标体系等，开展调查研究，探索建立健康城市建设实施路径、规划、环境、交通、人口、教育、社会保障、城市安全等领域的合作机制。

第三十三章 加强监测评估

进一步完善健康杭州建设监测体系建设，建立动态监测和反馈机制。完善健康杭州建设评估指标体系，探索建立市民健康行为监测系统，市建设健康杭州工作领导小组办公室组织专家咨询委员会或第三方专业机构定期监测，全面、科学、公正地评估规划取得的阶段性成效和存在问题。注重对健康杭州建设过程中相关前沿理论运用和重点项目实施的课题研究，深入分析项目实施的社会效益和经济效益，加强监测评估数据的利用，为健康杭州建设后续工作提供依据与指导。

第十篇 保障措施

第三十四章 健全组织，加强领导

各级党委、政府要将卫生与健康工作建设列入重要议事日程，作为改善居民健康水平、保障居民健康权益的重大民生工程加以贯彻落实，成立由党政主要领导任组长的领导小组，加强工作领导，强化主体责任，明确责任分工，推动形成政府主导、部门联动、社会参与的工作格局。构建健康杭州"6+1"平台，建立大健康共建体系，统筹推进本地区健康杭州各项工作，形成信息交流通畅、问题共研共商、工作推进有序的工作机制，最大限度凝聚各方共识和力量，确保各项任务措施落实到位。

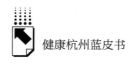

第三十五章　制定规划，加大投入

　　各地要科学评估本地居民健康状况，明确影响健康因素，将健康杭州建设列入本地区经济社会发展规划，并研究制定符合本地实情的健康城区（县、市）建设专项工作规划，坚持将健康理念纳入城市规划、建设、管理的各项领域，研究制订推进健康杭州建设的各项政策措施，阶段性、系统性、科学性推进健康杭州建设，促进卫生与健康事业发展。健全稳定可持续的卫生与健康投入机制，优化财政支持结构，重点加强公共财政向薄弱地区、薄弱领域、薄弱环节倾斜，鼓励社会资本参与健康城市建设，形成多元化、可持续的投入机制。

第三十六章　科学评价，强化考核

　　坚持科学评估原则，全面建立健康杭州评估指标体系和居民健康行为监测系统，组织第三方专业机构负责健康杭州建设效果评价，全面、科学、系统评估各项经济社会发展规划和政策、重大工程项目对健康的影响。建立健康杭州督查考核制度，把健康杭州建设工作纳入领导班子和领导干部任期目标责任制考核，作为实绩考核评价的重要内容，完善目标管理责任制度，建立评估考核奖惩制度，健全日常督查评估制度，加强健康杭州建设工作督查，每年选树健康杭州工作先进典型，调动不同主体开展建设健康杭州活动的积极性，推动健康杭州建设工作有序开展。

第三十七章　舆论引导，全民参与

　　发挥新闻媒体、行业类媒体、健康类媒体及政府官方微博、微信等新媒体的舆论引导、健康科普功能，积极传播健康生活方式核心理念，引导社会公众以各种方式支持、参与建设健康城市行动。坚持全民参与、全民共享理念,兼顾不同群体的健康权益,畅通公众参与渠道,进一步提高公众参与建设健康杭州行动的可行性和有效性,营造人人参与健康杭州建设、人人共享健康杭州成果的浓厚氛围。探索建立公开听证制度,在制定和完善健康杭州相关政策过程中广泛听取公众意见,注重兼顾不同群体的健康权益。充分发挥社会组织和志愿者作用,探索建立志愿者服务的诚信机制和互动模式,引导和支持公益资本参与健康城市建设,形成各方力量有序参与健康杭州建设的良好格局。

第三十八章 创新发展,示范引领

坚持科技创新与体制机制创新双轮驱动,全面加强健康领域技术研发创新能力,夯实健康科技条件支持体系,鼓励多部门、多学科联合开展科学研究,积极探索交叉学科科研人才培养模式。借鉴国际健康城市经验和水平,不断创新健康杭州建设的策略、方法、模式,总结推广健康杭州先进实践经验,循序渐进推动健康杭州持续发展,确保健康杭州建设继续在全省发挥龙头领跑示范带动作用,确保继续走在全国重要城市前列,打造"健康浙江新标杆"和"健康中国示范区",为建成具有独特韵味、别样精彩的世界名城打下更加坚实的健康基础。

中共杭州市委办公厅 2017年3月23日印发

B.11
后　记

　　本书由杭州市健康办委托杭州师范大学团队编制。杭州市人民政府副市长陈红英担任编委会主任；杭州市人民政府副秘书长杨建华，杭州市卫生和计划生育委员会主任滕建荣担任编委会副主任；杭州市健康办副主任、杭州市卫生和计划生育委员会党委委员、杭州市爱卫办主任蔡一华和杭州师范大学副校长杨磊担任主编。本书的整个编撰工作是由蔡一华、王建勋、杨磊、马海燕集体策划组织实施完成的。

　　杭州市健康城市建设指导中心副主任何雪梅以及李金涛、马先富、陈悦彤做了大量的组织协调工作。杭州师范大学杨军、张杭君、赵定东、王小合、许亮文、龚上华、张萌等多位教授在各分报告的编写过程中做了大量的组织和策划工作。杭州市委宣传部、市文明办、市农办、市发改委、市建委、市卫计委、市城管委、市旅委、市环保局、市体育局、市教育局、市民政局、市林水局、市统计局等部门为本书编撰工作提供了翔实的数据支持。

　　《健康杭州发展报告（2018）》编辑委员会谨代表本书全体成员，对为书做出贡献、给予支持、提供帮助的各位领导、专家和同仁致以诚挚感谢。

《健康杭州发展报告（2018）》编辑委员会

2018 年 9 月于杭州

社会科学文献出版社　皮书系列

❖ 皮书起源 ❖

"皮书"起源于十七、十八世纪的英国，主要指官方或社会组织正式发表的重要文件或报告，多以"白皮书"命名。在中国，"皮书"这一概念被社会广泛接受，并被成功运作、发展成为一种全新的出版形态，则源于中国社会科学院社会科学文献出版社。

❖ 皮书定义 ❖

皮书是对中国与世界发展状况和热点问题进行年度监测，以专业的角度、专家的视野和实证研究方法，针对某一领域或区域现状与发展态势展开分析和预测，具备原创性、实证性、专业性、连续性、前沿性、时效性等特点的公开出版物，由一系列权威研究报告组成。

❖ 皮书作者 ❖

皮书系列的作者以中国社会科学院、著名高校、地方社会科学院的研究人员为主，多为国内一流研究机构的权威专家学者，他们的看法和观点代表了学界对中国与世界的现实和未来最高水平的解读与分析。

❖ 皮书荣誉 ❖

皮书系列已成为社会科学文献出版社的著名图书品牌和中国社会科学院的知名学术品牌。2016年，皮书系列正式列入"十三五"国家重点出版规划项目；2013~2018年，重点皮书列入中国社会科学院承担的国家哲学社会科学创新工程项目；2018年，59种院外皮书使用"中国社会科学院创新工程学术出版项目"标识。

权威报告·一手数据·特色资源

皮书数据库
ANNUAL REPORT(YEARBOOK)
DATABASE

当代中国经济与社会发展高端智库平台

所获荣誉

- 2016年，入选"'十三五'国家重点电子出版物出版规划骨干工程"
- 2015年，荣获"搜索中国正能量 点赞2015""创新中国科技创新奖"
- 2013年，荣获"中国出版政府奖·网络出版物奖"提名奖
- 连续多年荣获中国数字出版博览会"数字出版·优秀品牌"奖

成为会员

通过网址www.pishu.com.cn访问皮书数据库网站或下载皮书数据库APP，进行手机号码验证或邮箱验证即可成为皮书数据库会员。

会员福利

- 使用手机号码首次注册的会员，账号自动充值100元体验金，可直接购买和查看数据库内容（仅限PC端）。
- 已注册用户购书后可免费获赠100元皮书数据库充值卡。刮开充值卡涂层获取充值密码，登录并进入"会员中心"—"在线充值"—"充值卡充值"，充值成功后即可购买和查看数据库内容（仅限PC端）。
- 会员福利最终解释权归社会科学文献出版社所有。

社会科学文献出版社 皮书系列
SOCIAL SCIENCES ACADEMIC PRESS (CHINA)

卡号：121941957153
密码：

数据库服务热线：400-008-6695
数据库服务QQ：2475522410
数据库服务邮箱：database@ssap.cn
图书销售热线：010-59367070/7028
图书服务QQ：1265056568
图书服务邮箱：duzhe@ssap.cn

基本子库
SUB DATABASE

中国社会发展数据库（下设 12 个子库）

全面整合国内外中国社会发展研究成果，汇聚独家统计数据、深度分析报告，涉及社会、人口、政治、教育、法律等 12 个领域，为了解中国社会发展动态、跟踪社会核心热点、分析社会发展趋势提供一站式资源搜索和数据分析与挖掘服务。

中国经济发展数据库（下设 12 个子库）

基于"皮书系列"中涉及中国经济发展的研究资料构建，内容涵盖宏观经济、农业经济、工业经济、产业经济等 12 个重点经济领域，为实时掌控经济运行态势、把握经济发展规律、洞察经济形势、进行经济决策提供参考和依据。

中国行业发展数据库（下设 17 个子库）

以中国国民经济行业分类为依据，覆盖金融业、旅游、医疗卫生、交通运输、能源矿产等 100 多个行业，跟踪分析国民经济相关行业市场运行状况和政策导向，汇集行业发展前沿资讯，为投资、从业及各种经济决策提供理论基础和实践指导。

中国区域发展数据库（下设 6 个子库）

对中国特定区域内的经济、社会、文化等领域现状与发展情况进行深度分析和预测，研究层级至县及县以下行政区，涉及地区、区域经济体、城市、农村等不同维度。为地方经济社会宏观态势研究、发展经验研究、案例分析提供数据服务。

中国文化传媒数据库（下设 18 个子库）

汇聚文化传媒领域专家观点、热点资讯，梳理国内外中国文化发展相关学术研究成果、一手统计数据，涵盖文化产业、新闻传播、电影娱乐、文学艺术、群众文化等 18 个重点研究领域。为文化传媒研究提供相关数据、研究报告和综合分析服务。

世界经济与国际关系数据库（下设 6 个子库）

立足"皮书系列"世界经济、国际关系相关学术资源，整合世界经济、国际政治、世界文化与科技、全球性问题、国际组织与国际法、区域研究 6 大领域研究成果，为世界经济与国际关系研究提供全方位数据分析，为决策和形势研判提供参考。

法律声明

　　“皮书系列”（含蓝皮书、绿皮书、黄皮书）之品牌由社会科学文献出版社最早使用并持续至今，现已被中国图书市场所熟知。“皮书系列”的相关商标已在中华人民共和国国家工商行政管理总局商标局注册，如LOGO（▧）、皮书、Pishu、经济蓝皮书、社会蓝皮书等。“皮书系列”图书的注册商标专用权及封面设计、版式设计的著作权均为社会科学文献出版社所有。未经社会科学文献出版社书面授权许可，任何使用与“皮书系列”图书注册商标、封面设计、版式设计相同或者近似的文字、图形或其组合的行为均系侵权行为。

　　经作者授权，本书的专有出版权及信息网络传播权等为社会科学文献出版社享有。未经社会科学文献出版社书面授权许可，任何就本书内容的复制、发行或以数字形式进行网络传播的行为均系侵权行为。

　　社会科学文献出版社将通过法律途径追究上述侵权行为的法律责任，维护自身合法权益。

　　欢迎社会各界人士对侵犯社会科学文献出版社上述权利的侵权行为进行举报。电话：010-59367121，电子邮箱：fawubu@ssap.cn。

社会科学文献出版社